简明皮肤科诊疗手册

中国医师协会皮肤科医师分会组织编写

主 审 李恒进 李若瑜

主 编 赖 维

科 学 出 版 社

北 京

内 容 简 介

皮肤性病是大众最常见的疾病之一，其种类之多极易造成临床诊治的混淆，正确的诊断和鉴别诊断需要良好的临床思路和丰富的经验。本书抓住皮肤性病学最具特征的主线分两部分展开介绍。第一部分为皮肤科疾病，先按皮疹部位分类，再以皮疹形态细分，逐一对相关皮肤病的要点进行抽丝剥茧式扼要阐述，对于读者建立正确的皮肤病诊疗思路极有帮助。第二部分为诊断治疗方法，根据临床工作的实际需求，重点介绍了多种实用性强和有发展潜力的检查手段、治疗方法及规范用药新知识。

全书内容全面、简明实用，着重临床思路培养，采用了当前有关专家达成的共识和规范化的病名，可作为不同专业及全科医师，尤其是基层医师诊治皮肤性病查阅的工具书。

图书在版编目（CIP）数据

简明皮肤科诊疗手册 / 赖维主编. —北京：科学出版社，2019.10

ISBN 978-7-03-062245-7

Ⅰ. ①简… Ⅱ. ①赖… Ⅲ. ①皮肤病–诊疗–手册 Ⅳ. ①R751-62

中国版本图书馆 CIP 数据核字（2019）第 199155 号

责任编辑：徐卓立 / 责任校对：张林红
责任印制：赵 博 / 封面设计：吴朝洪

科学出版社 出版
北京东黄城根北街 16 号
邮政编码：100717
http://www.sciencep.com
北京厚诚则铭印刷科技有限公司印刷
科学出版社发行 各地新华书店经销
*
2019 年 10 月第 一 版 开本：850×1168 1/32
2025 年 2 月第五次印刷 印张：13 1/2
字数：410 000

定价：58.00 元

（如有印装质量问题，我社负责调换）

《简明皮肤科诊疗手册》编者名单

主　审　李恒进　李若瑜

主　编　赖　维

副主编　陈宏翔　付　萌　王亮春　唐　慧　纪　超
　　　　李　吉　林志淼　耿松梅　徐　哲　郑　跃
　　　　叶张章

编　者（按姓氏笔画排序）

丁　媛　新疆维吾尔自治区人民医院
于晓静　山东大学齐鲁医院
万　川　南昌大学第一附属医院
王亮春　中山大学孙逸仙纪念医院
叶张章　澳门镜湖医院
付　萌　空军军医大学西京医院
朱元杰　海军军医大学长征医院
朱雅琳　新疆医科大学第一附属医院
乔建军　浙江大学医学院附属第一医院
伍洲炜　上海市第一人民医院
任　军　厦门大学附属中山医院
刘　红　山东省皮肤病医院
刘红芳　南方医科大学皮肤病医院
齐蔓莉　天津医科大学总医院
许　阳　南京医科大学第一附属医院
孙晓冬　沈阳市第七人民医院
纪　超　福建医科大学附属第一医院
苏惠春　福建医科大学附属第一医院
李　吉　中南大学湘雅医院

李　丽　北京协和医院
李　琛　哈尔滨工业大学附属黑龙江省医院
李昌吉　酒泉市人民医院
李圆圆　山东省立医院
李翠华　中国人民解放军南部战区总医院
李燕娜　上海中医药大学附属龙华医院
杨　骥　复旦大学附属中山医院
杨云东　开远市人民医院
吴伟伟　海南省第五人民医院
张　弛　中国科学技术大学附属第一医院
张　燕　河北医科大学第四医院
张成锋　复旦大学附属华山医院
张国龙　上海市皮肤病医院
张振颖　香港大学深圳医院
陈　旭　中国医学科学院皮肤病研究所
陈　涛　成都市第二人民医院
陈　静　河南省人民医院
陈宏翔　华中科技大学同济医学院附属协和医院
陈柳青　武汉市第一医院
范　星　安徽医科大学第一附属医院
林志淼　北京大学第一医院
周　城　北京大学人民医院
周　婧　哈尔滨医科大学附属第二医院
郑　松　中国医科大学附属第一医院
郑　跃　中山大学附属第三医院
郑荣昌　广东省第二人民医院
赵梓纲　中国人民解放军总医院
姚卫锋　天津市中医药研究院附属医院
耿松梅　西安交通大学第二附属医院

晏　文　遵义医科大学第一附属医院
徐　丹　昆明医科大学第一附属医院
徐　哲　国家儿童医学中心，首都医科大学附属北京儿童医院
唐　慧　复旦大学附属华山医院
唐旭华　中山大学附属第一医院
黄永初　华中科技大学同济医学院附属同济医院
黄茂芳　广州市皮肤病防治所
崔　凡　四川省人民医院皮肤病性病研究所
崔红宙　山西医科大学第一医院
梁云生　南方医科大学皮肤病医院
彭世光　首都医科大学附属北京朝阳医院
韩建文　内蒙古医科大学附属医院
温斯健　广西医科大学第一附属医院
游　弋　陆军军医大学西南医院
赖　维　中山大学附属第三医院
雷　霞　陆军军医大学大坪医院
蔡　涛　重庆医科大学附属第一医院
蔡丙杰　郑州大学第一附属医院
薛斯亮　四川大学华西医院

序　一

今天，呈现在各位读者面前的是一本精美、实用、简明的皮肤病诊疗手册。

以前，我们看到的教科书或参考书大多以疾病为主导，讲各个疾病的病因病机、临床表现、诊断及治疗。但当皮肤科医生，特别是低年资的年轻医师或基层工作的社区医师面对患者各种各样的皮损表现前来就诊时，如何迅速将这种皮肤损害与这些书籍中介绍的一个特定的皮肤疾病挂上钩、对上号，似乎总有茫茫大海中不容易一下找到灯塔的感觉。这是因为皮肤问题的多发且种类繁多，牵涉的知识面广；要想快速准确做出诊断，既需要书本知识，更需要实践磨砺，还需要临床经验的积累。本书独辟蹊径，改变思路，以皮肤病变的部位和基本损害为主线展开编写，这就为临床医生架了一座便利之桥，可以“按症及部位索骥”，为明确诊断提供了一条捷径，从而使患者尽快获得有效的治疗。

该书由现任中国医师协会皮肤科医师分会（CDA）会长李恒进教授倾力组织，由主管青年委员会的赖维副会长具体担纲主编，共组织了全国60余位优秀的中青年医师一起编写完成。他们秉承中国医师协会皮肤科医师分会“贴近临床，面向基层”的宗旨，以严谨、务实的写作风格，就常见部位皮肤病的诊治，鉴别诊断，皮肤科常用的诊断、治疗手段，做了简明而实用的叙述，将浩渺的皮肤科诊疗知识通过简述、表格、查阅等方式浓缩成40余万字的一本手册，诞生了大家今天看到的这本很好的工具书，实在是为临床和基层工作者做了一件有意义的大好事！

相信该书对提高临床医生、特别是年轻医师和基层医师的皮肤病诊疗能力，会起到积极的推动作用。同时我也希望作者们能不断总结经验，使该书今后通过不断修订，日臻完善，成为有长久生命力的经典好书。

北京大学第一医院终身教授、主任医师，博士生导师
亚洲皮肤科协会理事，美国及德国皮肤科协会国际名誉会员
中国医师协会皮肤科医师分会名誉会长
朱学骏

2019 年 7 月

序　二

在儿万米高空的飞机上，面对茫茫云海，我为《简明皮肤科诊疗手册》写序。

记得我个人在年轻医师的成长经历中，印象最深、使用最多的是上海华山医院编写出版的一本《皮肤病学手册》，它伴随着我度过了从事临床工作的许多时光，这本袖珍的“口袋书”方便、实用，对我临床技能的提高功不可没。所以一直以来我都认为，一本简易实用、内容新颖、可随时翻阅的口袋书，对刚入门的皮肤科年轻医师和基层全科医师来说，无疑是一个临床工作的好帮手。

中国医师协会皮肤科医师分会（CDA）作为全国皮肤科医师的学术性行业组织，自成立第一天起，就以为全国皮肤科医师服务为己任，努力营造引领学术、自律维权的“皮肤科医师之家”。经过多年酝酿，我们决定编写出版这本全新的《简明皮肤科诊疗手册》，这是我们 CDA 践行“面向基层，贴近临床”继续教育宗旨的一项具体举措，也是呈献给广大皮肤科年轻医师和基层全科医师的一份入门的礼物。

今天，科技事业的飞速发展使社会进入了多元化媒体时代。医师们成长所需要的各类教科书和参考书琳琅满目，不同的媒介传播方式也令人目不暇接，应该说这为临床医师的成长提供了多样化的学习条件。在这样的前提下，如何编写出一本有助于提高皮肤科年轻医师和基层全科医师临床技能，既实用、简洁又内容新颖的读物来，对于我们来说，不啻是一种考验和挑战。但我认为，千变万变科学内核不变，酒香不怕巷子深，只要书好、用得方便，读者一定会喜欢。现在经过手册作者们一年多的共同努力，飘着墨香的成果已经呈现在大家的面前了，正等待着读者的评判。

本书的编写以中国医师协会皮肤科医师分会青年委员会为主体，集中了全国 60 余位丰富力强的中、青年医师（年龄均在 45 岁以下）参与了编写工作。经过再三讨论，编委会决定从创新入手，顺应医师诊断的思维习惯，摒弃通常教科书或参考书以疾病系统分类的传统方式和一般套路，改为以皮肤病变部位和皮损基本形态为主线展开撰写，引出常见皮肤病的诊断和治疗的内容来，而鉴别诊断则多采用表格的方式以便一目了然，最后列出皮肤科相关的诊疗及诊断技术、用药等知识，全部内容均浓缩到这本 40 万字左右的简明手册中，字里行间还体现着皮肤科的最新进展。这是一项有难度的工作，对此，CDA 和我给予了全力的支持，此书的编写成功对培养医师科学的诊疗思路是一件好事，可以大大提高工作效率，提升和丰富皮肤科临床诊疗技能。

借本书出版之机，我要特别感谢中国医师协会皮肤科医师分会名誉会长、德高望重的朱学骏教授为本书作序；感谢主管 CDA 青年委员会的赖维副会长和全体青年委员会委员所付出的辛勤劳动；感谢一贯关心并致力于皮肤科医师继续教育事业的所有朋友们！

书中若有不当之处，欢迎读者批评指正。

希望本书能成为所有皮肤科医师和广大基层医师的良师益友。

中国人民解放军总医院教授、主任医师，博士生导师

中国医师协会皮肤科医师分会会长

李恒进

2019 年 7 月 5 日于三亚飞北京途中

前　言

皮肤性病学是一门以形态学为主，但同时也需要慎密逻辑分析的学科。皮肤病和性病的种类繁多，临床上极易造成混淆，如何在繁重的临床工作中对患者的病况迅速做出正确的诊断并制定出有效的治疗方案，是每个皮肤科医生需要掌握的基本技能。

本书由中国医师协会皮肤科医师分会（CDA）发起，委托分会的青年皮肤科医师委员会担纲编写，旨在为全国各地的皮肤科医师，尤其是工作在基层、社区的全科医师们提供一本针对性强、简洁明了的皮肤病诊疗手册。现在，经过全体青年委员们的辛勤努力，这本手册终于和大家见面了。

全书分为皮肤科的疾病和诊断治疗方法两大部分展开，我们在内容的编排方面做了革新，力求发挥部位皮肤病学和传统皮肤病学各自的优势，使相关皮肤性病的讲解更加符合临床诊疗的思维习惯。

在第一部分皮肤科疾病中，我们主要抓住皮肤性病学最具特征的形态学改变这一主线来介绍疾病的诊断、鉴别诊断和治疗。依据临床诊疗的思维习惯，先按皮疹分布的解剖部位分类，再以皮疹形态细分，逐一对相关疾病的诊断及鉴别诊断要点进行抽丝剥茧式的阐述。我们认为，这样的方式对读者形成正确的皮肤病诊疗思路肯定更有帮助，尤其利于低年资医生在实际工作中的查阅及临床思维的训练。

第二部分在介绍临床常用的检查和治疗手段中，我们主要根据临床工作的实际需求，提供罗列出各类实用性强和有发展潜力的检查手段、治疗方法以及用药新知识，特别注意根据新的疾病诊疗指南及相关专家共识来为临床医生提供规范化的诊疗指导。

本书内容全面、编排独特、简明实用、重点突出，是我国年轻一代皮肤科学界的翘楚献给我国广大医学生、青年皮肤科医师、基层皮肤科医师、全科医师和其他有参考需求的医务人员的一本便携式的临床工具书。

本书的出版首先要感谢中国医师协会皮肤科医生分会现任会长李恒进教授，他不仅提出了写作本书的设想，而且还积极筹措经费，在整个编写过程中给予了有益的关怀和指导；同时我们还要感谢前任会长李若瑜教授，她在百忙中对本书做了十分认真的审阅和仔细的修订；还要感谢名誉会长朱学骏教授对本书的关注、鼓励及所提出的宝贵建议，他本人还亲自为本书作了序；特别感谢澳门镜湖医院皮肤科的叶张章医师，她作为从我科调到澳门去的医生及本书的副主编之一，在繁忙的工作之余，协助郑跃副主编做了大量文字编辑工作，如起草编写大纲、与各位作者的沟通联络、编写进度的把控、统稿校稿等多方面的工作。最后感谢科学出版社的徐卓立老师在整个编写和出版过程的费心费力。应该说，本书是所有参与者共同努力的结晶。

由于时间比较仓促，篇幅控制要求严格，加上都是年轻的作者，故虽经多次审校修改，仍难免会存在一些错漏和不足，期望各位读者及前辈们读后提出宝贵的意见和建议，我们将在日后再版时加以改进。

最后感谢参加编写的CDA全体青年委员们，你们体现了新一代中国皮肤科医生的朝气、能力、担当和团队精神，你们是最棒的！

中山大学附属第三医院皮肤科教授、主任医师，博士生导师

中国医师协会皮肤科医师分会副会长、青年工作委员会主任委员

赖 维

2019年8月5日于广州

目　　录

第一部分　皮肤科疾病

第二部分　诊断治疗方法

第一部分

▶ 皮肤科疾病

第1章

头　　皮

第一节　以鳞屑为主的皮疹鉴别

一、石棉状糠疹

石棉状糠疹为头皮类似石棉状厚积的鳞屑性损害。病因不明，目前认为是多种炎性皮肤病导致的头皮反应性疾病，病因以银屑病、脂溢性皮炎多见，其他疾病如毛囊角化病也可出现该表现。常持续多年，预后良好。

【诊断要点】

1. 青少年多见，慢性病程，女性多于男性，偶痒。

2. 白色糠状鳞屑堆积于发根部及头皮，形成大片厚痂。用力剥离厚痂有小片鳞屑脱落。

3. 头发近端有鞘状物包绕称为毛发鞘，可为纯白、灰白、灰黄色，可以毛干为中轴上下移动。

4. 毛囊口棘状隆起为纯白色，紧紧包绕发根部呈石棉状。

5. 头皮多无明显炎症，少数有暂时性脱发。

6. 组织病理一般无特异性改变，可见毛囊口有角质增生。

【鉴别诊断】

见“银屑病”部分。

【治疗】

1. *皮损较轻者*　可选择外用去油去屑的洗发剂洗头，如二硫化硒。

2. *皮损较厚者*　可选择外用角质剥脱剂，如5%水杨酸软膏，0.1%

维A酸软膏等。

二、脂溢性皮炎（头皮）

脂溢性皮炎是发生在皮脂溢出较多部位的皮肤炎症。慢性病程、反复发作，部分患者皮损开始或局限于头皮，伴有不同程度的瘙痒，婴儿和成人均可发生。目前病因不明，可能与遗传、卵圆形糠秕孢子菌感染、饮食习惯不良等有关。

【诊断要点】

1. 本病分布于皮脂腺丰富的部位，常开始于头皮，症状加重时可侵犯外耳、面中部、背部（肩胛区）、腋窝、腹股沟等处，甚至可泛发全身。

2. 初发皮损表现为毛囊周围有红色小丘疹，后融合成红色斑片伴淡黄色的油腻状鳞屑。

3. 根据皮损的外观及部位在临床上可做出诊断。一般不需要皮肤活检，如诊断不明，必要时可行皮肤活检。

【鉴别诊断】

见“银屑病”部分表1-1。

【治疗】

1. *自我管理* 生活规律，饮食清淡，忌酒及辛辣刺激食物。

2. *局部治疗* 外用吡咯类药物（如酮康唑），必要时可选抗真菌药物或含糖皮质激素药物外用；严重病例或低强度糖皮质激素治疗无效的病例使用钙调磷酸酶抑制剂（如吡美莫司、他克莫司）有效。

三、银屑病

银屑病是一种多基因遗传并在多种诱发因素，如外伤、感染或药物等，刺激下所发生的慢性疾病。其发病率在西方国家高达2%，在我国约为0.47%。特征性的皮损境界清楚，是上覆银白色鳞屑的红斑、丘疹和斑块。全身皮肤都可累及，最常受累部位包括头皮、肘部和膝部。其发病机制未完全阐明，涉及从表皮增殖和分化异常到免疫系统的激活等诸多方面。

【诊断要点】

1. 可任何年龄起病，20～30 岁和 50～60 岁是发病的两个高峰期。

2. 发病有一定季节性，一般冬重夏轻，可伴有瘙痒感。

3. 典型的皮肤改变境界清楚，为上覆较厚鳞屑的红斑、丘疹和斑块。鳞屑由于皮脂、灰尘混杂可呈污黄色或灰黄色，但剥离后其间仍呈银白色。头发由于厚积的鳞屑紧缩而形成束状发，犹如毛笔，但毛发正常，无折断及脱落。

4. 典型的专科检查是刮去最上层的银白色鳞屑，可见此鳞屑呈层状，像蜡滴一样（蜡滴现象）；刮去银白色鳞屑可见淡红色发光半透明薄膜（薄膜现象），剥去薄膜可见针尖样点状出血（Auspitz 征）。

5. 可单独见于头皮，但大多数同时累及躯干、四肢等处。

6. 10%～80%的患者可有甲累及，表现为顶针样甲、甲下过度角化及远端甲剥离。

【鉴别诊断】

见表 1-1。

表 1-1 银屑病与其他皮肤损害的鉴别诊断

鉴别要点	银屑病	脂溢性皮炎	石棉状糠疹	白癣
好发年龄	中青年	婴儿、中青年	青少年	儿童
好发部位	头皮、肘部、膝部	头面、前胸、上背部	头皮	头皮
季节性	冬季较重	夏季较重	依原发病不同而不同	夏季较重
红斑、丘疹、斑块	境界清楚，分布不如脂溢性皮炎广泛，斑块较脂溢性皮炎更高起	境界清楚，在头皮分布常较广泛，与周围皮肤平或轻度隆起	依原发病不同而不同	常不明显
鳞屑	厚层、银白色	油腻性鳞屑	毛发鞘、糠状鳞屑和毛囊口棘状隆起	白色鳞屑、病发根部白套样菌鞘
蜡滴征	√	×	×	×
Auspitz 征	√	×	×	×
顶针样甲	√	×	×	×
真菌感染	×	马拉色菌	依原发病不同而不同，脂溢性皮炎引起者马拉色菌可为阳性	常为小孢子菌属

续表

鉴别要点	银屑病	脂溢性皮炎	石棉状糠疹	白癣
伍德灯（Wood灯）检查	×	√棕黄色荧光	×	√亮绿色荧光
皮肤镜表现	红色背景，点状或小球状血管，环状血管或发卡样血管，血管一致性分布。弥散性分布的白色鳞屑	红色背景，分支状血管呈灶性分布，毛囊周围无结构区域。蜂窝状色素网	发束上附着致密的白色石棉样鳞屑，头皮皮肤正常	红色背景，鳞屑，逗号状发、螺旋状发和Z形发。条形码样发或摩斯电码样发。头发具有白色横纹
毛发情况	束状发，无折断及脱落	可伴脱发	无折断及脱落	容易折断

【治疗】

1. 外用药治疗

（1）维生素D_3类似物：本类药包括卡泊三醇、他卡西醇等，用于斑块型银屑病疗效较好。卡泊三醇洗剂（用于头部），每日外涂2次，通常8周内显效。

（2）糖皮质激素：头部可用强效激素，溶液（丙二醇）和凝胶剂更方便头皮外用。局部封包疗法可明显提高作用强度。突然停用糖皮质激素往往会出现“反跳”现象，需要长期用药者在病情好转后宜采用间断疗法，即每2～3天涂1次。

（3）蒽林：多用于慢性斑块型银屑病。常用浓度为0.05%～1.0%，从低浓度开始，根据患者的耐受情况逐渐提高。勿用于面部和间擦部位，注意保护正常皮肤。皮损通常在2～3周后开始消退。

（4）维A酸：凝胶和霜剂（0.05%～0.1%）每日外涂1～2次对银屑病有良效。因起效较慢，一般不作为一线药物单独使用。可与丙酸氯倍他索等糖皮质激素联合应用。孕妇、哺乳期及近期有生育要求的妇女禁用。

（5）焦油类：常用的焦油包括煤焦油、松馏油、糠馏油和黑豆馏油等，配成5%浓度的软膏外用。煤焦油对于头皮银屑病疗效较好。可溶性煤焦油可用于沐浴，煤焦油香波用于洗头。煤焦油酊剂用于涂搽，对头部银屑病治疗有效。

（6）免疫抑制剂等其他外用药治疗：主要如他克莫司、吡美莫司外用治疗，封包治疗顽固性局限性银屑病。其他可选用 0.03%喜树碱软膏，5%水杨酸软膏等。

2. 内服药治疗　如单独应用外用药治疗效果不佳，可考虑系统治疗。外用药有维 A 酸类（阿维 A 酯、阿维 A）、免疫抑制剂［甲氨蝶呤、环孢素、他克莫司、吗替麦考酚酯（霉酚酸酯）等］、糖皮质激素。

3. 物理疗法　可应用紫外线、光化学疗法（PUVA）、宽谱中波紫外线（BB-UVB）疗法、窄谱中波紫外线（NB-UVB）疗法及水疗。

第二节　以非瘢痕性脱发为主的皮疹鉴别

一、雄激素性脱发

雄激素性脱发又称早秃，是一种雄激素依赖性遗传相关皮肤病，表现为青春期和青春期后的毛发进行性减少。男女均可发病，男性较女性多见。发病机制主要为睾酮经毛囊中 5α-还原酶转化为二氢睾酮，后者与毛囊雄激素受体结合，导致毛发生长期缩短，生长期毛发数目减少。

【诊断要点】

1. 主要发生于 20～30 岁男性，有遗传因素参与。

2. 男性多从前额两侧开始，发际线逐渐后移并向头顶部延伸，顶部毛发进行性减少和变细。Hamilton 将男性患者的临床表现分为Ⅶ型 12 类。

女性的脱发多呈弥散性，发际线不后移，顶部稀落，头发变软变细，Ludwig 将女性患者的临床表现分为Ⅰ～Ⅲ级。

3. 头皮脱发区无症状，无炎症反应。

4. 皮肤镜可见毛干粗细不等及褐色毛周征。

【鉴别诊断】

见表 1-2。

表 1-2 雄激素性脱发与其他种类脱发的鉴别诊断

鉴别要点	雄激素性脱发	斑秃	生长期脱发	休止期脱发	头癣（白癣及黑点癣）	梅毒性脱发
病因	雄激素依赖及基因遗传	不清	抗肿瘤药物、X线等	精神、药物、分娩等	真菌感染	梅毒螺旋体感染
病史	青年发病，家族遗传倾向	精神刺激	肿瘤放化疗史	精神创伤、免疫疾病史	直接或间接真菌接触史	不洁性交史
临床特征	青年男性多见，发际线后移，额顶部明显；女性顶部毛发稀疏，发际线不后移	斑状脱发，脱发呈感叹号状，脱发区界限分明	弥散性头发稀疏，暂时性脱发，停药后可恢复	梳头或洗头时脱发量增加，脱发量大时可出现弥散性头发稀疏	白色鳞屑性斑片；黑点状发根	头皮虫蚀状脱发，手掌、足跖皮疹
检查	皮肤镜可见毛干粗细不等及褐色毛周征	皮肤镜示黄点征、黑点征及感叹号发	拉发试验示生长期毛发或营养不良型生长期毛发	牵拉试验阳性；杵状发计数>25%	真菌镜检及培养阳性	梅毒血清学阳性

【治疗】

1. 系统治疗

（1）非那雄胺：5α-还原酶抑制剂，男性患者有效，促进头发生长并防止继续脱发，1mg/d，4 个月见效，2 年评估疗效。

（2）西咪替丁：组胺 H_2 受体拮抗剂，通过与二氢睾酮竞争受体发挥抗雄激素作用，600～800mg/d，疗程需 5 个月或更长。

（3）螺内酯：二氢睾酮竞争性抑制剂，与雄激素受体结合发挥抗雄激素作用，40～60mg/d，分 2～3 次服用，6 个月以上起效。

2. 外用药治疗

（1）2%～5%米诺地尔溶液，通过促进毛囊上皮细胞增殖和分化，开放钾通道，增加钾离子通透性及扩张局部血管等非特异性作用促进毛发生长，连续使用 3～6 个月或以上有效。

（2）糖皮质激素制剂封包治疗。

3. 其他　毛发移植、头皮缩减术、戴假发等。

二、斑秃

斑秃又称圆形秃发，是一种突然发生的局限性非瘢痕性脱发，任何年龄可发病。发病机制尚不清楚，可能与T淋巴细胞与毛囊抗原相互作用有关。该病有自愈倾向。

【诊断要点】

1. 头皮突然发生大小不等的圆形、椭圆形及不规则形脱发，一般单发，也可多发。

2. 秃有两种。全秃：整个头皮毛发迅速脱落，其他部位未见毛发脱落。

普秃：除整个头皮毛发完全脱落外，眉毛、睫毛、胡须及全身毳毛亦可脱落。

3. 脱发部位皮肤正常，无炎症表现，可见脱发区光滑发亮，无自觉症状。

4. 自然发生，经过缓慢，可自行缓解和复发。

5. 毛发镜可见已脱病发呈感叹号状。

【鉴别诊断】

见“雄激素性脱发”和“拔毛癖”部分表1-2、表1-3。

【治疗】

1. 药物治疗

（1）糖皮质激素：短期进行性广泛脱发者，可短期系统应用糖皮质激素，泼尼松片 15～30mg/d，维持数月后逐渐减量；肌内注射或皮损内分点注射长效激素曲安奈德，间隔4周治疗1次；局部封包强效糖皮质激素可促进局部生发。

（2）环孢素：对于病情严重和反复发作的患者，应用糖皮质激素无效时，可尝试应用环孢素，2.5mg/（kg·d），应用时检测血药浓度、肾功能及血压。

（3）米诺地尔溶液、地蒽酚、二苯莎莫酮（DPCP）或方正酸二丁酯（SADBE）：局部外用，具有一定临床效果。

（4）光化学疗法（PUVA）：甲氧沙林口服或外用联合长波紫外线（UVA）照射，2～3次/周，逐渐增加剂量。

2. 其他　对伴随精神因素的患者可采取相应的精神治疗。

三、生长期脱发

在正常头皮中，90%～95%的毛囊处于生长期，剩下的 5%～10%的毛囊则处于休止期（每天脱落 50～100 根头发）。生物钟决定了生长期的结束和退行/休止期的开始。毛发生长周期是一个非常复杂的过程。某些因素（抗代谢和抗细胞分裂药物等）选择性地作用于生长期的毛母质细胞，使其分裂受到抑制，毛干变细变脆，易折断，甚至毛球本身被破坏，导致毛发生成受阻而出现脱发称为生长期脱发。

【诊断要点】

1. 有应用抗肿瘤药物、免疫抑制剂或 X 线照射史。

2. 头皮脱发可轻可重，表现为头发稀疏，严重时完全脱落。

3. 药物造成的脱发只是暂时性的，停药后可自行恢复；X 线照射剂量过大时，可造成永久性脱发。

4. 脱发区皮肤无炎症及瘢痕表现。

【鉴别诊断】

见“雄激素性脱发”部分表 1-2。

【治疗】

治疗生长期脱发时，主要针对病因采取措施。在可能的情况下，停用有关的药物和去除有关因素。停止刺激因素接触后，毛发多可自行恢复，无须特殊治疗。

四、休止期脱发

由于某些因素（情绪、分娩、手术、药物等）促使大量生长期毛发同时进入退行期和休止期，休止期毛发被推出毛囊而脱落称为休止期脱发，其毛囊本身并无病变。

【诊断要点】

1. 发病 1～6 个月前有刺激因素，如发热、精神因素、分娩、手术、药物、严重感染及严重慢性疾病（如艾滋病、系统性红斑狼疮）等。

2. 头皮弥散性脱发增多，毛发稀疏，但不发生全秃。

（1）急性休止期脱发：病程＜6 个月，询问病史多可明确刺激因素。

（2）慢性休止期脱发：病程＞6 个月，询问病史多不能发现刺激因素，主要见于 30～60 岁女性，为排除性诊断。

3. 头皮脱发区无瘢痕及炎症反应。

4. 毛发牵拉试验阳性，脱落的休止期发（杵状发）计数＞25%。

【鉴别诊断】

见“雄激素性脱发”部分表 1-2。

【治疗】

休止期脱发患者的评估包括病史和体格检查基础上的实验室检查。当病因不清时，需要检查甲状腺和全套生化、血常规、红细胞沉降率（血沉）、血清铁、铁蛋白等。急性休止期脱发在去除病因后毛发可自行恢复生长，无须特殊治疗。慢性休止期脱发经过数月或数年后常可自行缓解，可局部使用米诺地尔溶液治疗。对于伴有系统疾病的休止期脱发，诱因消除后预后良好。

五、头癣

头癣是头皮和头发的浅部因真菌感染所致皮肤病，根据病原菌和临床表现的不同可分为白癣、黑点癣、黄癣和脓癣，其中黄癣和脓癣严重时，可形成萎缩性瘢痕，造成永久性脱发。

【诊断要点】

1. *白癣*　致病菌多为小孢子菌如犬小孢子菌，传染性强，儿童多发。表现为头皮圆形或不规则形灰白色鳞屑性斑片，病发多在距头皮 3～4mm 处折断，病发根部有白色菌鞘，病发松动易拔除。青春期自愈，不留瘢痕。

2. *黑点癣*　致病菌多为断发毛癣菌或紫色毛癣菌，儿童多见，病程长，可持续终身。早期表现为灰白色鳞屑性斑片，后期斑片逐渐扩大。病发刚出头皮即折断，毛囊口残留黑色发根，外观呈黑点状。

3. *伍德（Wood）灯检查*　白癣可见亮绿色荧光，黑点癣无荧光变化。

4. *皮肤镜检查*　头癣患者在皮肤镜下可见断发、脓疱、Z 形发、逗号状发、螺旋状发、黑点征等。Z 形发、逗号状发和螺旋状发为头癣的皮肤镜下特征性征象。

5. *真菌涂片镜检*　镜下可见发内链状大孢子（黑点癣）或发外镶

嵌性小孢子（白癣），真菌培养可鉴定菌种。

【鉴别诊断】

见“雄激素性脱发”部分表1-2。

【治疗】

1. 局部治疗　拔除病发，每天可使用酮康唑洗剂洗头，外用5%硫软膏（硫黄软膏）、2%碘酊及抗真菌等药物。

2. 系统治疗

（1）灰黄霉素：儿童15～25mg/（kg·d），成人20mg/（kg·d），治疗6～8周。

（2）特比萘芬：体重＜20kg者，62.5mg/d；20～40kg者，125mg/d；＞40kg者，250mg/d，治疗2～6周。

（3）伊曲康唑：儿童3～5mg/（kg·d），治疗6周；成人5mg/（kg·d），治疗4～8周。

（4）氟康唑：儿童6mg/（kg·d），治疗4～6周；成人6mg/（kg·d），治疗3～6周。

六、拔毛癖

拔毛癖是由于患者反复牵拉、扭转和摩擦毛发引起的脱发，也可通过使用镊子、剪刀等工具导致，是精神心理疾病之一，可能是精神紧张、焦虑等心理因素或家庭因素所致。其特征是冲动性的拔毛导致毛发丢失，这可能是患者妄想或幻觉的反映。拔毛之前患者通常紧张感增加，拔完之后有如释重负感或满足感。

【诊断要点】

1. 好发于学龄前儿童和青春期早期，亦可见于成人。

2. 患者常合并精神紧张、焦虑，且对脱发病因漠不关心。

3. 可累及头皮及眉毛、睫毛、阴毛等所有毛发的生长区，好发于头皮额顶区域。

4. 脱发的斑块形状不规则，边界不清，中间常遗留残存毛发，断裂毛发长短不等，而受累处头皮通常是正常的，偶可出现刺激性皮疹或抓痕。

【鉴别诊断】

见表 1-3。

表 1-3　拔毛癖与其他皮肤疾病的鉴别诊断

鉴别要点	斑秃	头癣	拔毛癖	梅毒性脱发
发病率	相对常见，男女发病率相当，常见于5～40岁	常见于青春期前儿童（白癣）；儿童及成人（黑点癣）	不常见，见于压力下的紧张儿童或有情绪障碍的成人	二期梅毒常见
传染性	无	直接或间接传染	无	性接触传播
临床表现	一个或数个边界清楚的椭圆形或圆形的脱发斑，一至数厘米大小。皮肤无炎症；质地柔软、苍白的感叹号发	白癣：较大的圆形斑块，残留断端。黑点癣：小而不规则的斑块，有黑点	边界不清、形状不规则脱发区，毛发断裂，但剩余毛发正常	小（虫蚀样）脱发区，常见于颞部；合并其他梅毒表现
病程	慢性，可单次发作，但大部分患者具有复发性	白癣在青春期痊愈，黑点癣往往持续到成年期	多为慢性	治疗后头发可再生
诊断	临床表现	毛发真菌镜检和培养，伍德灯	病史，临床表现，组织病理检查	梅毒血清学检测

【治疗】

1. 药物治疗。目前无特效药物，部分患者可予口服氯丙咪嗪或非典型精神药物如奥氮平等。

2. 心理导向治疗。

3. 认知行为治疗。

七、先天性无毛症

先天性无毛症是一种少见的常染色体隐性遗传病，临床上表现为全身毛发的缺失，部分患者可出现丘疹性皮损，称为伴丘疹性损害的先天性无毛症（atrichia with papular lesions，APL）。目前认为该病与位于第8号染色体（8p12）的 *HR* 基因突变有关。

【诊断要点】

1. 临床表现　出生时无毛发，或者出生时毛发正常，出生后数月内脱落，而且不能再生；可存在丘疹性损害，数量不等。甲和牙齿正常，汗腺分泌正常，生长发育正常。

2. 组织病理　缺乏正常及成熟的毛囊结构，毛囊发育畸形，皮脂腺和汗腺正常。

3. 家族史　符合常染色体隐性遗传，可检测第 8 号染色体的 *HR* 基因突变。

【鉴别诊断】

1. 遗传性单纯性头皮少毛症　常染色体显性遗传病，脱发仅发生在头皮，不累及眉毛、睫毛、体毛、胡须、牙齿和甲。

2. X 连锁无汗/少汗性外胚叶发育不良　X 连锁的性染色体隐性遗传病，临床表现以全身性毛发稀少、牙发育不全、甲发育不良、无汗/少汗为特征。

3. 毛囊性鱼鳞病、脱发及畏光综合征　遗传模式未明确，临床表现为全身皮肤毛囊性角化过度、非瘢痕性无毛发或毛发稀疏、畏光、甲营养不良，但出汗正常，无智力和生长发育障碍。

【治疗】

目前该病尚无有效的治疗方法，未来有望采用基因治疗。此外，通过产前诊断来杜绝下一代发病不失为一种实用可行的手段。

八、梅毒性脱发

梅毒性脱发为二期梅毒疹的一种，较少见，发生于二期梅毒晚期累及头皮时，一般在感染梅毒螺旋体 6 个月后出现。脱发是因梅毒螺旋体入侵毛囊漏斗下部及峡部稍上方的外毛根鞘处所致。由于其不侵入毛乳头，故呈不完全性脱发。临床表现为小而散的斑片状脱发，呈虫蚀状，主要发生于颞部、枕部，有时也可呈弥散性脱发，并可累及睫毛、外 1/3 眉毛及体毛。

【诊断要点】

1. 散在的虫蚀状脱发，可自行消退，不伴有瘢痕，脱发区毛囊周围可有充血、发红。

2. 有不洁性交史，梅毒血清学阳性：检测包括快速血浆反应素环状卡片试验（RPR）、甲苯胺红不加热血清试验（TRUST）、梅螺旋体明胶凝集试验（TPPA）等。

3. 既往曾出现过一期梅毒疹：硬下疳、腹股沟淋巴结肿大。

4. 可同时伴有其他二期梅毒疹：非瘙痒性的丘疹鳞屑型皮疹、肛周扁平湿疣等。

【鉴别诊断】

见“雄激素性脱发”和“拔毛癖”部分表 1-2、表 1-3。

【治疗】

梅毒性脱发作为梅毒的一种表现需要进行正规足量的驱梅治疗。首选苄星青霉素 240 万 U 分两侧臀部肌内注射，每周 1 次，共 2～3 次；如对青霉素过敏者，可用头孢曲松钠 1g 静脉滴注，1 次/天，连续 10～14d；或口服米诺环素 100mg，2 次/天，共 15d。一般在驱梅治疗后 1～2 个月毛发开始生长，愈后不留瘢痕。

第三节　以瘢痕性脱发为主的皮疹鉴别

一、秃发性毛囊炎

秃发性毛囊炎是一种毛囊化脓性炎症反应，临床上以毛囊性红斑、丘疹和脓疱为主要特征，可导致受累部位永久性瘢痕性秃发。其病因尚不十分清楚，可能与金黄色葡萄球菌感染密切相关，亦有学者认为与患者免疫功能缺陷导致机会性感染有关。

【诊断要点】

1. 好发于青壮年男性，慢性病程，可经数年或数十年。

2. 多无自觉症状，偶有瘙痒、疼痛。

3. 好发于头皮，亦可发生于胡须、腋窝及腹股沟，多有皮脂溢出或长期脂溢性皮炎病史。

4. 皮损初为毛囊性红斑、丘疹，后演变为丘脓疱疹，愈后留有圆形或椭圆形萎缩性瘢痕，瘢痕附近毛囊逐渐受累，皮损不断向四周扩大，形成新的红斑、丘疹、脓疱及瘢痕性脱发。

【鉴别诊断】

见表 1-4。

表1-4 秃发性毛囊炎与其他皮肤损害的鉴别诊断

鉴别要点	秃发性毛囊炎	盘状红斑狼疮（脱发）	脓癣	头部脓肿性穿掘性毛囊周围炎
好发年龄	青壮年男性	青年女性	儿童	成年男性
好发部位	头皮顶部和枕部	面部、头皮、唇部、耳部、手背等曝光部位	头皮	头皮顶部和枕部
病因	尚不清楚，可能与金黄色葡萄球菌感染有关	自身免疫性疾病	犬小孢子菌、须癣毛癣菌、石膏样小孢子菌等	是否为细菌感染所致尚有争议，可能是一种自身免疫反应
病程	慢性，易反复发作	慢性病程，少数可自行缓解	病程较短，持续数个月	慢性，数年至数十年
自觉症状	偶有瘙痒、疼痛	可有轻度瘙痒和灼热感	可有轻微疼痛和压痛	一般无自觉症状，少有疼痛
皮损特征	毛囊性红斑、丘疹和脓疱，愈后留有圆形或椭圆形萎缩性瘢痕，不形成硬结、斑块	境界清楚、暗红色、黏着性鳞屑的浸润性斑块，常伴毛囊口扩张，皮损边缘炎症显著，面部往往有典型的盘状损害，皮损日晒后常加重	毛囊性脓疱、炎性结节或肿块，表面有多个蜂窝状小孔，可挤出脓液；头发出现松动和折断，病发极易拔出	初起为毛囊和毛囊周围炎，逐渐增大形成半球形或细长形结节、脓肿及窦道
瘢痕	圆形或椭圆形萎缩性瘢痕	可形成色素减退或色素沉着的萎缩性瘢痕	炎症和化脓处可留下瘢痕	皮损愈后留有瘢痕
脱发	毛发脱落，可形成永久性脱发	发生于头皮者可形成永久性脱发	部分可形成永久性脱发	多为不可逆脱发
辅助检查	脓液细菌培养常为阳性	可有抗核抗体（ANA）阳性，白细胞减少，血沉增快，狼疮带试验阳性；组织病理：表皮角化过度，毛囊口角质栓，淋巴细胞浸润，基底细胞液化变性	真菌镜检及培养阳性	脓液细菌培养可发现金黄色葡萄球菌或表皮葡萄球菌
全身症状	无	一般无，少数有雷诺现象，可伴轻度关节酸痛、乏力等	一般无，严重者可有发热、疼痛和耳后及枕后淋巴结肿大	无
诊断	临床表现	临床表现，实验室检查及特征性组织病理检查	临床表现，真菌镜检及培养	临床表现

【治疗】

局限性皮损可使用抗生素联合糖皮质激素软膏；皮损广泛者，需全身使用抗生素；皮损极其严重患者，可联合糖皮质激素和抗生素系统应用。近年来有外用夫西地酸、口服硫酸锌治疗该病者，取得了一定的效果。

二、盘状红斑狼疮（脱发）

盘状红斑狼疮是一种慢性皮肤型红斑狼疮，可累及黏膜，多数无系统损害，病情较轻，预后较好。该病主要发生在青年女性，典型皮损为持久性、暗红色、境界清楚的盘状红斑，上覆黏着性鳞屑，常伴毛囊口扩张、表皮萎缩及瘢痕性脱发。

【诊断要点】

1. 好发于青年女性，慢性病程，少数可自行缓解，日晒后皮损常加重，5%的患者可转变成系统性红斑狼疮（SLE），偶见发展成鳞癌。

2. 一般无自觉症状，少数可有关节痛、低热、乏力，以及瘙痒和灼热感。

3. 好发于面部、头皮、唇部、耳部、手背等曝光部位，亦可发生于颈部、躯干、四肢。

4. 典型皮损为淡红色、边缘略隆起、中央微凹陷的盘状鳞屑性红斑，伴毛细血管扩张。红斑直径可达 1cm 以上，除去鳞屑后可见扩张的毛囊口及角质栓。皮损逐渐演变为萎缩性瘢痕、色素沉着斑或色素减退斑。唇部及口腔黏膜受累主要表现为灰白色斑块，可形成糜烂及浅表溃疡。头皮盘状损害可导致毛囊破坏、头发脱落及萎缩性瘢痕，最终导致永久性脱发，此种斑秃皮损边缘炎症显著，局部皮肤有色泽改变。

5. 组织病理见真皮血管丛及附属器周围以淋巴细胞、浆细胞为主的浸润；角化过度，毛囊口有角质栓，棘层萎缩，表皮突变平，基底细胞液化变性，界面改变。

6. 直接免疫荧光检查见表皮、真皮交界处有免疫球蛋白和补体沉积。

【鉴别诊断】

见“秃发性毛囊炎”部分表 1-4。

【治疗】

应解除思想负担，注意休息，避光防晒，避免过冷、过热和局部创伤。口服羟氯喹 200mg，每天 2 次，沙利度胺 100～200mg/d。如为泛发性可口服小剂量糖皮质激素，局限性可外用糖皮质激素制剂。

三、脓癣

脓癣多由白癣或黑点癣发展而来，多为亲动物性或亲土性真菌引起的头皮和头发感染，是机体对真菌的强烈炎症反应。患者多为儿童，主要表现为化脓性毛囊炎、炎性结节或肿块，病发极易拔出，愈后形成瘢痕或永久性脱发。

【诊断要点】

1. 好发于儿童，常由亲动物性小孢子菌或亲土性真菌感染所致。

2. 一般无自觉症状，可有程度不一的疼痛和压痛，严重者可有发热、疼痛和耳后及枕后淋巴结肿大。

3. 患处皮损初为群集性毛囊性脓疱，迅速发展为一片或数片痈状肿块，质软，界限清楚，表面有多个蜂窝状小孔，可挤出脓液。头发出现松动和折断，病发极易拔出，炎症和化脓处可遗留瘢痕和永久性脱发。

4. 真菌镜检及培养可发现孢子、菌丝。

【鉴别诊断】

见“秃发性毛囊炎”部分表 1-4。

【治疗】

由于脓癣是一种传播性疾病，应追踪传染源，切断传播途径。治疗以内服抗真菌药物为主，不宜切开引流，采用综合方法治疗，包括服、搽、洗、剃、消 5 个方面。

1. 内服药

（1）灰黄霉素：儿童 15～25mg/（kg・d），成人 20mg/（kg・d），治疗 6～8 周。

（2）伊曲康唑：儿童 5mg/（kg・d），成人 0.2g/d，疗程 4～6 周。

（3）特比萘芬：体重＜20kg，62.5mg/d；20～40kg，125mg/d；成人 250mg/d，疗程 4～6 周。

（4）氟康唑：儿童 6mg/（kg・d），成人 50mg/d，疗程 4～6 周。

（5）合并细菌感染时用抗生素，急性期加用小剂量糖皮质激素。

2. 外用药治疗　5%～10%硫磺软膏，2.5%碘酊或 1%联苯苄唑乳膏连续 1 个月。

3. 洗头　用温肥皂水或 2%酮康唑洗剂洗头，每日 1 次。

4. 剃发　将病发尽可能剪除，每周 1 次。

5. 消毒　患者用过的如帽子、毛巾、梳子、理发工具等消毒处理，焚烧病发。

四、头部脓肿性穿掘性毛囊周围炎

头部脓肿性穿掘性毛囊周围炎又称头皮分割性蜂窝织炎或头部毛囊周围炎，是一种少见的头部慢性化脓性疾病。本病可与聚合性痤疮及化脓性汗腺炎并发，皮损以毛囊和毛囊周围炎性结节融合成带窦道的脓肿为特征。主要发病机制为毛囊角化过度而非感染，但可发生细菌重叠感染。

【诊断要点】

1. 成年男性多见，慢性病程，数年至数十年之久。

2. 一般无自觉症状，少有疼痛。

3. 皮损好发于头皮的顶部和枕部，亦可见于上胸、后背及臀部。

4. 初起为毛囊炎和毛囊周围炎，逐渐增大形成半球形或细长形结节，结节软化后可形成脓肿，脓肿破溃后形成皮下互通的窦道，探针容易探及，挤压后可从相近或一定距离的瘘孔中排出脓液，分泌物恶臭。结节可融合成脑回状的嵴和皱襞，皮损愈后形成瘢痕和永久性脱发。

5. 脓液细菌培养可发现金黄色葡萄球菌或表皮葡萄球菌。

6. 组织病理早期为毛囊炎及毛囊周围炎，大量混合炎症细胞浸润；炎症波及毛囊皮脂腺及周围组织形成脓肿和窦道；晚期炎症修复，纤维组织广泛增生，可形成瘢痕。

【鉴别诊断】

见“秃发性毛囊炎”部分表 1-4。

【治疗】

本病需要长期治疗，根据脓液培养及药敏试验选择抗生素治疗，有时可与糖皮质激素联合使用。异维A酸0.5～1.5mg/（kg·d），服用6～12个月，常有效。补充锌剂有时可获得一定疗效。局部应用抗生素作用不大，瘢痕形成者皮损内可注射糖皮质激素。对脓肿有波动和窦道形成者可采用外科手术治疗。此外，亦可使用浅层X线照射等治疗。

（编写：刘红芳 蔡丙杰）
（审校：付 萌）

第 2 章

面　　部

第一节　以红斑为主的皮疹鉴别

一、接触性皮炎（面部）

接触性皮炎（contact dermatitis）是由于皮肤或黏膜接触外界物质，在接触部位所发生的急性或慢性湿疹样皮肤病。面部接触性皮炎好发于中青年女性，与其经常使用化妆品、染发剂及其他化工类美妆产品关系密切。可分为变应性接触性皮炎和刺激性接触性皮炎。前者是由于接触致敏物引起的迟发型过敏反应，后者则由接触某些皮肤毒性物质而继发。

【诊断要点】

1. 有明确的皮肤毒性物质或致敏物接触史。
2. 皮损与接触部位一致性分布，境界清楚，形状较为规整。
3. 急性期突然起病，皮损表现为水肿性红斑、水疱、大疱及糜烂、渗液。自觉瘙痒、烧灼或者痛感。慢性期可呈慢性湿疹样改变，表现为皮肤肥厚，苔藓化。
4. 斑贴试验阳性。

【鉴别诊断】

见表 2-1。

表 2-1　接触性皮炎与其他皮肤损害的鉴别诊断

鉴别要点	接触性皮炎	湿疹	特应性皮炎	脂溢性皮炎	多形性日光疹	慢性光化性皮炎
好发年龄	任何年龄	各年龄段，中老年人、青年女性多见	婴幼儿、青少年、成人	各年龄阶段，成人、新生儿多见	青年女性多见，皮肤白皙者易发	50 岁以上男性

续表

鉴别要点	接触性皮炎	湿疹	特应性皮炎	脂溢性皮炎	多形性日光疹	慢性光化性皮炎
好发部位	局限于接触刺激及过敏性物质的部位	四肢伸侧多见	婴幼儿：头皮、面部及肢体伸侧 儿童期：屈侧受累明显，泛发者小腿伸侧、双手、口周和眼周也可累及 青少年期：好发于面、颈、屈侧和躯干上部 成人期：头面、颈、躯干上部，呈“晾衣竿”分布	头、面、前胸及上背部等处	胸前“V”区、前臂伸侧和手背、上肢、面部等暴露部位	面、颈、手背、前臂伸侧等暴露部位
临床特征	皮损为境界清楚的红斑，形态与接触物有关，其上有丘疹、丘疱疹。严重时水肿明显，并出现水疱、大疱	皮损呈多形性，表面常渗出，境界不清	皮损起初为红斑，其上可见丘疹、丘疱疹。久之皮损呈暗红色，继而呈苔藓样变	皮损为黄红色斑片、油腻状鳞屑	皮损为多形性，如红斑、斑丘疹、丘疱疹、水疱、斑块或苔藓化等，但个体皮损常以单一形态为主	皮损急性期可为弥散性、水肿性红斑，散在丘疱疹，轻度渗出。慢性期为苔藓样、扁平丘疹或斑块
自觉症状	瘙痒（变应性接触性皮炎），灼痛（刺激性接触性皮炎）	瘙痒剧烈	瘙痒剧烈	瘙痒程度不一	瘙痒明显	瘙痒明显
病程	急性	慢性	慢性	慢性	季节性明显，好发于春季和夏初	慢性，常夏季加重，随病程延长季节性可不明显
诊断	临床表现，斑贴试验	临床表现，斑贴试验	临床表现，免疫球蛋白 IgE 和过敏原特异性 IgE	临床表现	临床表现，光敏试验	临床表现，光敏试验

【治疗】

1. 寻找病因，避免再次接触过敏原。

2. 内用疗法：视病情轻重可内服抗组胺药或糖皮质激素。钙剂、硫代硫酸钠、维生素 C 等也可以应用。

3. 外用疗法：根据皮损炎症情况，选择适当的剂型和药物。急性期红肿明显外用炉甘石洗剂，渗出多时用 3%硼酸溶液冷敷，每次 15～30min，每天数次，连续 1～3d，直至控制渗出；亚急性期有少量渗出时外用糖皮质激素或氧化锌油，无渗液时用糖皮质激素霜剂。有感染时加用外抗生素。慢性期一般选用具有抗炎作用的软膏。

二、特应性皮炎

特应性皮炎（atopic dermatitis）又称“异位性皮炎”“遗传过敏性皮炎”，是一种慢性、复发性、炎症性皮肤病，常与遗传过敏体质有关。皮损多表现为苔藓样变，伴有瘙痒，容易合并其他疾病，如过敏性鼻炎、过敏性哮喘，或对多种食物过敏等。

【诊断要点】

目前国际上常用 Williams 标准诊断特应性皮炎。持续 12 个月的皮肤瘙痒加上以下标准中的三项或者更多：

1. 2 岁前发病（适用于 4 岁以上患者）。

2. 身体屈侧皮肤受累史，包括肘窝、腘窝、踝前或颈周（10 岁以下儿童包括颊部）。

3. 有全身皮肤干燥史。

4. 有个人哮喘或过敏性鼻炎史（或 4 岁以下儿童的一级亲属特应性疾病史）。

5. 有可见的身体屈侧湿疹。

我国张建中教授通过大量临床研究与总结，提出了特应性皮炎诊断的中国标准：

1. 病程超过 6 个月的对称性湿疹患者。

2. 个人和（或）家族特异性疾病史（包括湿疹、过敏性鼻炎、哮喘、过敏性结膜炎等）。

3. 血清总 IgE（免疫球蛋白 E）升高和（或）外周血嗜酸性粒细胞

升高和（或）过敏原阳性（过敏原特异性IgE检测2级或2级以上阳性）。

符合第一条，另外加第二条或第三条中的任何一条，就可诊断为特应性皮炎。

【鉴别诊断】

见“接触性皮炎（面部）”部分表2-1。

【治疗】

1. 患者教育 注意避免剧烈搔抓。

2. 局部治疗 外用糖皮质激素是一线疗法，根据患者的年龄、皮损性质、部位及病情程度选择不同剂型和强度的激素制剂。钙调磷酸酶抑制剂包括他克莫司软膏和吡美莫司乳膏，多用于面颈部和褶皱部位。

3. 系统治疗 抗组胺药和抗炎症介质药物。对于瘙痒明显或伴有睡眠障碍、荨麻疹、过敏性鼻炎等合并症的患者，可选用第一代或第二代抗组胺药。对于有渗出者或已证实有继发细菌感染的患者，可短期给予系统抗感染药物，可选用红霉素类、四环素类或喹诺酮类抗生素。对病情严重，其他药物难以控制的患者可短期应用糖皮质激素，病情好转后应及时减量，直至停药，对于较顽固病例，可将激素逐渐过渡到免疫抑制剂或紫外线疗法。

4. 其他 生物制剂可用于病情严重且常规治疗无效的患者。紫外线是治疗特应性皮炎的有效方法。

三、口周皮炎

口周皮炎（perioral dermatitis）是围绕口周的一种慢性炎症性皮肤病。表现为反复发作的红斑、丘疹、丘脓疱疹等炎症皮损。目前报道该病与接触含氟牙膏、化妆品、蠕形螨感染、性激素或口服避孕药等因素有关。

【诊断要点】

1. 好发于中青年女性，周期性发作。

2. 可有轻到中度烧灼感或轻微瘙痒。

3. 好发于上唇、下颏、鼻、鼻唇沟，皮损与唇红缘之间围绕约5mm宽的无皮损区。

4. 皮损为痤疮样或酒渣鼻样，表现为散在1～2mm大小的丘疹、丘疱疹、丘脓疱疹，偶有鳞屑性红斑，基底红或融合成片。

【鉴别诊断】

见表 2-2。

表 2-2 口周皮炎与其他皮肤损害的鉴别诊断

鉴别要点	口周皮炎	酒渣鼻	脂溢性皮炎	激素诱导的酒渣鼻样皮炎
好发年龄	青年女性、儿童	中老年	婴儿、中青年	中青年
好发部位	口周，与口唇间有“无皮损区”	面中部	头面部（眉内侧、前额、上睑、鼻唇沟）、前胸、上背部	面部
临床特征	皮损为对称分布 1～2mm 大小的丘疹、丘疱疹、丘脓疱疹，亦可见鳞屑性红斑	皮损为对称分布红斑，可伴毛细血管扩张、丘疹、脓疱、肥大增生性改变，表面可见轻微鳞屑	面部皮损表现为弥散性红斑，上覆白色鳞屑或油腻性黄色厚痂。累及眼睑表现为局灶性红斑，上覆细小白色鳞屑。鼻部皮疹表现为黄红色油腻性斑片	皮损为对称性潮红斑片，重时有渗出，毛细血管扩张，可见粉刺、脓疱等痤疮样皮炎。面部皮肤变薄、皮纹消失、毳毛增粗变长及色素沉着等
眼部受累	√	累及眼睑	累及眼睑	累及下眼睑
自觉症状	烧灼、轻微瘙痒	烧灼、瘙痒、刺痛	不同程度瘙痒	灼热、瘙痒、疼痛
病程	慢性病程，周期性发作	慢性持续性发病	慢性病程，反复发作	慢性病程，反复发作

【治疗】

1. 去除可疑病因，如避免接触含氟牙膏或激素药膏，检查是否合并蠕形螨感染等。

2. 口服四环素类抗生素的作用机制尚未明确，可能与抗炎作用有关。可选用四环素、多西环素和米诺环素，疗程通常为 8 周。有病例报道大环内酯类抗生素对口周皮炎有效。

3. 一线外用药治疗为钙调磷酸酶抑制剂，首选 1%吡美莫司乳膏，研究显示其平均起效时间为 14d。1%或 2%红霉素凝胶、1%甲硝唑乳膏对口周皮炎同样有效。

四、激素诱导的酒渣鼻样皮炎

激素诱导的酒渣鼻样皮炎（topical corticosteroid-induced rosacea-like

dermatitis）又称激素依赖性皮炎。本病经外用糖皮质激素治疗后原有皮肤病可消失，一旦停药将导致皮损复发、加重，并伴有皮肤屏障破坏，是需反复使用糖皮质激素控制症状并进行性加重的一种皮炎。

【诊断要点】

1. 外用高效糖皮质激素时间＞20d，低、中效糖皮质激素＞2个月。

2. 多发生于面、阴囊、女阴或皱褶部位。

3. 原发皮损已愈，出现皮肤变薄、皮纹消失、潮红伴毛细血管扩张、痤疮样皮炎、色素沉着、毳毛增粗变长及皮肤老化等表现。

4. 皮损处多有灼热、瘙痒、疼痛及紧绷感。

【鉴别诊断】

见“口周皮炎”部分及表 2-2。

【治疗】

详见“激素依赖性皮炎诊治指南”（参见《临床皮肤科杂志》2009 年 38 卷第 8 期）。

五、酒渣鼻（红斑毛细血管扩张型）

酒渣鼻（rosacea）又称玫瑰痤疮，是面部的一种慢性炎性皮肤病，以面部中央出现弥漫性红斑、毛细血管扩张、丘疹和脓疱为特征，慢性病程，晚期可形成鼻赘。其发病可能与局部血管舒缩神经失调、皮肤屏障功能损害、蠕形螨、幽门螺杆菌等因素有关，辛辣食物、饮酒、吸烟、内分泌障碍、寒冷或高温刺激、精神紧张及情绪激动等可加重病情。

【诊断要点】

1. 好发于中年女性，慢性发病，起病多表现为面中部对称性红斑伴毛细血管扩张。

2. 病程多伴丘疹、脓疱等急性炎症表现。

3. 可有烧灼感、瘙痒、刺痛症状。

4. 皮疹具有围绕“红鼻头”为中心的面中部对称性分布的特点。前额、双颊及下颏阵发性潮红、持久性红斑，可伴毛细血管扩张、丘疹、脓疱、肥大增生性改变等。

酒渣鼻分型见表 2-3。

表 2-3 酒渣鼻分型

严重程度	临床表现特点
红斑毛细血管扩张型	面中部一过性或持久性红斑，伴毛细血管扩张
丘疹脓疱型	面中部的炎症性红斑、丘疹和脓疱
鼻赘型	好发于男性鼻尖，特点是皮脂分泌增加及纤维化增生
眼型	眼睑及结膜红肿伴畏光、流泪、眼异物感及视力下降，还可累及巩膜和角膜，常合并其他类型酒渣鼻

【鉴别诊断】

见“口周皮炎”部分表 2-2。

【治疗】

酒渣鼻治疗针对不同类型选择不同的治疗方法。

1. 外用药　红斑毛细血管扩张型可外用 0.5%溴莫尼定凝胶或 1%羟甲唑啉霜。丘疹脓疱型外用 20% 壬二酸霜或 1%伊维菌素霜疗效肯定，而 1%甲硝唑霜或 0.75%甲硝唑凝胶其证据等级相对较低。3%吡喹酮乳膏、丝氨酸蛋白酶抑制剂、1%和 5%过氧苯甲酰、10%磺胺醋酰钠和 5%硫黄可能有效，而 1.2%克林霉素和维 A 酸复方制剂、倍他米松和卡泊三醇复方制剂及吡美莫司等均与安慰剂无差别。

2. 口服药　首选四环素类药物。16 周的亚抗菌剂量已证明疗效肯定，且副作用显著减轻，如多西环素每次 20mg，2 次/天，或每次 40mg 缓释剂型以及盐酸米诺环素每日 45mg。羟氯喹近年也用于酒渣鼻的治疗，可单独或与四环素类药物联合使用。小剂量异维 A 酸[0.3mg/（kg・d）]对严重的丘疹脓疱型有明确效果，可成为四环素类药物治疗失败的替代治疗。β 受体阻滞剂治疗酒渣鼻顽固性潮红和持续性红斑效果肯定，且可减少焦虑。推荐卡维地洛（每次 6.25mg，2 次/天，1 周后改为 6.25mg，3 次/天），可以维持用药治疗 23 个月。传统 β 受体阻滞剂普萘洛尔（30～120mg/d）因存在低血压和心动过缓等风险导致应用受到限制。

3. 光电治疗　染料激光、DPL（精准嫩肤）、IPL（传统光子嫩肤）对红斑毛细血管扩张型疗效肯定，点阵激光、二氧化碳激光、磨削等可用于治疗鼻赘型。

六、脂溢性皮炎（面部）

参见第1章第一节“二、脂溢性皮炎（头皮）”部分。

【诊断要点】

1. 面部皮损常由头皮蔓延而来，眉部及眉周可见弥漫性红斑，上覆白色鳞屑或油腻性黄色厚痂。

2. 眼睑可见局灶性红斑，上覆细小白色鳞屑。

3. 鼻唇沟及鼻翼处多呈黄红色油腻性斑片。耳前耳后亦可累及。

【鉴别诊断】

见“口周皮炎”部分表2-2。

七、多形性日光疹

多形性日光疹（polymorphous light eruption）是一种特发性、间歇性反复发作的，以多形皮损为特征的常见光敏性皮肤病。其病因目前尚不清楚，主要机制可能是曝光部位皮肤对紫外线诱导的产物发生了迟发型变态反应，但其发生也可能与遗传、内分泌、微量元素、代谢异常、氧化损伤等有关。

【诊断要点】

1. 好发于曝光部位，按发生频率高低依次为胸前“V”区＞前臂伸侧和手背＞上肢＞面部和下肢，遮盖部位多不累及。

2. 女性多见，皮肤白皙者易发。

3. 皮损为多形性，如红斑、斑丘疹、丘疱疹、水疱、斑块或苔藓化等，但对每一例患者而言，皮损常以单一形态为主。

4. 本病初发时有明显的季节性，春夏多发，但反复发作后，不仅无明显季节性，皮损范围也可至非暴露区，且皮损瘙痒明显。

【鉴别诊断】

见“接触性皮炎”部分表2-1。

【治疗】

1. 应避免暴晒，加强物理防晒的同时外用广谱防晒霜。

2. 光化学疗法：利用紫外线B（UVB）或PUVA进行光脱敏，以亚红斑量起始逐渐加量，诱导患者对日光的耐受性。

3. 局部治疗：外用糖皮质激素制剂及免疫抑制剂，如他克莫司等。

4. 系统治疗：可口服氯喹或羟氯喹、烟酰胺、β胡萝卜素；严重者可口服糖皮质激素或硫唑嘌呤。

八、植物性日光性皮炎

植物性日光性皮炎（phytophotodermatitis）是指患者过多服用或直接接触具有光敏性的植物，在经长期日晒后引起的以光毒反应为主要表现的皮肤病变。本病是一种急性光毒性炎症反应，其发生常与体质、食用光敏性植物和长久日晒三者同时作用有关。其真正病因尚不清楚，植物的烹调方式、调味品或腐物寄生菌可能参与发病过程。

【诊断要点】

1. 发病前有服食过多或接触有关的植物和日光暴晒史。

2. 夏季多见，女性多于男性。

3. 皮疹以面部和手背等暴露部位为主，表现为局部皮肤红肿、丘疹、水疱、血疱或坏死等，常伴麻木、瘙痒、胀痛、灼痛。

4. 严重者有全身不适、发热、头晕、食欲缺乏、恶心、呕吐、腹泻，甚至谵语、昏迷等全身症状。

【鉴别诊断】

见表2-4。

表2-4　植物性日光性皮炎与其他皮肤损害的鉴别诊断

鉴别要点	植物性日光性皮炎	晒斑	接触性皮炎	烟酸缺乏症
好发人群	女性多于男性	妇女、儿童及浅肤色人群易发病	无特殊好发人群	主要见于严重嗜酒、偏食及某些慢性疾病（如胃肠道疾病、肝硬化、结核病等）人群
好发部位	以面部和手背等暴露部位为主	面、颈、前臂伸侧等暴露部位	局限于接触刺激及过敏性物质部位	多对称累及曝光和摩擦受压部位

续表

鉴别要点	植物性日光性皮炎	晒斑	接触性皮炎	烟酸缺乏症
临床特征	发病前有服食过多或接触有关光感性植物和日光暴晒史。皮损表现为局部皮肤红肿、丘疹、水疱、血疱或坏死等	日晒后曝光部位出现弥散性红斑，边界清楚，严重时其上可出现水肿、水疱，局部可自觉灼痛	皮损为境界清楚的红斑，形态与接触物有关，其上有丘疹、丘疱疹。严重时水肿明显，并出现水疱、大疱	皮损为水肿性鲜红色斑，境界清楚，其上可出现水疱。久之皮损肥厚、脱屑、皲裂、萎缩等
自觉症状	自觉局部麻木、胀痛、灼痛和瘙痒	可伴瘙痒、灼痛	瘙痒或灼痛	自觉瘙痒、灼热
病程	急性，部分可反复发作	急性	急性	慢性
诊断	临床表现	临床表现	临床表现、斑贴试验	临床表现、实验室检查

【治疗】

1. 避免服用和接触光感性的植物和药物，同时尽可能避免强烈日光暴晒。

2. 轻者补充B族维生素、维生素C和烟酸等；重者可及时、足量应用糖皮质激素。

3. 局部治疗同急性皮炎或湿疹的处理原则。

九、晒斑

晒斑也称为日晒伤（sunburn）或日光性皮炎（solar dermatitis），是由于强烈的日光照射，暴晒处皮肤发生的急性光毒性反应。因皮肤接受了超过耐受量的紫外线（以UVB为主）引起。皮肤经紫外线过度照射后，细胞产生光生物化学反应，导致表皮细胞坏死并释放多种活性介质，引起真皮血管扩张、组织水肿、黑素合成加快等反应。

【诊断要点】

1. 春夏季多见，有明确的日晒史，皮疹发生于日晒后数小时至十余小时内的暴露部位。

2. 皮损多为弥散性红斑，边界清楚，严重时其上可出现水肿、水疱。局部可自觉灼痛。

3. 皮损泛发时可有不适、寒战和发热等全身症状。

【鉴别诊断】

见“植物性日光性皮炎”部分表 2-4。

【治疗】

1. 应避免暴晒，注意防护，外搽遮光剂。逐渐外出锻炼，提高对日光的耐受性。

2. 一般可外用炉甘石洗剂和糖皮质激素，严重者可用 3%硼酸溶液或冰牛奶湿敷。

3. 有全身症状者可口服抗组胺药、维生素 C、非甾体抗炎药，严重者可系统应用糖皮质激素。

十、烟酸缺乏症

烟酸缺乏症（pellagra）又称糙皮病，是烟酸缺乏所致的以皮肤黏膜、胃肠道及神经系统症状为主的慢性全身性疾病。烟酸参与细胞代谢过程中的氧化还原反应，并与人体的能量转化及三大营养物质代谢有密切关系。人体所需烟酸主要从食物中获取。该病在我国的发病率很低，主要见于严重嗜酒、偏食及某些慢性疾病（如胃肠道疾病、肝硬化、结核病等）人群。

【诊断要点】

1. 常冬轻夏重，皮损多对称累及曝光和摩擦受压部位。

2. 早期可有疲乏、消瘦、兴奋、淡漠等非特异性症状。

3. 皮损为水肿性鲜红色斑，境界清楚，类似晒斑，其上可出现水疱。反复发作者表现为浸润肥厚、脱屑、皲裂、萎缩等，自觉瘙痒、灼热。

4. 多伴有消化系统症状（如食欲缺乏、恶心、呕吐、消化不良、腹泻等）或神经系统损害，以神经衰弱综合征最为多见。

【鉴别诊断】

见“植物性日光性皮炎”部分表 2-4。

【治疗】

1. 去除病因，补充富含烟酸和色氨酸的食物，避免日晒。

2. 一般可口服烟酰胺治疗，严重腹泻或口服困难者可采用肌内注射或静脉注射，同时补充白蛋白和其他 B 族维生素。

十一、丹毒（面部）

丹毒是由A组β溶血性链球菌感染所致的皮肤和黏膜网状淋巴管的急性炎症，好发于下肢和面部。面部的丹毒常因手术伤口或鼻炎等引起，此外，糖尿病、营养不良、全身抵抗力低下也是常见的诱发因素。通常起病急，蔓延快，可伴高热、畏寒及头痛等全身反应，治愈后容易复发。

【诊断要点】

1. 有外伤史、鼻炎、外耳道炎等，潜伏期2～5d，前驱症状有突然发热、寒战、恶心等。
2. 皮损呈鲜红色水肿性斑块，皮温高，皮肤表面紧张发亮，边界清楚，有触痛感。
3. 可伴发淋巴管炎及淋巴结炎。
4. 也可出现脓疱、水疱或小面积的出血性坏死。
5. 实验室检查可见白细胞总数及中性粒细胞增高。

【鉴别诊断】

见表2-5。

表2-5 丹毒与其他皮肤损害的鉴别诊断

鉴别要点	丹毒	接触性皮炎	蜂窝织炎	类丹毒
好发人群	任何年龄人群	任何年龄人群	任何年龄人群	有手指刺伤等外伤史的特定人群
好发部位	好发于足背、小腿、面部等处	局限于接触部位	四肢、面部、外阴和肛门等部位	手指或腕部
临床特征	水肿性红斑，境界清楚，表面紧张、灼热，有压痛。多有不同程度全身中毒症状和区域淋巴结肿大	皮损为境界清楚的红斑，皮损形态与接触物有关，其上有丘疹、丘疱疹。严重时水肿明显，并出现水疱、大疱	患处局部皮肤肿胀、发红，颜色一般为紫红或暗红色，呈弥漫性红肿，边界不清。皮肤局部剧痛，可有显著的凹陷性水肿，初为硬块，后中央变软、破溃而形成溃疡，约2周结瘢痕而愈。可有恶寒、发热等全身症状，部分患者可发生淋巴结炎、淋巴管炎、坏疽、败血症等	境界清楚的环状紫红色斑，偶有水疱和坏死，但不化脓，2～4周可自愈

续表

鉴别要点	丹毒	接触性皮炎	蜂窝织炎	类丹毒
皮损分布	多为单侧	刺激和过敏性物质接触处	多为单侧	一般局限
自觉症状	自觉灼痛	瘙痒或灼痛	自觉灼痛	灼热、灼痛、瘙痒
实验室检查	白细胞总数和中性粒细胞升高，血沉可增快	斑贴试验阳性	白细胞总数和中性粒细胞升高，血沉可增快	患处组织培养猪红斑丹毒丝菌阳性

【治疗】

1. *病因治疗*　去除诱因，如治疗鼻炎、外耳道炎、糖尿病等，积极处理外伤伤口，保持清洁，注意休息。

2. *全身治疗*　早期、足量抗生素治疗，首选青霉素静脉滴注（480万～800万U/d）或肌内注射，对青霉素过敏者可使用红霉素、喹诺酮类或头孢类药物，疗程10～14d，体温恢复正常后仍要坚持治疗2周左右。

3. *局部治疗*　可选用各种抗生素软膏、20%鱼石脂软膏等。患部周围可涂2%碘酊或用0.1%依沙吖啶溶液湿敷。

4. *其他*　高能红光照射疗效有效。

十二、传染性红斑

传染性红斑又称“第五病”，是由人类细小病毒B19感染引起的一种病毒性皮肤病，多见于儿童，冬春两季多发。皮疹以面颊部蝶形、水肿性红斑为特征。

【诊断要点】

1. 冬春季儿童流行性发病。

2. 面部有蝶形水肿性边界清楚的红斑，表面光滑无鳞屑，偶有瘙痒和烧灼感，口周、眼角常无皮疹。全身症状轻微。

3. 面部皮疹1～2d后躯干及四肢出现红色斑丘疹，中央消退呈网状，掌跖部位、生殖器黏膜可受累。

4. 7d左右皮疹消退，不留痕迹。

【鉴别诊断】

见表2-6。

表2-6　传染性红斑与其他皮肤损害的鉴别诊断

鉴别要点	传染性红斑	风疹	麻疹
好发年龄	2～10岁	幼儿	5岁以下儿童
潜伏期	5～14d	14～21d	9～11d
前驱期	常无	发疹前或有轻度发热	通常2d热度逐渐上升，卡他症状明显
发疹部位	颊部→四肢	面部→躯干→四肢	耳后→面颈→胸背腹→四肢
皮疹形态	有融合倾向的丘疹	淡红色斑疹或丘疹	玫瑰色斑疹或丘疹，疹间见正常皮肤
黏膜疹	有时有暗红色斑疹	软腭斑疹或瘀点	发病1～2d后颊黏膜见Koplik斑
合并症	少	颈、枕后淋巴结肿大，孕妇可致胎儿畸形	支气管肺炎、喉炎、脑炎及心功能不全
病程	6～10d	2～3d	10～14d

【治疗】

1. *对症治疗*　隔离患者，对症处理。

2. *系统治疗*　非甾体抗炎药治疗合并关节炎者，抗组胺药治疗明显瘙痒者，中药清热解毒。

3. *局部治疗*　炉甘石洗剂外用，复方锌铜溶液局部湿敷。

十三、麻风（面部）

麻风是由麻风分枝杆菌感染易感个体后选择性破坏皮肤与外周神经，晚期可致残的一种慢性传染病。按患者免疫状况的不同，临床表现呈谱性分布，包括：早期未定类麻风（I）、结核样型麻风（TT）、界线类偏结核样型麻风（BT）、中间界线类麻风（BB）、界线类偏瘤型麻风（BL）、瘤型麻风（LL）。为了适应麻风联合化疗的需要，世界卫生组织（WHO）将I、TT、BT归类为少菌型（PB），将BB、BL、LL归类为多菌型（MB）。

【诊断要点】

1. 皮损常伴感觉丧失，浅感觉障碍与闭汗是最早期的表现，常是就医的原因之一，可发生在皮损部位也可发生在麻木区。

2. 周围神经粗大伴功能障碍，神经粗大是麻风的重要特征但不是麻风所特有。

3. 皮肤涂片或组织病理抗酸染色阳性，但查菌阴性者不能排除麻风。

注：麻风的确诊至少要符合以上 3 个要点中的 2 个。

以面部红斑为表现的麻风主要为瘤型麻风，该类型麻风的主要特点：

1. 早期皮损为淡红斑或浅色斑，对称分布广泛，中晚期皮损除斑疹外，尚可见结节、斑块和弥漫性浸润，亦可见“狮面”、鼻唇肥厚、耳垂肥大等。

2. 中晚期可出现广泛对称的神经干粗大、均匀、质软，可致严重畸残。

3. 毛发脱落，特别是眉毛、睫毛对称性脱落，可出现鞍鼻、鼻中隔穿孔、睾丸萎缩、阳萎、角膜炎等症状。

4. 抗酸染色强阳性，麻风菌素试验晚期反应阴性，细胞免疫功能试验有明显缺陷。

麻风的早期诊断一直是临床诊断中的难点，特别是少菌型患者，其临床表现不典型，传统的组织液查菌和皮肤病理检查敏感性差，致使早期诊断困难、诊断延迟，以致畸残率居高不下。分子生物学诊断技术是近年来发展起来的新型诊断技术，使疾病诊断深入到基因水平。采用聚合酶链反应（PCR）技术检测麻风分枝杆菌特异性 DNA 片段（SODA 或 85B）可用于不典型或早期麻风的诊断和鉴别诊断。

【鉴别诊断】

见表 2-7。

表 2-7　累及面部的麻风与其他皮肤损害的鉴别诊断

鉴别要点	累及面部的麻风	皮炎湿疹类疾病	结节病	多形红斑	盘状红斑狼疮	原发性皮肤T细胞淋巴瘤
好发年龄	任何年龄	任何年龄	25～35 岁及 45～65 岁的女性	儿童和青年女性	40～50 岁中年人	老年人

续表

鉴别要点	累及面部的麻风	皮炎湿疹类疾病	结节病	多形红斑	盘状红斑狼疮	原发性皮肤T细胞淋巴瘤
好发部位	面部，臀部和下肢	任何部位	面部，躯干上部及四肢	面颈部和四肢远端伸侧	头皮、面部、耳部和口唇	躯干的非光照部位
临床特征	淡红斑或浅色斑，中晚期可见结节、斑块和弥散性浸润，以及“狮面”、鼻唇肥厚、耳垂肥大，眉毛、睫毛脱落等	皮损呈多形性，表面常渗出，境界不清	红褐色或暗红色斑疹、斑块。有肺部等内脏损害	靶形或虹膜状红斑	境界清楚的盘状红斑、斑块，表面覆有黏附性鳞屑，剥离鳞屑可见扩张的毛囊口及毛囊角质栓，可发生萎缩性瘢痕或瘢痕性脱发	皮损多样，初发为红斑、斑片、鳞屑性斑块。当病变发展时可变成浸润性斑块，最终发展为肿瘤结节或溃疡。斑块期颜面受累时可呈现“狮面”
神经损害	可出现神经干粗大，可致畸残	无	无	无	无	无
家族史	有	无明显家族史	无	无	无	无
自觉症状	麻木、感觉障碍、疼痛	瘙痒剧烈	无明显自觉症状	瘙痒或轻度疼痛	无自觉症状	可伴瘙痒
实验室检查	抗酸染色阳性，麻风菌素试验阴性	无明显异常	胸部X线片及肺功能可能异常。病理特征是非干酪性上皮细胞肉芽肿形成	重症病例白细胞增高，血沉增快，氨基转移酶轻度升高，电解质紊乱，肝、肾功能异常	病理表现为角化过度，毛囊口扩张，有角质栓，颗粒层肥厚，棘层萎缩，基底细胞液化变性，可见胶样小体和淋巴细胞浸润	病理显示表皮轻度角化过度伴散在角化不全，棘层肥厚，见单一核细胞移入表皮，部分细胞核深染，周围有空晕，并见 Pautrier 微脓肿形成

【治疗】

WHO 麻风研究组推荐的联合化疗方案：

1. 少菌型麻风　皮肤涂片查菌阴性者（包括 I、TT、BT）化疗方案为：①氨苯砜，100mg（1～2mg/kg）每日口服，连续 6 个月。②利福平，600mg（体重＞35kg），每月口服 1 次；450mg（体重＜35kg），每月口服 1 次，连续 6 个月。③患者每年接受检查 1 次，至少 2 年。

2. 多菌型麻风 BB、BL、LL 患者和皮损查菌阳性的 I 和 BT 患者治疗方案为①氨苯砜：100mg，每日口服。②利福平：600mg，每月口服 1 次。③氯法齐明：50mg，每日口服。本方案治疗 2 年，持续至细菌密度指数阴性。

氨苯砜是治疗麻风的基本药物，但约有3.6%的患者可以诱发具有一定致死率的药物超敏反应综合征——氨苯砜综合征，目前已发现 *HLA-B*13：01* 位点与该病的发生相关，敏感度和特异度分别达 85.5% 和 85.7%。因此，治疗前检测其风险基因 *HLA-B*13：01* 可有效预防氨苯砜综合征的发生。

十四、冻疮

冻疮是由寒冷低温引起的末梢部位局限性、淤血性、炎性皮肤病。长期暴露于寒冷潮湿的环境中，皮肤血管痉挛收缩，导致组织缺氧引起细胞损伤；血管麻痹扩张引起静脉淤血，毛细血管扩张、渗透性增加，血浆渗入组织间隙而引发本病。周围血液循环不良、手足多汗、贫血及鞋袜过紧等均可加重病情。

【诊断要点】

1. 好发于初冬、早春季节，以儿童、妇女和末梢血液循环不良者多见。

2. 皮肤好发于四肢末端、面部和耳郭等处，两侧分布。

3. 典型皮损为局限性紫红色隆起的水肿性红斑，境界不清，边缘鲜红，表面紧张。触之较柔软，压之可褪色，压力去除后颜色逐渐恢复。自觉瘙痒，受热后严重。

【鉴别诊断】

见表 2-8。

表 2-8 冻疮与其他疾病的鉴别诊断

鉴别要点	冻疮	多形红斑	肢端发绀症	冷球蛋白血症
好发人群	儿童、妇女和末梢血液循环不良者	儿童和青年女性	青春期，女性多见	任何人群
好发部位	四肢末端、面部和耳郭等处	面颈部和四肢远端伸侧	多位于手指，其次为足趾	任何部位

续表

鉴别要点	冻疮	多形红斑	肢端发绀症	冷球蛋白血症
临床特征	典型皮损为局限性紫红色隆起的水肿性红斑，境界不清，边缘鲜红，表面紧张。触之较柔软，压之可褪色，压力去除后颜色逐渐恢复	典型皮损为靶形或虹膜状红斑，有自限性，易复发。皮损呈多形性，可有红斑、丘疹、斑丘疹、水疱、大疱、紫癜和风团等	手足末端皮肤青紫，扪之有冷湿感，脉搏正常，无静脉栓塞，冬季发病或加剧	雷诺现象（即寒冷性肢端发绀）、皮肤紫癜、坏死、溃疡、寒冷性荨麻疹、关节痛、感觉麻木等，以及深部血管受累时所涉及的肾、脑、肝和脾等器官损害
自觉症状	瘙痒	瘙痒或轻度疼痛	可有麻木感或感觉异常	疼痛、瘙痒和灼热感
实验室检查	无明显异常	重症病例白细胞增高，血沉增快，氨基转移酶轻度升高，电解质紊乱，肝、肾功能异常	无明显异常	90%以上Ⅰ型和80%以上Ⅱ型患者血中冷球蛋白含量＞1mg/ml，80%以上Ⅲ型患者则＜1mg/ml

【治疗】

1. 预防措施　包括①加强体育锻炼，促进血液循环，提高机体对寒冷的适应能力；②遇冷时注意防冻保暖，防止潮湿，不穿着过紧鞋袜；③受冻后不宜立即用热水浸泡或取火烤烘；④伴有其他相关系统性疾病时应积极治疗；⑤对反复发作冻疮者，可在入冬前用亚红斑量的紫外线或红外线照射局部皮肤。

2. 治疗方法

（1）系统治疗：口服烟酰胺（50～100mg，每日3次）、硝苯地平（10～20mg，每日3次）等血管扩张剂；丹参（20ml）或脉络宁（20ml）加入低分子右旋糖酐500ml静脉滴注。盐酸山莨菪碱（5～10mg，每日3次）、维生素E（200mg，每日3次）、维生素C（200mg，每日3次）和己酮可可碱（潘通，100mg，每日2～3次）均有一定的疗效。

（2）局部治疗：未破溃者可外用复方肝素软膏、多磺酸粘多糖乳膏、辣椒酊、维生素E软膏、复方山莨菪碱软膏等。已破溃者外用5%硼酸软膏、10%鱼石脂软膏或1%红霉素软膏等。

（3）物理治疗：红外线（包括频谱）、氦氖激光等局部照射，或激光穴位照射（足三里、复溜、血海）后，对冻疮局部行散焦普遍照射。

（4）中医治疗。

十五、鲜红斑痣

鲜红斑痣是常见的皮肤血管畸形病变，常在患者出生时或出生后不久发生，人群发生率为 0.5%，83%的鲜红斑痣出现在头颈部，并沿三叉神经分布。家族性的鲜红斑痣很可能有常染色体显性遗传背景，另外，外伤后非正常的血管修复和神经改变与本病的发生相关。

【诊断要点】

1. 皮损在出生即有或出生不久发生。
2. 皮损呈不规则充血性红斑，边界清楚。
3. 皮损随年龄颜色加深，变红、变紫，一些患者可出现增厚或结节，大多数皮损不能自行消退。
4. 组织病理特征为真皮乳头层和网状层浅部的毛细血管扩张，无内皮细胞增生。

【鉴别诊断】

见表 2-9。

表 2-9　鲜红斑痣与其他疾病的鉴别诊断

鉴别要点	鲜红斑痣	婴儿血管瘤	静脉畸形
好发年龄	出生即有或出生后不久发生	出生时或出生后数月内发生	出生时即有
好发部位	头颈部，并沿三叉神经分布	颜面、头颈部或肩部	皮肤或黏膜的任何部位，四肢多见
临床特征	皮损呈不规则充血性红斑，边界清楚。皮损随年龄增长颜色加深，变红、变紫，一些患者可出现增厚或结节，大多数皮损不能自行消退	皮损呈高起、皮面柔软、分叶状鲜红色肿物，边界清楚，大小不等，压之不褪色	皮损为大而不规则、柔软的真皮及皮下肿块，圆形或不规则形，边界不清，呈鲜红、暗红及紫蓝色，状如海绵。皮损大小随年龄增长成比例增大，很少自然消退
病理表现	血管扩张，无血管内皮细胞增生	血管内皮细胞增生、增大，聚集成实体性索团	真皮下部和皮下组织内存在不规则腔隙，充以红细胞及纤维样物质，腔壁为单层内皮细胞
诊断	临床表现	临床表现	临床表现

【治疗】

1. 脉冲染料激光（PDL）治疗 是最常用的鲜红斑痣治疗激光。PDL 的波长为 585～600nm，可采用 585nm 或 595nm 染料激光，能量参数一般为：能量密度 5～18J/cm^2，脉冲时间 0.45～10ms，光斑直径 5～10mm。对约 70%的患者有效。

2. 长脉冲 Nd∶YAG 激光（1064nm） 对深部的厚血管，如扩张后期肥大的鲜红斑痣血管，具有更好的效果。

3. KTP 激光（磷酸钾钛激光） 是 Nd∶YAG 激光经过肽氧磷酸钾晶体后，产生的频率倍增而波长减半为 532nm 的激光。该激光可对耐受 PDL 治疗的鲜红斑痣血管进一步治疗，从而进一步减轻皮损。

4. 光动力治疗 是一种鲜红斑痣新的治疗方式，其基本原理是在静脉浅病变局部注射光敏剂，光敏剂富集至真皮浅层中的鲜红斑痣，即畸形的微血管处，随后使用特定波长光照，使光敏剂激发产生反应性单态而达到治疗的目的。目前我国最常使用的光敏剂为癌光啉和血卟啉单甲醚。治疗常用的激光有氩离子激光（488nm、514.5nm）、铜蒸气激光（510.6nm、578.2nm）、倍频 Nd∶YAG 激光（532nm）等。LED 非相干光具有价廉、使用维护方便等优势，也被广泛应用。

十六、慢性光化性皮炎

慢性光化性皮炎是一组以慢性光敏感为特征的病谱性疾病，包括持久性光反应、光敏性湿疹、光敏性皮炎、光线性类网织细胞增生症，病谱的两端分别是光敏性皮炎和光线性类网织细胞增生症。以上疾病无论在临床表现和组织病理上均有一定相似性，它们是同一疾病的不同临床表现或病程中的不同阶段。本病的致病光谱包括 UVA、UVB 和可见光。病因至今未明，临床和组织病理及免疫组织化学（免疫组化）结果均提示本病为迟发型变态反应。

【诊断要点】

1. 曝光区皮肤持久性浸润性丘疹或斑块，可扩展至非曝光区，或呈全身浸润性红皮病；皮损初为水肿性红斑，逐渐肥厚、苔藓化明显而呈暗红色，瘙痒或灼热，红斑上有红色丘疹的特征性损害，界限清楚。

2. 好发于光暴露部位，中老年男性。皮疹有时波及非暴露部位及头皮。严重时皮肤潮红脱屑，呈红皮病样表现。

3. 皮疹瘙痒，日晒诱发加重。病程慢性，反复发作。

4. 皮损组织病理检查符合慢性皮炎改变，显示表皮角化过度伴角化不全、棘层肥厚，表皮突延长、海绵形成，真皮浅层血管周围见以淋巴细胞和组织细胞为主的炎症细胞浸润，有少量浆细胞和嗜酸性粒细胞。直接免疫荧光可见沿基底膜有一层纤维蛋白的沉积。免疫组化显示真皮浸润的淋巴细胞为多克隆性，主要为 $CD4^+$ T 淋巴细胞增多。

5. 光生物学试验显示对 UVA 敏感，斑贴试验对多种接触性光敏物呈阳性反应。

【鉴别诊断】

见表 2-10。

表 2-10 慢性光化性皮炎与其他皮肤损害的鉴别诊断

鉴别要点	慢性光化性皮炎	多形性日光疹	暂时性光反应	光线性扁平苔藓
好发年龄	中老年男性	青年女性	任何年龄	好发于野外工作青壮年，女性略多于男性
好发部位	面、颈、手背、前臂伸侧等曝光部位	曝光部位	曝光部位	曝光部位，特别是前额外侧，下唇可累及
临床特征	皮损急性期可为弥散性、水肿性红斑，散在丘疱疹，轻度渗出。慢性期为苔藓样、扁平丘疹或斑块	有明显季节性，春夏多发，有光敏史或家族史。皮损形态多样，但常以单一形态为主	皮炎湿疹样损害和浸润性丘疹、斑块。之后大多可以逐渐好转痊愈，不存在持久性光反应	春夏季发病或复发，皮损多为环状损害，一般不超过 10 个，边缘隆起，中央萎缩呈蓝紫色
自觉症状	可伴瘙痒	瘙痒明显	可伴瘙痒	瘙痒不明显或不痒
光生物学试验	阳性，对 UVA 敏感	阳性，UVA 阳性	阳性，对 UVA 敏感	阳性，对 UVB 敏感

【治疗】

1. 防护　严格光防护和避免接触可能的过敏原，但不一定包括计算机和电视机荧光。

2. *常规治疗* 外用药治疗应尽量单纯，可用糖皮质激素制剂，也可用外用钙调磷酸酶抑制剂。口服烟酰胺、B族维生素等有一定效果。单用大剂量烟酰胺1.2～1.5g/d或羟氯喹口服（0.2g，2次/天），连服6～8周待病情控制后减为0.1g，2次/天，维持6～8周，对部分患者有良效。可同时配合口服抗组胺制剂。

3. *急性加剧期* 口服小剂量泼尼松或雷公藤多苷控制病情，严重病例加沙利度胺（初始剂量150～300mg/d，口服数周待病情控制后减量维持2～3个月）常有良好反应。有时也可酌情使用免疫抑制剂，如硫唑嘌呤100～150mg/d口服。羟基氯喹配合糖皮质激素系统使用，或与硫唑嘌呤联合应用，可增加疗效。难治患者在病情缓解期应用低剂量PUVA疗法常能较好控制病情。上述疗效较差者也可使用环孢素，但停药后病情可能复发。

十七、盘状红斑狼疮（面部）

参见“盘状红斑狼疮（脱发）”部分。

十八、系统性红斑狼疮

系统性红斑狼疮（SLE）是一种经典的自身免疫病，该病可产生大量自身抗体并造成多种组织和器官损伤。好发于育龄期女性，发病高峰年龄为15～45岁。病因迄今不明，一般认为是多基因性疾病，与遗传、环境和性激素等多种因素相互作用造成机体免疫功能紊乱有关。

【诊断要点】

诊断标准见表2-11。

表2-11 2012年美国风湿病学会（SLICC）SLE诊断标准

临床标准	免疫学标准
1. 急性或亚急性皮肤型狼疮	1. 抗核抗体阳性
2. 慢性皮肤型狼疮	2. 抗双链DNA（dsDNA）抗体阳性：[酶联免疫吸附测定（ELISA）方法需2次阳性]
3. 口鼻部溃疡	3. 抗Sm抗体阳性

续表

临床标准	免疫学标准
4. 脱发	4. 抗磷脂抗体阳性：狼疮抗凝物阳性，或梅毒血清学试验假阳性，或中高水平阳性的抗心磷脂抗体，或 β_2 糖蛋白 1 阳性
5. 关节炎	5. 补体降低：C3、C4 或 CH50
6. 浆膜炎：胸膜炎和心包炎	6. 直接抗人球蛋白试验（Coombs）阳性（无溶血性贫血）
7. 肾脏病变：尿蛋白肌酐比＞0.5mg/mg，或尿蛋白定量（24h）＞0.5g 或有红细胞管型	
8. 神经病变：癫痫、精神病、多发性单神经炎、脊髓炎、外周或脑神经病变、急性精神混乱状态	
9. 溶血性贫血	
10. 至少一次白细胞减少（$<4\times10^9$/L）或淋巴细胞减少（$<1\times10^9$/L）	
11. 至少一次血小板减少（$<100\times10^9$/L）	

注：确诊标准：满足上述 4 项标准，包括至少 1 项临床标准和 1 项免疫学标准；或肾活检证实狼疮肾炎，同时抗核抗体阳性或抗 dsDNA 抗体阳性

【鉴别诊断】

见表 2-12。

表 2-12 系统性红斑狼疮（SLE）与其他皮肤损害的鉴别诊断

鉴别要点	SLE	毛细血管扩张型酒渣鼻	皮肌炎	接触性皮炎	脂溢性皮炎
好发年龄	育龄期	中年	儿童或中老年	任何年龄	中青年
好发部位	多见于面部，手足、全身均可发疹	常见于面中部	面部，特别是眼睑，上胸、四肢伸侧	局限于接触部位	眉间、鼻旁、头皮好发
皮疹特点	蝶形红斑	对称性红斑、毛细血管扩张	（眼睑）水肿性紫红斑，晚期有皮肤异色症	境界清楚的红斑，严重时水肿明显，可出现水疱、大疱	红斑表面有油腻或干性鳞屑
症状	烧灼感，可有瘙痒	烧灼感，可有瘙痒	烧灼感，可有瘙痒	瘙痒或灼痛	可有瘙痒、灼热感
黏膜损害	有	无	有	无	无
肌肉受累	无	无	有	无	无

续表

	SLE	毛细血管扩张型酒渣鼻	皮肌炎	接触性皮炎	脂溢性皮炎
全身症状	可伴发热、关节痛	无，但可有眼部症状	有，较 SLE 轻，部分患者合并恶性肿瘤	无	无
化验检查	多项指标异常，病理检查有特异性	部分患者毛囊虫（+）	肌酶升高，肌肉活检（+）、肌电图（+）	斑贴试验阳性	无特殊

【治疗】

1. *一般治疗* 避免日晒、过劳、感染，加强营养。同时，做好患者宣教，使其正确认识疾病和积极配合治疗。

2. *局部治疗* 对于有皮损的 SLE 患者，可用激素乳膏和他克莫司软膏外涂治疗。

3. *硫酸羟氯喹、沙利度胺* 硫酸羟氯喹用法为 0.2～0.4g/d，主要不良反应是眼底改变，用药超过 6 个月者，应每半年检查眼底；对羟氯喹不敏感或有禁忌证的患者可选择沙利度胺 50～100mg/d，但 1 年内有生育意向的女性患者忌用。

4. *轻型 SLE 的药物治疗* 除羟氯喹、沙利度胺外，还可选用非甾体抗炎药或低剂量糖皮质激素（泼尼松≤30mg/d）。

5. *中度活动型 SLE 的治疗* 个体化糖皮质激素治疗是必要的，通常泼尼松剂量为 0.5～1mg/（kg·d）。部分患者需要联用免疫抑制剂。

6. *重型 SLE 的治疗* 主要分两个阶段，即诱导缓解和巩固治疗。诱导缓解目的在于迅速控制病情，阻止或逆转内脏损害。常用药物包括：

（1）糖皮质激素：通常剂量为泼尼松 1～1.5mg/（kg·d），一般经 2～3 周病情得到最大限度控制后开始以每 2 周 10%的速度缓慢减量，减至泼尼松 0.5mg/（kg·d）后，减药速度适当调慢；如果病情允许，泼尼松维持治疗的剂量尽量＜10mg/d。

（2）免疫抑制剂：环磷酰胺是治疗重症 SLE 的有效药物之一，尤其是在狼疮性肾炎（LN）和血管炎的患者中。吗替麦考酚酯常用于 LN 治疗。甲氨蝶呤主要用于关节炎、肌炎、浆膜炎和皮肤损害为主的 SLE。环孢素对 LN 的总体疗效不如环磷酰胺，但无明显骨髓抑制性，适合用于并发血液系统受累的患者。

7. 其他治疗　来氟米特对增生性 LN 有效，生物制剂如贝利木单抗可用于自身抗体阳性的 SLE 成年患者的治疗。另外，血浆置换、自体干细胞移植等治疗对于某些特殊病例可能会收到较好的疗效。

十九、皮肌炎

皮肌炎是一种主要累及皮肤和横纹肌的自身免疫性疾病，以亚急性和慢性发病为主。通常包括皮肤、肌肉两方面病变，也可表现为单一病变。任何年龄均可发病，有儿童期和 40～60 岁两个发病高峰。本病可分为 6 种类型：①多发性肌炎（PM）；②皮肌炎（DM）；③合并恶性肿瘤的皮肌炎或多肌炎；④儿童皮肌炎或多肌炎；⑤合并其他结缔组织病的皮肌炎或多肌炎；⑥无肌病性皮肌炎。本病的病因尚不明确，一般认为与自身免疫、感染、肿瘤、遗传等因素相关。

【诊断要点】

1. 典型的眼睑水肿性红斑，颊部、胸前“V”区红斑，Gottron 征。

2. 典型的近端肌肉对称性疼痛无力和压痛。

3. 血清肌酶升高。

4. 肌电图示肌源性损害。

5. 诊断标准：①对称性近端肌无力，伴或不伴吞咽困难和呼吸肌无力；②血清肌酶升高，特别是肌酸激酶（CK）升高；③肌电图为肌源性损害；④肌活检肌炎病理改变；⑤特征性的皮肤损害。具备上述①～④项者可确诊 PM；具备上述①～④项中的 3 项可能为 PM；只具备 2 项为疑诊 PM。具备第 5 项，再加①～④项中的 3 项或 4 项可确诊为 DM；第 5 项加上①～④项中的 2 项可能为 DM；第 5 项加上①～④项中的 1 项为疑诊 DM。在诊断 PM/DM 之前，应排除肌营养不良、肉芽肿性肌炎、感染、近期使用过某种药物（氯贝丁酯、乙醇等）、内分泌代谢性疾病（如甲状腺、甲状旁腺、糖尿病等引起的肌病）、重症肌无力等。

【鉴别诊断】

参见“系统性红斑狼疮”部分表 2-12。

【治疗】

1. 去除病因或诱因：去除感染病灶，检查有无并发恶性肿瘤（特别是40岁以上患者），如有则需及时对症处理。

2. 一般治疗：合理休息，预防感染，避免受凉。高维生素、高蛋白饮食支持及对症治疗。慢性期在缓解时可酌情选用按摩、推拿、水疗、透热电疗等物理疗法，以防肌肉萎缩和挛缩。

3. 药物治疗

（1）糖皮质激素：应选择不含氟的糖皮质激素如泼尼松、甲泼尼龙等，使用剂量取决于病情严重程度，成人泼尼松剂量开始时1～2mg/（kg·d）；危重患者可选择甲泼尼龙冲击治疗，结束后改为泼尼松60mg/d口服，病情控制后根据肌力和肌酶水平逐渐减至维持量，一般以10～15mg/d维持2年以上。应用激素期间应注意血压、电解质、消化道、血糖等情况，注意补钾、补钙、保护胃黏膜等。大剂量激素治疗期间应注意感染的情况，必要时加用抗生素预防感染。

（2）免疫抑制剂：对重症病例、病情反复者或激素治疗效果差者应及时加用免疫抑制剂。

（3）其他：对重症病例、病情反复者或激素治疗效果差者可选择大剂量静脉注射免疫球蛋白0.4g/（kg·d），连用5天。有5%～10%的患者对激素和免疫抑制剂都无效，可推荐血浆置换。转移因子、胸腺素（胸腺肽）等可调节机体免疫功能，增强抵抗力；中药雷公藤总苷（雷公藤多苷）也有一定疗效；蛋白同化剂如苯丙酸诺龙肌内注射对肌力恢复有一定作用。

4. 伴有恶性肿瘤的皮肌炎患者，应尽快对肿瘤予以彻底治疗。

二十、日光性角化病

日光性角化病，又称老年性角化病、光线性角化病，是日光长期暴晒损伤皮肤所引起的一种癌前期损害。电离辐射、热辐射、紫外线、沥青及煤焦油产物等也可引发本病，患者易感性也起一定作用。

【诊断要点】

1. 好发于日光暴露部位，如上肢伸侧、手背、面部、头皮、下唇等处。多累及经常日晒的中老年人。

2. 典型日光性角化病皮损为红色表面粗糙的鳞屑性丘疹或斑块，皮损常发生在日光弹力变性基础上，其周边可有色素脱失、雀斑、毛细血管扩张、皮肤松弛等改变。

3. 慢性经过。

4. 一般无自觉症状或有轻痒，皲裂时有疼痛感。

5. 组织病理表现：表皮角化不全与角化过度相交替，基底层不典型角质形成细胞常呈芽蕾状增生，伸向真皮上部；真皮呈明显的弹性纤维变性。异常表皮与邻近正常表皮相互交替存在，界限清楚，为本病组织病理特点。

【鉴别诊断】

见表 2-13。

表 2-13 日光性角化病与其他皮肤损害的鉴别诊断

鉴别要点	日光性角化病	扁平苔藓样角化病	盘状红斑狼疮	鳞状细胞癌	Bowen 病
好发年龄	中老年人	中老年人	40～50 岁中年人	老年人	中老年人
好发部位	曝光部位，如手背、面部、头皮等	躯干，其次为四肢和头颈部	头皮、面部、耳部和唇	头皮、面部、颈和手背等暴露部位	躯干、四肢
临床特征	皮损为红色，可有光滑或粗糙的鳞屑性丘疹或斑块，周边可有色素脱失、雀斑、毛细血管扩张、皮肤松弛等	常为直径 0.5～1.5cm的暗紫褐色肥厚性略高出皮面的丘疹或小斑块，不侵犯黏膜，通常为单个皮损	皮损为境界清楚的盘状红斑、斑块，表面覆有黏附性鳞屑，剥离鳞屑可见扩张的毛囊口及毛囊角质栓，可发生萎缩性瘢痕或瘢痕性脱发	早期表现为浸润性红斑，以后逐渐发展为斑块、结节或疣状损害，质地坚实，表面常有溃疡、结痂	早期表现为红斑，圆形或椭圆形逐渐扩大，外形不规则，表面常附有角化性鳞屑，境界清楚，可稍隆起
病理检查	角化不全与角化过度相互交替，表皮下层不典型角质形成细胞增生，细胞排列紊乱	扁平苔藓样合并老年雀斑样痣样改变	角化过度，毛囊口扩张，有角质栓，颗粒层肥厚，棘层萎缩，基底细胞液化变性，可见胶样小体和淋巴细胞浸润	表皮可见脓痂形成。真皮内可见浸润生长的鳞状细胞团块，部分与表皮相连。可见有丝分裂象、角珠及较多角化不良细胞	表皮棘层肥厚，全层细胞排列紊乱，可见大量不典型角质形成细胞，并可见散在角化不良细胞。表皮真皮界线清楚，基底膜完整

【治疗】

可用冷冻、电灼、微波或激光治疗。外用 5%浓度的 5-氟尿嘧啶（5-FU）霜或溶液，每日 2 次，连续 2～3 周，效果好，且很少或无瘢痕形成。亦可外用复方维 A 酸乳膏（含 0.1%维 A 酸）、0.05%维 A 酸凝胶。皮损内注射干扰素 α_2，至少需注射 6 次，每周注射 3 次，在末次注射 1 个月之后可明显好转或消退。阿维 A 酯对本病疗效显著，每日口服 75mg，服药 1 个月内开始见效，以后减量维持，部分病例停药后不复发，即使复发者亦仅表现为单个损害。发现有恶变时应及早彻底切除。

第二节 以丘疹、结节为主的皮疹鉴别

一、寻常痤疮

寻常痤疮是一种毛囊皮脂腺的慢性炎症性皮肤病，其发病机制仍未完全阐明，遗传、雄激素诱导的皮脂大量分泌、毛囊皮脂腺导管角化、痤疮丙酸杆菌繁殖、炎症和免疫反应等因素都可能与之相关。

【诊断要点】

1. 好发于青春期，慢性病程。

2. 多无明显症状，严重者可有瘙痒、疼痛症状。

3. 好发于颜面、上胸部、背部等皮脂腺丰富的部位。

4. 皮脂溢出。皮损为多形性，散在对称分布。基本皮损为粉刺，可见于疾病的各个阶段，随着病情发展，可出现炎性丘疹、脓疱、结节、囊肿，愈后可遗留瘢痕。

5. 新生儿痤疮：是发生在出生后至 4 周左右的痤疮，目前认为是母源性雄激素刺激皮脂腺增生所致。主要表现为白头或红色丘疹，偶见脓疱。多于 1～3 个月随体内激素水平降低而自然消退。

痤疮的严重程度分级见表 2-14。

表 2-14　痤疮的严重程度分级

严重程度	临床表现特点
Ⅰ度（轻度）	散发至多发黑头粉刺，可伴散在炎性丘疹
Ⅱ度（中度）	Ⅰ度+炎性丘疹数目增加，出现浅表脓疱，局限于颜面
Ⅲ度（重度）	Ⅱ度+深在脓疱，分布于颜面、颈部、胸背
Ⅳ度（重度至集簇性）	Ⅲ度+结节、囊肿，伴瘢痕形成，发生在上半身

【鉴别诊断】

见表 2-15。

表 2-15　寻常痤疮的鉴别诊断

	寻常痤疮	酒渣鼻	口周皮炎	颜面粟粒型狼疮	结节性硬化症（面部血管纤维瘤）
好发年龄	青春期	中年	青年	中青年	4～10 岁后
好发部位	面部、上胸部、背部	面部	口周	眼睑周围，双颊、鼻周	鼻翼两侧、面颊、下颏
病程	慢性	慢性	周期性发作	慢性	慢性
一过性潮红	×	√	×	×	×
眼部不适	×	可合并	×	×	×
皮损分布	对称散在	对称散在	对称，皮损与唇红缘之间围绕约5mm 宽的皮肤不受累	对称散在，下眼睑皮损呈线状分布	对称散在，蝶形分布，可融合成片
粉刺	√	×	×	×	×
丘疹	质中	质中	质中	质软	坚韧
结节	√	×	×	√	×
囊肿	√	×	×	×	×
鼻赘	×	可合并	×	×	×
毛细血管扩张	×	√	×	×	√
瘢痕	可遗留	罕见	一般无	可遗留	×
玻片压诊	×	×	×	苹果酱色	×
病理检查	一般不需要	一般不需要	一般不需要	结核结构	纤维血管组织错构性增生

【治疗】

1. 避免牛奶、高血糖生成指数（GI）饮食。

2. 局部治疗：维A酸类药物为轻度痤疮的单独一线用药，中度痤疮的联合用药及痤疮维持治疗的首选药物。过氧化苯甲酰可以减少痤疮丙酸杆菌耐药的发生，如患者能耐受，可作为炎性痤疮的首选外用抗菌药物之一。外用抗生素包括红霉素、林可霉素及其衍生物克林霉素、夫西地酸、氯霉素或克林霉素（氯洁霉素）等，适用于皮肤干燥和敏感的痤疮患者；由于外用抗生素易诱导痤疮丙酸杆菌耐药，故不推荐单独使用。

3. 系统治疗：口服异维A酸是目前最有效的抗痤疮药物。抗生素类药是治疗痤疮特别是中、重度痤疮常用的方法之一。应优先选择新一代四环素类药物如米诺环素、多西环素和赖甲四环素等。

4. 其他：果酸剥脱、光动力疗法、激光疗法等。

二、酒渣鼻（丘疹脓疱型、鼻赘型）

参见“酒渣鼻（红斑毛细血管扩张型）”部分。

三、颜面粟粒型狼疮

颜面粟粒型狼疮又称颜面播散性粟粒型狼疮，较少见，病程有自限性。该病病因未明，有学者认为是一种血行播散的皮肤结核，属于寻常狼疮的变型或结核疹。

【诊断要点】

1. 中青年多见，慢性病程。

2. 一般无自觉症状。

3. 好发于眼睑、颊部、鼻两侧，少数发生在颈部、肩部及四肢。

4. 散在或簇集分布，眼睑下方呈线性分布，皮损为粟粒到绿豆大小淡红或淡褐色丘疹或结节，质软，顶端略扁平，表面光滑，玻片压诊可呈苹果酱色，愈后遗留凹陷性瘢痕。

5. 组织病理：真皮中下层呈结核性浸润，中央有明显干酪样坏死，周围有上皮样细胞、朗汉斯巨细胞，外围有淋巴细胞。

【鉴别诊断】

见“寻常痤疮”部分表2-15。

【治疗】

1. 外用药　糖皮质激素外用可减轻症状。

2. 口服药　抗结核治疗无效，可口服激素、四环素类抗生素、氨苯砜、氯喹、维A酸类药物。

四、结节性硬化症

结节性硬化症是一种侵犯皮肤、神经等系统的常染色体显性遗传性疾病，表现度不一。常在5岁前发病，出现柳叶状白斑及甲周纤维瘤等皮损或伴有癫痫，但也可到青春期或成年以后仍呈隐性状态。因本病常累及多个脏器及组织，临床表现复杂多样，以面部血管纤维瘤、癫痫发作和智力障碍三联征为最常见。临床上多以癫痫发作及皮肤表现而就诊。

【诊断要点】

2012 年更新的诊断标准以临床特征为诊断依据，包括临床诊断标准和基因诊断标准。结节性硬化症临床诊断标准包括 11 项主要特征和 6 项次要特征。确诊结节性硬化症应至少满足 2 项主要特征，或 1 项主要特征加 2 项次要特征。疑诊为满足 1 项主要特征或 2 项次要特征。

主要特征共 11 项，包括：①色素脱失斑（≥3 处，直径≥5mm）；②面部血管纤维瘤（≥3 处）或头部纤维斑块；③指（趾）甲纤维瘤（≥2 处）；④鲨鱼皮样斑；⑤多发性视网膜错构瘤；⑥脑皮质发育不良（包括皮质结节和白质放射状移行线）；⑦室管膜下结节；⑧室管膜下巨细胞星形细胞瘤；⑨心脏横纹肌瘤；⑩肺淋巴管平滑肌瘤病（如果与肾血管平滑肌脂肪瘤同时存在，则合并为 1 项主要特征）；⑪肾血管平滑肌脂肪瘤（≥2 处）。

次要特征共 6 项，包括：①“斑斓”皮损；②牙釉质点状凹陷（>3 处）；③口内纤维瘤（≥2 处）；④视网膜色素脱失斑；⑤多发性骨囊肿；⑥非肾性错构瘤。

基因诊断可作为独立的诊断标准确诊结节性硬化症：基因检测发现

TSC1 或 *TSC2* 基因致病性突变，即使无临床表现，也可确诊。需注意本病有部分患者存在 *TSC1* 或 *TSC2* 基因的大片段缺失，因此需有经验医师判读检测结果。

【鉴别诊断】

面部血管纤维瘤的鉴别诊断见“寻常痤疮”部分表 2-15。

【治疗】

1. 无特效疗法，一般采取对症治疗。

2. 面部血管纤维瘤、甲周纤维瘤必要时可给予磨削术、冷冻、电灼、激光等治疗。

3. 其余系统治疗从略。

五、毛发上皮瘤

毛发上皮瘤又称囊性腺样上皮瘤、多发性囊性上皮瘤及多发性丘疹性毛发上皮瘤，是一种皮肤附属器的良性肿瘤，普遍认为其起源于多潜能的基底细胞，并有向毛发分化的趋势。可分为单发、多发两型，单发型未见家族史，无特征性临床表现，基本损害为质硬、正常肤色的丘疹，以面部常见；多发型与遗传相关，多为常染色体显性遗传，以面部沿鼻唇沟对称性分布的丘疹及小结节为常见，逐渐增大、融合后停止生长。

【诊断要点】

1. 单发型以 20～30 岁出现居多，多发型大多于 20 岁前出现，慢性病程。

2. 常无自觉症状，可有轻度烧灼感或痒感。

3. 单发型 80%以上发生于面部；多发型好发于鼻唇沟、额部、上唇及颈部。

4. 基本皮损为正常肤色、质硬丘疹。单发型无特征性表现；多发型有沿鼻唇沟对称性分布的丘疹及小结节，也可发生于额部、上唇及颈部，可伴毛细血管扩张，偶可形成斑块，极少破溃。

【鉴别诊断】

见表 2-16。

表 2-16 毛发上皮瘤与其他疾病的鉴别诊断

鉴别要点	毛发上皮瘤	汗管瘤	痣样基底细胞癌综合征	结节性硬化症（面部血管纤维瘤）
好发年龄	多发型：20 岁前 单发型：20～30 岁	20～30 岁	17～35 岁	4～10 岁后
好发部位	鼻唇沟、额部、上唇、颈部	下眼睑、面颊、颈部	眼睑、眶周、鼻、上唇、颊部	鼻翼两侧、面颊、下颏
病程	慢性	慢性	慢性	慢性
系统性改变	极少	×	√	√
皮损分布	对称、散在	散在	散在	对称、散在，蝶形分布，可融合成片
丘疹	质硬	质软	√	坚韧
斑块	偶有	√	√	√
结节	√	×	√	×
破溃	极少	×	√	×
毛细血管扩张	√	×	×	√
病理检查	多角质囊肿、肿瘤团块	囊腔样结构	基底细胞癌	纤维血管组织错构性增生

【治疗】

单发型者可手术切除，但多发型尚无满意治疗方法。较小损害可试用电干燥、二氧化碳激光或电凝治疗。

六、寻常狼疮

寻常狼疮是发生在先前感染过结核杆菌，且已致敏者身上的一种继发性皮肤结核，特征性损害为苹果酱色结节和斑块，不规则扩展，形成瘢痕，破坏组织，病程持续多年。结核杆菌可通过外源性（皮肤损伤处直接入侵）或内源性途径（血行、淋巴系统或直接扩散）感染皮肤。患者的营养、生活条件、卫生状况、个人抵抗力等因素与寻常狼疮的发生与发展有很大关系。

【诊断要点】

1. 幼年起病，慢性病程，迁延不愈。

2. 无明显自觉症状，继发感染时可出现疼痛。

3. 好发于面部。

4. 皮肤损害的表现如下

（1）典型损害：苹果酱样结节，结节可相互融合成大片红褐色浸润性损害，表面高低不平，触之柔软，覆有大片叶状鳞屑，破溃后愈合形成瘢痕，瘢痕上可再生新发结节，一边破坏，一边愈合。

（2）非典型损害：由于患者机体反应性的不同，可有以下几种临床类型：扁平寻常狼疮、增殖性寻常狼疮、溃疡性狼疮及播散性狼疮。扁平寻常狼疮皮损表面平滑，呈片状浸润斑片，愈后有较扁平的萎缩性瘢痕。增殖性寻常狼疮由狼疮结节密集相互融合而成，高出皮面呈明显的浸润状斑块或大小不等的乳头状增殖。溃疡性狼疮常形成较大面积的溃疡。播散性狼疮表现为突然出现散在性的由狼疮结节构成的小斑片，皮损数多，相互不融合。

5. 组织病理检查显示：结核性结节。

【鉴别诊断】

见表 2-17。

表 2-17　寻常狼疮与其他疾病的鉴别诊断

鉴别要点	寻常狼疮	结节性梅毒疹	盘状红斑狼疮	结节病	结核样型麻风
好发年龄	20 岁以前	梅毒感染后 3～7 年	40～50 岁	20～40 岁	任何年龄
好发部位	面部	前额、臀部、面部、肩、四肢	头皮、面部、耳、口唇	面部、躯干上部、四肢	面部、四肢、臀部
病程	慢性、迁延不愈	慢性	慢性	慢性	慢性
系统损害	可有	可有	可有	常伴	神经损害
自觉症状	可有疼痛	轻微	轻度瘙痒	瘙痒	×
皮损分布	散在	分布局限、不对称	散在、发生于面部可呈蝶形分布	局限、泛发	局限、不对称
红斑	×	×	√	√	√
丘疹	×	×	×	√	√
斑块	×	√	紫红色荨麻疹样斑块	√	√

续表

鉴别要点	寻常狼疮	结节性梅毒疹	盘状红斑狼疮	结节病	结核样型麻风
结节	√	皮下小结节	×	√	×
鳞屑	大片叶状	×	黏着性鳞屑	√	×
溃疡	√	浅	浅	√	×
瘢痕	√	浅	萎缩性	√	√
毛细血管扩张	×	×	×	√	×
玻片压诊	苹果酱色	×	×	×	×
结核菌素试验	√	×	×	阴性或弱阳性	×
TPPA	×	（95%）√	×	×	×
自身抗体	×	×	√	×	×
麻风菌素试验	×	×	×	×	多呈强阳性
病理检查	结核性结节	大量淋巴细胞、浆细胞、巨噬细胞浸润	表皮角化过度，毛囊口角质栓，颗粒层增厚，棘层萎缩，表皮突变平，灶状基底细胞液化变性，真皮血管和皮肤附属器灶状淋巴细胞浸润	由大量上皮样细胞组成的结节，常有纤维组织包绕，无或仅有少量淋巴细胞浸润，又称“裸结节”	真皮内结核样肉芽肿

【治疗】

一般应用标准抗结核治疗，并监测药物不良反应。对小片损害可在局部麻醉下刮除，术后压迫止血。对范围不大的皮损可用 1%的普鲁卡因溶液加入 2.5%异烟肼（INH）软膏溶液 2ml 环形注入皮损周围皮下，或将 5%INH 软膏涂于损害处。治疗后如结节长期不消退，可应用局部透热法治疗，也可在局部麻醉下涂布乳酸、纯石炭酸腐蚀。

七、急性发热性嗜中性皮肤病

急性发热性嗜中性皮肤病又名斯威特综合征（Sweet syndrome）、斯威特病（Sweet’s disease）。主要表现为发热，四肢、面颈部疼痛性红色丘疹、斑块或结节。末梢血中性粒细胞增多，组织病理学示真皮有密集的中性粒细胞浸润。其病因及发病机制尚不明确。其发病可能与感染、药物、肿瘤及皮肤外伤相关，或与其他疾病伴发。Ⅲ型变态反应、T 细胞激活作用的改变、中性粒细胞功能的改变及抗中性粒细胞胞质抗体（antineutrophil cytoplasmic antibodies，ANCA）的产生可能为其发病机制。

【诊断要点】

该病的诊断必须满足以下 2 条主要标准和 4 条次要标准中的 2 条（引自 Su WP & Lin HN. Diagnostic criteria for Sweet's syndrome. Cutis 1986，37：167）。

1. 主要标准

（1）典型皮损的急性发作：疼痛或触痛性红色斑块或结节，偶有水疱、脓疱或大疱。

（2）组织病理学检查示真皮中主要以中性粒细胞浸润为主，无白细胞碎裂性血管炎的表现。

2. 次要标准

（1）有先于本病的非特异性呼吸道或胃肠道感染，或预防接种及相关的疾病。①炎性疾病如慢性自身免疫性疾病、感染。②血液系统增生性疾病或实体恶性肿瘤。③妊娠。

（2）伴有一段时间＞38℃的发热或有全身不适。

（3）发作时异常的实验室检查结果，需要 4 条中的 3 条：红细胞沉降率（ESR）＞20mm/h、白细胞计数＞8×10^9/L、外周血中性粒细胞（分叶核及杆状核）＞70%和 C 反应蛋白（CRP）升高。

（4）糖皮质激素或碘化钾治疗效果好。

【鉴别诊断】

见表 2-18。

表 2-18 急性发热性嗜中性皮肤病的鉴别诊断

	急性发热性嗜中性皮肤病	持久性隆起红斑	变应性血管炎	多形红斑
症状	常有发热和皮疹疼痛	不发热，皮疹疼痛不定	可有发热、紫癜、溃疡，皮疹可有疼痛	不发热（重症者有高热），皮疹形态不同

续表

	急性发热性嗜中性皮肤病	持久性隆起红斑	变应性血管炎	多形红斑
皮疹性质	多发性暗红色隆起斑块，或伴红色高起结节	红色、紫色或带黄色结节和斑块	皮疹多形性，如斑丘疹、紫癜、血疱、溃疡，但以紫癜性斑丘疹为特征性皮疹	红斑、水肿性丘疹、大疱。较为特殊的是虹膜状水肿性红斑
皮疹表面情况	斑块为红色斑块、结节或丘诊，表面可有小水疱和脓疱	有时有鳞屑或结痂	常有糜烂、坏死、溃疡	红斑中央有水疱或糜烂、结痂
好发部位	面部、颈部、四肢	关节伸侧，特别是指、腕、肘、膝、踝	下肢、臀部、背下部、手及腕部	足背、掌跖、面部、耳、臀部
分布	不对称	对称	对称	对称
实验室检查	常有白细胞总数和中性粒细胞增多，血沉增快	无明显异常	无明显异常，重者有贫血，30%～60%尿常规有异常	无明显异常
病理变化	表皮无明显改变；表皮下水肿，真皮血管扩张，内皮细胞肿胀；血管、汗腺、淋巴管周围主要为中性粒细胞浸润，可有核碎裂；晚期淋巴细胞浸润增多	真皮上中部血管急性炎症，血管内膜增厚、闭塞，纤维蛋白样变性及血管周围多数中性粒细胞浸润，有核碎裂，晚期有纤维化	真皮上部毛细血管、细小动脉壁纤维蛋白样坏死，红细胞外溢，大量中性粒细胞浸润，有核碎裂	表皮变化显著，有海绵形成及细胞内水肿，真皮血管扩张，其周围主要为淋巴细胞浸润，可有表皮下水疱
对糖皮质激素反应	极好	不肯定	好	好
病程	1～2 个月自行吸收，无瘢痕	通常持续 5～10 年，愈合后留瘢痕	迁延较久，溃疡愈合后有瘢痕	一般 2～3 周自愈，无瘢痕

【治疗】

通常抗生素治疗效果不佳。系统应用糖皮质激素疗效好。泼尼松开始用量 30～60mg/d，数天内发热及皮损即可消退。以后逐渐减量至停药。一般疗程需 4～6 周，但有时需低剂量长期维持，以防止复发。碘化钾、秋水仙碱及雷公藤总苷制剂亦可获得满意效果，可作为轻型的一线用药。吲哚美辛和氯苯酚嗪的疗效不如碘化钾和秋水仙碱。氨苯砜、多四环素也有效，但治疗期间需注意不良反应的发生。还有报道用阿维A酯（依曲替酯）或α干扰素（IFN-α）治疗有效。也可外用或皮损内注射糖皮质激素或作为辅助疗法治疗局限性皮损。

八、睑黄瘤

睑黄瘤又称睑黄疣，属于皮肤黄瘤病中最常见的一种。女性发病高于男性，且随年龄增长，发病率逐渐增高。该病为脂质沉积在真皮、皮下组织的结果。其发生的确切机制还不十分清楚，血浆脂质如胆固醇、甘油三酯或磷脂的过度升高是其主要的原因。本病通常仅是一种局部皮肤表现，50%以上患者血脂正常。但其常与其他类型的黄瘤伴发，也可出现在各型家族性高脂蛋白血症中，尤其是家族性高胆固醇血症。该病发展缓慢不能自行消退，通常不会造成严重的功能障碍。

【诊断要点】

1. 多见于中年女性。

2. 多无明显症状。

3. 好发于两侧上眼睑和内眦周围，在严重高胆固醇血症患者中，皮疹可围绕眼周发生，或发生在眼外侧。

4. 皮疹持久，进行性、多发性，并可相互融合，常对称分布。皮疹为麂皮色或橘黄色柔软的长方形或多角形扁平丘疹和斑块。

5. 可伴有高脂蛋白血症、肝胆疾病。

【鉴别诊断】

1. *扁平疣*　是由人乳头瘤病毒（HPV）感染皮肤黏膜所引起的良性赘生物，皮损呈米粒至黄豆大的皮色或褐色坚实扁平隆起的丘疹，表面光滑发亮，数目较多，可融合成片。组织病理：明显的角化过度和棘层肥厚，颗粒层和颗粒层下棘细胞的空泡样变性，变性细胞内常含有嗜碱性包涵体和嗜酸性包涵体。

2. *汗管瘤*　好发于青春期女性。典型皮损表现为孤立散在的单发或多发的小丘疹，正常肤色或淡褐色。组织病理：在真皮中可见嗜碱性上皮细胞聚集成小团块，部分细胞团呈实体条索状，中央有一管腔，表现为发育不良的汗管。

【治疗】

1. 饮食治疗　伴高脂血症的患者应食低脂高蛋白饮食，常可获救。

2. 药物治疗　可选用降脂药物如烟酸、普罗布考（丙丁酚）、维生素 E、洛伐他汀、辛伐他汀、脂必妥等。普罗布考是一种强抗氧化剂，能抑制低密度脂蛋白（LDL）氧化和泡沫细胞的形成，对睑黄瘤有效，每次口服 0.5g，每日 2 次，餐后服用。

3. 局部治疗　睑黄瘤可用电凝术、30%三氯乙酸、液氮冷冻、二氧化碳激光等治疗，较大的睑黄瘤可手术切除。有报道用 0.4%盐酸平阳霉素 0.2ml 睑黄瘤内注射，10 日 1 次，根据瘤体大小，注射 1～4 次，睑黄瘤可完全消退，且无明显副作用。另有报道肝素钠睑黄瘤内注射有效，用法是每周 1 次，剂量取决于瘤体大小，一般不超过 0.2ml，10 次为 1 个疗程。

九、婴幼儿血管瘤

婴幼儿血管瘤是婴幼儿期最常见的良性肿瘤之一，其发病率为 3%～5%，其中头颈部占 60%。大多数婴幼儿血管瘤在患儿出生数周内发生，但有 30%在出生时即存在。女性发病率约为男性的 3 倍。其临床特点是瘤体在出生后数月内显著增长，6 个月前增长迅速，达到最终瘤体面积的 80%，称为早期增殖期，6 个月后称为晚期增殖期，几年后缓慢消退。这种自然病程可将它们同血管畸形区分开来。其发病机制包括各种生理生化基因异常、雌激素、肥大细胞、血管瘤形成因子等因素共同作用，造成血管内皮增生。其高危因素包括高龄产妇、前置胎盘、早产儿、低出生体重儿等。

【诊断要点】

1. 好发于婴幼儿。

2. 好发部位为头颈部。

3. 皮损为一个或数个鲜红色、紫色，高出皮面，柔软而分叶状的肿瘤，边界清楚，直径 2～4cm，压之不易褪色。

4. 临床特点是出生后数周内出现，数月内显著增长，大多数在 1 岁以内长到最大限度，一般 5～7 岁时可完全或不完全自行消退。

5. 组织病理：增生期血管瘤可见由增殖活跃的内皮细胞构成的团

块状、小叶状血管丛。消退期血管瘤可见扁平状的内皮细胞，血管腔扩张，管腔周围可见纤维组织沉积。

【鉴别诊断】

1. 丛状血管瘤　为毛细血管瘤亚型。主要发生于青年人，也可出生即有。好发于躯干上部、颈部及四肢。皮损为缓慢扩展的红色斑疹和斑块，常伴有深在的皮下结节。病理表现为真皮内可见散在分布、界限清楚的由紧密排列的毛细血管组成的血管瘤样聚集。瘤体周边有真空样裂隙区是其重要特征。

2. 化脓性肉芽肿　常发生于身体容易外伤的部位。一般为外伤后发生的肿瘤样皮损。早期呈鲜红或棕红色丘疹，可迅速增大，外伤后易出血。病理表现为真皮内见内皮细胞聚集成实体状，大多数区域有腔隙形成，肿瘤与下方组织分界清楚。

3. 脉管畸形　见“鲜红斑痣”部分表2-9。

【治疗】

目前普萘洛尔为治疗婴幼儿血管瘤治疗的重要手段。

1. 局部外用β受体阻滞剂　较常用的有普萘洛尔纳米水溶胶、5%噻吗洛尔滴眼液、0.2%溴莫尼定+0.5%噻吗洛尔复方滴眼液、0.1%噻吗洛尔凝胶等。

2. 局部β受体阻滞剂与激光联合治疗　PDL+局部外用0.5%马来酸噻吗洛尔。

3. 咪喹莫特　睡前将5%咪喹莫特乳膏涂于血管瘤处，并在8h后用温和的肥皂水洗去，隔日1次，治疗时间为4个月。

4. 其他　包括局部应用硬化剂、冷冻、激光、手术等治疗。

十、汗管瘤

汗管瘤是向末端汗管分化的一种良性汗腺肿瘤。目前认为该病与内分泌有关，好发于女性，且青春期加重，妊娠期、月经期或使用女性激素时皮疹增大肿胀。该病分为3型：眼睑型、发疹型及局限型，其中眼睑型最为常见。

【诊断要点】

1. 好发于青春期女性。

2. 多无自觉症状。

3. 多见于下眼睑。典型皮损表现为孤立散在的单发或多发的小丘疹，正常肤色或淡褐色。

4. 组织病理：在真皮中可见嗜碱性上皮细胞聚集成小团块，部分细胞团呈实体条索状，中央有一管腔，表现为发育不良的汗管。

【鉴别诊断】

1. 结缔组织增生性毛发上皮瘤 常见于幼儿期，女性多见。好发于颊部、颏和额部，尤其是口周。皮损单发，肿瘤直径3～8mm，环形，基底有明显硬结，白色或黄色，中央凹陷或萎缩，边缘隆起。组织病理相较于汗管瘤有大量角囊肿存在。

2. 汗腺上皮瘤 组织学上与汗管瘤改变相似，但临床有很大差异。小汗腺上皮瘤是侵袭性更强的肿瘤，可能侵及皮下脂肪，间质中有明显的结缔组织增生。

【治疗】

本病属良性肿瘤，可不予治疗。数目少时，亦可局部切除或电解治疗。

十一、粟丘疹

粟丘疹又称“白色痤疮”，是一种起源于表皮或皮肤附属器上皮的潴留性囊肿，为良性的皮肤肿瘤。该病可发生于任何年龄、性别，可分为原发型与继发型两型。原发型无明确发病原因，为自行发生，有些患者有遗传因素。继发型多伴于大疱性疾病，如大疱性表皮松解症、皮肤卟啉病等，外伤后引起的粟丘疹往往发生于擦伤、搔抓部位和面部炎症性发疹以后，也可发生于皮肤磨削术后。

【诊断要点】

1. 多见于女性。

2. 无自觉症状。

3. 好发于面部。原发型好发于眼睑、颊部及额部。在成人也可发生于生殖器，在婴儿通常限于眼睑及颞部。继发型多位于耳郭、手背、前臂及外伤皮损处。

4. 皮损为白色粟粒大小丘疹，单个损害为白色或黄白色丘疹，表面光滑，甚似米粒埋于皮内，很少超过数毫米，数目常较多，触之坚实。

5. 组织病理检查可见原发型粟丘疹起源于皮脂腺开口水平处毛囊漏斗的最下部，在真皮内可见小表皮囊肿，连续切片可见其与毛囊之间有未分化的上皮细胞条束相连。继发型粟丘疹可从任何结构发生，如毛囊、汗腺导管、皮脂腺导管等。

【鉴别诊断】

本病主要与脂肪粒、闭口粉刺、扁平疣及汗管瘤相鉴别。

【治疗】

本病为良性病变，一般无自觉症状，不需要治疗。如有美容需要，可用针头、小刀挑除囊肿，亦可用激光治疗。

十二、胶样粟丘疹

胶样粟丘疹又称胶样假性粟丘疹或皮肤胶样变性，是由表皮角质形成细胞及真皮的弹性纤维退行性变形成。本病病因尚未完全明确。皮损多见于露出部位，可能与日晒有关。一般分为儿童型和成人型两型，前者在儿童或少年期发病，至青春期后逐渐自行消退，常有家族史，可能是常染色体显性遗传。后者多见于室外工作者，可能与长期受日光暴晒有关，有家族性发病倾向，男性多于女性。

【诊断要点】

1. 多见于暴露部位，尤其是眼睑及其周围、颊部、额部、鼻部和手背，成人也可见于阴囊。

2. 儿童型一般无自觉症状，慢性病程，成年期可自行消失。成人型偶有轻微瘙痒，慢性病程，男性多于女性。

3. 儿童型：皮损对称分布于面部、前额、颊部或鼻部等暴露部位，呈弥散性浸润，为半透明、淡黄色、针尖至黄豆大小、不规则扁平或隆起的丘疹，质地较硬。

4. 成人型：常在长期受日光暴晒后发生。皮损好发于暴露部位，如前额、眼睑周围、耳、颈部、前臂和手背等。除有半透明扁平丘疹外，还可见淡黄色、橘黄色或正常皮色的结节或斑块。结节顶端可见小窝或附着小痂，斑块上有时可见毛细血管扩张。此外，还有一种特殊类型为结节性胶样变性。皮损为单个结节或多个结节，也可有斑块，淡黄色或柠檬色，常见于面部、颈部和头皮，有时仅发生在躯干。

5. 组织病理：儿童型胶状物质来自表皮，其他型均来自真皮弹性纤维。儿童型示表皮角化过度，表皮中有胶样体。真皮浅层有均质性、嗜酸性块状胶样物，周围有成纤维细胞、肥大细胞、黑素细胞的混合浸润。成人型表皮变薄，真皮浅层有嗜酸性、无定型块状物质沉积，其间有裂隙，并含有正常胶原的境界带将其与表皮分离。结节性胶样变性示表皮变薄，真皮内有大块粉红色均质性物质，胶样物质中有裂隙，有散在成纤维细胞核，伴毛细血管扩张。

【鉴别诊断】

1. *粟丘疹* 白色丘疹，用针挑破后可挤出脂样物质。

2. *扁平苔藓* 丘疹呈红色或紫红色，不透明，亦无胶样物质，自觉症状有明显的瘙痒，组织病理有助于鉴别诊断。

3. *皮肤淀粉样变* 好发小腿伸侧，皮疹为淡褐色、半球状隆起的坚实丘疹，刚果红染色阳性。

【治疗】

本病尚无特效治疗药物，需避免长期日光暴晒。避光、口服小剂量羟氯喹和维生素 C 有一定效果。皮损少者，可采用冷冻、电灼、磨削或手术切除。必要时也可用化学剥脱术或长脉冲 Er：YAG 激光治疗。

十三、毛囊瘤

毛囊瘤又称毛囊上皮瘤或毛囊痣，是一种源于毛囊组织的较高度分化的良性器官样错构瘤。病因不清。多发性毛囊瘤属常染色体显性遗传，有家族史，而单发性毛囊瘤则无。

【诊断要点】

1. 大多发生于男性，多见于 18～49 岁。

2. 皮损通常发生在面部，特别是鼻翼两侧，偶见于头皮或颈部，很少见于外阴，无自觉症状。

3. 皮损为单发圆顶状丘疹，直径 0.5～1.0cm，中央有孔样开口，可排出皮脂样物质。特征性的表现是丘疹中央开口处穿出一根或多根柔软的白色毳毛。

4. 病理改变：肿瘤位于真皮，对称，界清。病变中央为扩大而扭曲的原发性毛囊，与表皮相连。原发性毛囊内有角质及多数毛干。继发性毛囊发育成熟，可见内毛根鞘、外毛根鞘、纤维性毛根鞘、毛乳头和毛球。继发性毛囊间由上皮索连接，上皮索及继发性毛囊周围由纤维间质包绕。瘤细胞呈明显异质性；峡部为角质化成分，具有胞质淡染、周围细胞呈栅栏状排列的外毛根鞘细胞及致密的多角形或基底样毛母质细胞。

【鉴别诊断】

组织学上应与毛母细胞瘤、毛发上皮瘤及基底细胞瘤区别。

【治疗】

本病主要采取手术切除，也可采取电凝或激光治疗。

十四、扁平疣

扁平疣由人乳头瘤病毒感染引起，传染源为患者或健康带病毒者，主要经直接或间接接触传播，人群普遍易感。

【诊断要点】

1. 多见于青少年，好发于颜面、手背及前臂等处。

2. 表现为米粒至绿豆大小扁平隆起的丘疹，表面光滑，质硬，浅褐色或正常皮色，圆形或椭圆形，数目较多，多数密集，可沿抓痕分布排列成条状（同形反应）。

3. 无自觉症状，偶有微痒。

【鉴别诊断】

见表2-19。

【治疗】

本病主要采用外用药物治疗及物理治疗。常用外用药包括维A酸乳膏、氟尿嘧啶软膏、酞丁安乳膏等。物理治疗则包括冷冻、电灼、刮除及激光。

表 2-19　扁平疣与其他皮肤疾病的鉴别诊断

鉴别要点	扁平疣	脂溢性角化病	角化棘皮瘤	基底细胞瘤	鳞状细胞瘤	黑素瘤	匐行性穿通性弹性纤维病	反应性穿通性胶原病	幼年性黄色瘤
好发年龄	青少年	老年人，或30～40岁中年人	单发型：多老年人 多发型：儿童	老年人	老年人	老年人、中年人	各年龄	儿童多见，成人可见	出生后6个月内发生
好发部位	颜面、手背及前臂	颜面、头皮、躯干、上肢	暴露部位或身体各处	暴露部位	曝光部位	曝光部位、肢端等	面颈、躯干、上肢	躯干、四肢及面部	头面、躯干和四肢
病程	慢性	慢性	慢性；发疹型可自行消退	慢性	进行性进展	进行性进展	慢性	可自行消退，亦可反复发生	慢性
皮损分布	散在或密集，有Koebner现象	散在	单发、多发或泛发	单发常见	单发多见	不同亚型分布不一	排列成环状、匐行状或不规则形状	单发或多发，可有Koebner现象	单发或多发
皮损形态	光滑、圆形或椭圆形、质硬、浅褐色或正常皮色丘疹	境界清楚的褐色斑片，或增厚呈乳头瘤状，表面可有厚痂	肤色或红色丘疹或结节，边缘倾斜，表面光滑，呈分叶状，中央充满角质，除去角质栓后则呈火山口状	表面光亮具有珍珠样隆起边缘的圆形斑片或丘疹、斑块，表皮可见毛细血管扩张或角化、糜烂、结痂或溃疡	小而硬的红色结节，境界不清，可呈疣状或乳头瘤状，中央易出现溃疡，边缘高起呈菜花状。肿瘤可侵犯筋膜、肌肉及骨骼	黑色斑疹、斑块或结节；无色素型则常为皮色或红色	多发淡红色角化性丘疹，粟粒至米粒大，质硬，周围散在米粒大淡红色丘疹，中央有脐凹	丘疹，中央可出现脐凹，内含角化物质，角质栓可呈棕褐色，黏着性强	单个或多个，红色、黄红色的圆形或椭圆形丘疹或结节

续表

鉴别要点	扁平疣	脂溢性角化病	角化棘皮瘤	基底细胞瘤	鳞状细胞瘤	黑素瘤	匐行性穿通性弹性纤维病	反应性穿通性胶原病	幼年性黄色瘤
自觉症状	偶痒	偶痒	偶痒痛	常无自觉	常无自觉	常无自觉	常无自觉	常无自觉	常无自觉
预后	良性	恶变少见	良性	局部破坏性，极少转移	可侵袭生长并可转移	恶性度较高	良性	良性	2岁内自愈
组织病理	一般不需要	角化过度、棘层肥厚及乳头瘤样增生	对称分布，可见分叶，中心表皮凹陷，内含角质，两侧表皮呈口唇状	分型：结节溃疡型、表浅型、硬皮病样型或硬化型、色素型、纤维上皮瘤型等	癌组织向下突破基底膜侵入真皮，呈不规则团块或束状	肿瘤细胞水平或放射状生长	表皮角化过度，角质栓形成，棘层肥厚，表皮突伸长增宽，部分表皮穿通，真皮上部弹性纤维增多	表皮杯状凹陷，内含角质栓，可有胶原纤维向内插入。真皮无弹性纤维增多	肉芽肿内多量组织细胞、Touton巨细胞及淋巴细胞

十五、脂溢性角化病

脂溢性角化病又称老年疣，是一种良性表皮增生性肿瘤。可能与日晒、慢性炎症刺激有关，但确切病因不明。

【诊断要点】

1. 多见于老年人，中年人发病年龄一般在 40 岁以后。

2. 好发于颜面、头皮、躯干、上肢，但也可发生于体表任何部位，如颈部、股部、臀部、小腿等，但不累及掌、跖。

3. 早期损害为小而扁平、境界清楚的褐色斑片，表面光滑或略呈乳头瘤状，后逐渐增大，底部呈圆形、椭圆形或不规则形状，边缘清楚，表面呈乳头瘤样，干燥、粗糙、无光泽，可形成一层油脂性厚痂。色素沉着明显。

4. 通常难自行消失，呈良性过程，恶变较为少见。

5. 组织病理学为肿瘤病变基底位于同一水平，角化过度、棘层肥厚及乳头瘤样增生。

【鉴别诊断】

见“扁平疣”部分表 2-19。

【治疗】

本病一般无须治疗，如影响美观或出现瘙痒等症状，可给予手术切除。另可考虑冷冻、激光治疗，若诊断尚未明确则应先行组织病理检查。

十六、角化棘皮瘤

角化棘皮瘤又称自愈性原发性鳞状细胞癌、皮脂性软疣、鳞状细胞假上皮瘤等，是一种可以自愈的皮肤假性肿瘤，临床及病理上均十分类似鳞癌。目前可将其分为 3 型，即单发型、多发型及发疹型。病因可与病毒感染、日光暴晒、外伤、职业性接触焦油与石油产品、暴露于致癌物质等有关。

【诊断要点】

1. 最常见类型为单发型，多见于老年人，好发于暴露部位，常无自觉症状，偶有瘙痒和压痛。开始为肤色或红色小丘疹，渐形成坚实圆顶形结节，边缘倾斜，表面光滑，呈分叶状，中央充满角质，除去角质栓后则呈火山口状，其下呈乳头瘤状，基底无浸润，可迅速增大，亦可自行消退，留萎缩性瘢痕。

2. 多发型常见于20～30岁青年人，偶见于儿童。男性较多见，可有家族史。可发生于全身各处。损害与单发型者相似，常见3～10个。可自行消退，但病程长者较少自然消退。

3. 发疹型罕见，皮损泛发。开始为红色而硬固的小丘疹，顶端有细小鳞屑。一般在2～8周中丘疹迅速增大，形成中央有角质栓的半球状或圆顶状结节，偶有痒感。当损害达到最大限度，维持2～8周后可慢慢消退，此为本病特征之一。

4. 组织病理学可见肿瘤位于真皮，对称分布，可见分叶，中心表皮凹陷，内含角质，两侧表皮呈口唇状，基底部有不规则表皮向上或向下增生。

【鉴别诊断】

见“扁平疣”部分表2-19。

【治疗】

虽然本病属良性，可自然消退，但临床不能与鳞状细胞癌相鉴别，应活检明确诊断并依据不同类型进行治疗。单发型可给予外科切除、局部化疗及放射治疗。多发型者，因单个肿瘤的破坏程度不一，应给单个皮损行合适治疗；如肿瘤较大且多，可考虑行系统化疗。

十七、基底细胞癌

基底细胞癌又称基底细胞上皮瘤、基底细胞瘤，是分化较低的皮肤肿瘤，生长缓慢，有局部破坏性，但极少转移。相关因素包括长期日光暴晒、慢性放射性皮炎、大剂量X线接触、长期砷剂摄入、瘢痕等。

【诊断要点】

1. 好发于50岁以上老年人。

2. 好发于身体暴露部位，面部、眼眦、鼻部、鼻唇沟和颊部多见，而非暴露部位少见。

3. 皮损早期为一表面光亮具有珍珠样隆起边缘的圆形斑片，表皮较薄，常可见少量扩张的毛细血管和小黑点；也可表现为淡红色珍珠样丘疹或斑块。表面稍有角化，或伴有小而浅表的糜烂、结痂或溃疡。

4. 可分如下亚型：结节溃疡型、表浅型、硬皮病样型或硬化型、色素型、纤维上皮瘤型等。

【鉴别诊断】

见“扁平疣”部分表 2-19。

【治疗】

根据瘤体的大小、发病部位等具体情况可选用手术切除、放射治疗及化疗等方法。

十八、鳞状细胞癌

鳞状细胞癌简称鳞癌，又称棘细胞癌，可与遗传性皮肤病（如着色性干皮病）、紫外线照射、化学致癌物、病毒感染、癌前皮肤病（如光化性角化病），以及一些慢性疾病（如慢性溃疡）等有关。

【诊断要点】

1. 好发于老年人的曝光部位。初起可为小而硬的红色结节，境界不清，呈疣状或乳头瘤状，表面可有鳞屑，中央易出现溃疡，边缘高起呈菜花状。

2. 肿瘤可进行性扩大，并可侵犯筋膜、肌肉及骨骼。

3. 组织病理学可见癌组织向下生长，突破基底膜侵入真皮，呈不规则团块或束状，包括正常鳞状细胞及癌细胞，另可见角化珠和较多角化不良细胞。根据未分化癌细胞所占比例及侵害深度可分为 4 级。

【鉴别诊断】

见“扁平疣”部分表 2-19。

【治疗】

根据肿瘤大小、组织分化程度、患者年龄及身体状况选择合适的治疗方案，以手术切除为佳，另可应用光动力疗法、维 A 酸、干扰素、电灼等方法。对肿瘤已经转移患者可行化疗。

十九、黑素瘤

黑素瘤亦称恶性黑素瘤，源于黑素细胞恶性程度较高的恶性肿瘤，多发生于皮肤，亦可见于皮肤-黏膜交界处、眼脉络膜和软脑膜等处。病因与长期日晒密切相关，另外可能与恶性雀斑样痣、发育不良性痣细胞痣、外伤、病毒感染、机体免疫功能低下等相关。白种人多见，亚洲人相对发病率低。黑素瘤分为两个阶段，即原位性阶段和侵袭性阶段。

【诊断要点】

1. 原位恶性黑素瘤：指恶性黑素瘤病变仅局限于表皮内。可分为3型。①恶性雀斑样痣，常发生于年龄较大者，多见于暴露部位，面部最常见，为色素不均的褐色、黑色斑疹，边缘不规则，逐渐扩大。②浅表扩散性原位恶性黑素瘤，中年患者为多，可发生于任何部位，但多见于非暴露部位。其损害较恶性雀斑样痣为小，开始为扁平、鳞屑性斑片或斑块，逐渐进展为蓝色或蓝黑色结节。色素较少或无色素，肿瘤呈肤色或为红斑。皮损稍隆起，外形不规则，色调多变。③肢端原位黑素瘤是非洲加勒比人和亚洲人恶性黑素瘤的主要类型，好发于指趾（尤其甲下）及承重部位，足底（尤其足跟）是最常见的发病部位。此型具有双相生长模式，既有水平放射状生长，也有垂直性生长，预后较差。

2. 侵袭性恶性黑素瘤：主要分为4型。肢端黑素瘤发生于肢端，原位黑素瘤出现垂直生长（即侵袭性生长）时，原有色素斑中央即出现丘疹、结节，甚至呈疣状或破溃，易转移。恶性雀斑样黑素瘤是由恶性雀斑样痣侵袭性生长所致，多见于老年面部，常在原有损害基础上，出现一个或数个蓝黑色结节，生长缓慢，故较晚发生转移，转移多倾向于局部淋巴结。浅表扩散性恶性黑素瘤是由该型原位恶性黑素瘤发展而来，在原有稍隆起斑片基础上出现结节、溃疡和出血。结节性恶性黑素瘤多见于50～60岁中老年人，好发于躯干和四肢。呈隆起性斑块、结节或深在结节，黑色或青黑色，生长迅速，可出现溃疡或隆起如蕈状或菜花样，较早发生转移。

3. 黑素瘤分期和分类的主要依据为美国癌症联合会分类系统，根据肿瘤（T）、淋巴结（N）及转移（M）分类评估作为黑素瘤临床分期的基础并指导临床治疗及预后评估。

【鉴别诊断】

见“扁平疣”部分表2-19。

【治疗】

首选手术治疗，对无法手术的患者以全身治疗为主[可参考国家卫生健康委员会发布的《黑色素瘤诊疗规范》（2018 版）]。

二十、匍行性穿通性弹性纤维病

匍行性穿通性弹性纤维病又称为 Lutz 病或 Lutz-Miescher 病。可分为 3 型：①特发型，可能与遗传有关；②反应型，常与遗传性疾病、系统性疾病或纤维组织变性疾病伴发；③药物诱导型，可与某些药物如青霉胺有关。

【诊断要点】

1. 好发于面颈、躯干、上肢。

2. 多发淡红色角化性丘疹，粟粒至米粒大，质硬，成片分布，排列成环状、匐行状或不规则形状。环形皮损中央萎缩，呈正常肤色，周围散在米粒大小淡红色丘疹，中央有脐凹。

3. 组织病理学表现为表皮角化过度，伴角质栓形成，棘层肥厚，表皮突伸长增宽，部分表皮穿通形成管道，其内有嗜碱性碎片及混合性炎性细胞浸润，真皮上部可见弹性纤维显著增多，呈嗜碱性变。Verhoeff 染色示变性弹性纤维数量增多，变粗。

【鉴别诊断】

见“扁平疣”部分表 2-19。

【治疗】

一般采用手术切除术、液氮冷冻、皮质类固醇激素局部注射、局部 X 线照射等治疗方法。近年来文献报道口服阿维 A 和外用他扎罗汀治疗锥体外系综合征（EPS）可取得良效。

二十一、反应性穿通性胶原病

遗传因素是反应性穿通性胶原病重要的发病原因，但在成人中可出现在创伤之后，尤其合并糖尿病、肝肾疾病等全身瘙痒时，此型亦称获得性反应性传统性胶原病。

【诊断要点】

1. 儿童多见，可有局部创伤或搔抓史。

2. 初为丘疹，中央可出现脐凹，内含角化物质，角质栓可呈棕褐色，黏着性强，可有 Koebner 现象。

3. 好发于躯干、四肢及面部。可自行消退，亦可反复发生。

4. 成人期出现者多合并严重糖尿病、肾衰竭、肝脏疾病等。

5. 组织病理学具有典型特征，表皮杯状凹陷，内含角质栓，可有胶原纤维向内插入。真皮无弹性纤维增多。

【鉴别诊断】

见“扁平疣”部分表 2-19。

【治疗】

本病目前无特殊治疗方法。如有明确诱因应积极排除。外用糖皮质激素和维 A 酸对部分患者有效。

二十二、幼年性黄色瘤

幼年性黄色瘤亦称幼年性黄色肉芽肿，为一种好发于皮肤、黏膜和眼的良性播散性黄色肉芽肿。本病为一种独立但具体病因不明的反应性肉芽肿性疾病。

【诊断要点】

1. 常在出生后 6 个月内发生。

2. 好发于头面、躯干和四肢。

3. 单个或多个红色、黄红色的圆形或椭圆形丘疹或结节。

4. 多于 2 岁内自愈。

5. 极少数患者可累及肺、肝等。

6. 组织病理学可见肉芽肿内多量组织细胞、Touton 巨细胞及淋巴细胞。

【鉴别诊断】

见“扁平疣”部分表 2-19。

【治疗】

本病多可自行消退，可不予治疗，如有系统累及，则应对症处理。

第三节 以水疱或脓疱为主的皮疹鉴别

一、单纯疱疹

单纯疱疹由单纯疱疹病毒（HSV）感染所致。根据其抗原性质的不同，该病毒可分为 1 型和 2 型（HSV-1 和 HSV-2）。HSV-1 主要引起生殖器以外的皮肤黏膜和器官感染；HSV-2 损伤多发生在生殖器部位，通过性接触感染。

【诊断要点】

1. 皮疹为成群的小水疱，好侵犯皮肤与黏膜交界处，破溃后形成糜烂面和浅表溃疡，逐渐干燥结痂，1～2 周痊愈。

2. 原发性单纯疱疹。初次感染的患者，大多数可不出现临床症状，少数可出现疱疹性龈口炎、疱疹性角膜结膜炎、接种性单纯疱疹等。

3. 复发性单纯疱疹。可反复发作。初起自觉灼热、瘙痒或疼痛，继而密集出现针尖大小水疱，破溃后糜烂、渗液、干燥结痂，部分可有短暂色素沉着。

4. 实验室检查方法。疱液涂片检查可见包涵体；疱液病毒培养与接种；免疫荧光检查敏感度高且迅速，但适用于早期损害；血清抗体测定发现 IgM 型抗体具有诊断价值。

【鉴别诊断】

1. 详见“脓疱疮”部分。

2. 固定型药疹。皮损为圆形水肿性红斑，中央可见水疱、大疱，愈后遗留较长时间的色素沉着，发病与服药有关。

3. 丘疹性荨麻疹。初为风团，很快风团消退，呈现坚实的水肿性红色丘疹，中心可有丘疱疹或水疱，剧痒，愈后易复发。

【治疗】

1. 抗病毒治疗　阿昔洛韦及其衍生物，如喷昔洛韦、泛昔洛韦等，忌用皮质类固醇激素。

2. 外用药治疗　以收敛、干燥、对症、防止感染为原则。常用药物如氧化锌软膏、阿昔洛韦霜等，有继发性的细菌感染时可同时外用抗生素软膏。

二、带状疱疹

带状疱疹与水痘同为水痘带状疱疹病毒（VZV）感染引起。该病毒具有亲神经特性，初次感染后，可表现为水痘或呈隐匿性感染，持久地潜伏于脊髓神经后根神经节中。当宿主免疫功能减退等各种诱发因素刺激时，病毒再次活跃侵犯神经节使其发炎坏死而产生神经痛；病毒沿周围神经纤维移动到皮肤，则形成节段性水疱疹。

【诊断要点】

1. 成簇水疱，沿一侧神经分布，带状排列，有单侧性及明显的神经痛等特点。

2. 特征之一为神经痛，可在皮疹出现前或伴随皮疹出现。

3. 病程2～4周，愈合后一般不复发。

4. 并发症包括带状疱疹后遗神经痛、肉瘤样瘢痕或肉芽肿性瘢痕形成、细菌感染导致皮肤坏死、急性视网膜坏死综合征（多发生在三叉神经眼支带状疱疹时）。

5. 特殊类型。三叉神经带状疱疹：可侵犯三叉神经眼支、上颌支、下颌支，多见于老年人，可以牙痛为首发症状。耳带状疱疹：Ramsay-Hunt综合征，即外耳道疱疹、耳痛、面瘫。带状疱疹性脑膜脑炎：头痛、呕吐、惊厥等进行性感觉障碍。

【鉴别诊断】

1. 当疱疹尚未出现之前或表现为顿挫型带状疱疹时，可能将神经痛疑为其他疾病。

2. 详见“单纯疱疹”部分。

【治疗】

1. 抗病毒治疗。早期进行，阿昔洛韦口服或静脉用，也可选用伐昔洛韦或泛昔洛韦。耳带状疱疹出现 Ramsay-Hunt 综合征时，阿昔洛韦延长用至14d。

2. 镇痛、营养神经。卡马西平、罗通定，维生素 B_1、维生素 B_6、维生素 B_{12} 等。

3. 针刺疗法、音频电疗法、中医中药治疗。

4. 局部治疗。以消炎、干燥、收敛、防止继发感染为原则。外用干燥收敛剂如炉甘石洗剂，抗病毒药物如阿昔洛韦软膏，继发感染时可外用抗生素软膏。

三、Kaposi 水痘样疹

Kaposi 水痘样疹又称为疱疹样湿疹，是指发生在异位性皮炎或其他皮肤病基础上的单纯疱疹病毒、牛痘病毒或柯萨奇 A16 型病毒的感染。

【诊断要点】

1. 主要发生在儿童，也可见于成人。

2. 潜伏期 5～12d。可有发热、恶心、呕吐、嗜睡等全身症状。

3. 皮疹为原有皮疹加重，突发密集的丘疱疹、脓疱，疱顶有脐凹，多于原有皮肤病部位发生，开始于面颈部、上肢、躯干，下肢较少见。

【鉴别诊断】

1. 需与原有炎症性皮肤病继发感染相鉴别。

2. 详见“脓疱疮”及“水痘”部分。

【治疗】

1. 患有湿疹、异位性皮炎等炎症性皮肤病者应避免与单纯疱疹者接触。

2. 加强护理，对症治疗。严重者可用丙种球蛋白。

3. 停用外用激素。严重者可口服抗病毒药物。

四、痘疱样水疱病

痘疱样水疱病是一种反复发作的慢性、特发性、光照性皮肤病。90%初发于儿童，发病率男∶女约为 2∶1。

【诊断要点】

1. 幼年发病，多见于 2～3 岁男孩，青春期后可缓解。

2. 皮损主要在日光暴晒部位，如面颊、鼻背、耳翼、手背等，出现红斑、水疱、糜烂、结痂，愈合后遗留点状凹陷性瘢痕、色素沉着、毛细血管扩张。

3. 春夏季加重，冬季减轻。

4. 光试验对 UVA 反应异常。

5. 病理检查可见表皮水肿及水疱，可伴有表皮坏死及基底细胞液化，真皮浅层、中层淋巴细胞浸润。

【鉴别诊断】

1. 详见“红细胞生成性原卟啉病”部分。

2. 盘状红斑狼疮：皮疹好发于面部，为持久性盘状红斑，表面有黏着性的鳞屑，剥去鳞屑后可见扩张的毛囊口。组织病理为角化过度，毛囊口有角质栓形成，基底细胞液化变性，真皮周围有炎症细胞的浸润。

【治疗】

1. 防日晒，外用 UVA 遮光剂，口服鱼肝油也有一定的作用，能增加患者对紫外线诱发的红斑的抵抗能力。

2. 口服烟酰胺及维生素 B_6。病情严重者可口服羟氯喹、泼尼松、雷公藤总苷等。

五、卟啉病

卟啉病是一种代谢性疾病，系血红素生物合成途径中，因遗传因素或后天原因所致某种特异性酶缺乏或活性低下所引起的一组卟啉代谢障碍性疾病。分为皮肤型卟啉病和非皮肤型卟啉病，其中以皮肤型卟啉病中的迟发性皮肤卟啉病和红细胞生成性原卟啉病较多见。

【诊断要点】

1. 迟发性皮肤卟啉病

（1）为最常见的皮肤卟啉病。多见于成人，20～60 岁发病，青春期前发病很少见，男性多于女性。

（2）可分为两型。I 型为散发性，与饮酒或肝脏病变有关。II 型为家族性，为常染色体显性遗传，遗传具有性别差异，女性患者将疾病遗传给子女较多。

（3）中至重度光敏。可出现水疱、大疱、皮肤脆性增加、糜烂、结痂、粟丘疹、瘢痕、色素沉着和多毛。

（4）15%～20%的患者并发糖尿病，15%伴发肝癌。

（5）尿中卟啉明显增高，且尿卟啉∶粪卟啉为（3～5）∶1。部分患者尿色变深。尿、粪中 7-羧基卟啉和粪中异构卟啉排泄增多是本病的特征性改变。

2. 红细胞生成性原卟啉病

（1）为第二常见的卟啉病。儿童多见，多初发于 2～5 岁，成年少见，男性多于女性。

（2）本病特征为强烈的疼痛性光敏，持续终身。临床表现类似夏令水疱病或日光性荨麻疹。好发于面部、耳、手背等暴露部位。患者日晒 5～30min 后，立即出现明显的刺痒、灼烧感，用冷水和湿毛巾常可减轻疼痛，此为本病另一个特征。继而出现红斑、水肿、紫癜、血疱。反复发作后出现皮肤变厚、蜡样瘢痕、苔藓样改变。

（3）1%～10%的患者伴有严重的肝病。

（4）患者血浆、红细胞和粪中有过多的原卟啉。尿卟啉正常。尿中可有粪卟啉。

【鉴别诊断】

多形性日光疹：在日光照射后暴露部位出现多行性皮疹，如红斑、水疱、丘疹及苔藓化，光敏感试验阳性。

【治疗】

1. 尽可能避免日晒及光照，局部使用含有二氧化钛或氧化锌的屏障性遮光剂效果好。也可选用二羟丙酮涂剂。

2. 迟发性皮肤卟啉病：应用氯喹或羟氯喹，至少 10 个月。铁螯合剂如去铁胺，其疗效优于放血治疗。可使用重组红细胞生成素、烟酰胺、维生素 B_6、维生素 E 等配合治疗。静脉放血疗法：每 2～3 周放血 450～500ml，共 4～6 次，使血红蛋白低于 110g/L，网织红细胞计数至 0.02～0.05 为止。一般放血 4～6 次后可持续缓解达 12 个月或数年。

3. 红细胞生成性原卟啉病：口服 β 胡萝卜素，连续服用 4～6 周，待出现掌跖黄染后减量维持 2～3 个月。口服维生素 B_6，输注羟高铁血红素，初春用窄波 UVB 照射。

六、水痘

水痘由疱疹病毒中的水痘带状疱疹病毒（VZV）引起。大多数人感染后不出现临床症状或出现很轻的症状而易被忽视，称为隐匿性感染。该病毒可经飞沫传染或直接接触而传染，传染性很强，可造成流行。

【诊断要点】

1. 起病急，可有发热、全身倦怠等前驱症状。发热从轻微发热到高热不等，一般皮损范围越广热度越高。

2. 水疱上常有脐凹，周围绕以红晕。皮疹呈多形性，陆续分批发生，故可同时出现丘疹、水疱、结痂等不同时期的皮疹。皮损开始出现于躯干部，再延至面部和头皮。

3. 多见于儿童及青少年，免疫功能正常的人群二次感染罕见。

【鉴别诊断】

1. 丘疹型荨麻疹：初为风团，很快风团消退，呈现坚实的水肿性红色丘疹，中心可有丘疱疹或水疱，剧痒。愈合后易复发。

2. 详见“脓疱疮”部分。

【治疗】

1. 预防接种：可进行水痘疫苗接种，90%能预防水痘发生。

2. 抗病毒治疗：阿昔洛韦应早期使用。继发感染时应用抗生素。

3. 预防继发感染，外用抗生素软膏。患者应隔离至全部皮疹干燥结痂为止。

4. 对症处理：高热时应用退热剂，瘙痒明显者口服抗组胺药，外用炉甘石洗剂。

七、脓疱疮

脓疱疮是由金黄色葡萄球菌或溶血链球菌感染引起的急性化脓性皮肤病。系接触传染，蔓延迅速，可在儿童中流行。

【诊断要点】

1. 流行于夏秋季节，多见于 2～7 岁儿童。

2. 大疱性脓疱疮：为金黄色葡萄球菌所致，初皮损为散在性水疱，1～2 天后水疱迅速增大，疱液由清亮变为混浊，脓汁沉积于疱底部，呈半月形的积脓现象，成为本型特征之一。疱壁薄而松弛，破后露出糜烂面，干燥后形成黄色脓痂。有时在痂的四周发生新的水疱，排列呈环状或链环状，称为环状脓疱疮。

3. 非大疱性脓疱疮：亦称接触传染性脓疱疮，由金黄色葡萄球菌与溶血链球菌混合感染所致。好发于颜面、口周、鼻孔周围、耳郭及四肢暴露部位。在红斑的基础上发生壁薄的水疱，迅速转变为脓疱，周围有明显的红晕。脓疱破后，其渗液干燥结成蜜黄色厚痂，痂皮不断向四周扩张，可相互融合。可因瘙痒而将细菌搔抓接种至其他部位而发生新的皮疹。

4. 可进一步做细菌培养、组织病理等辅助检查以明确感染菌和感染部位的微观改变。

【鉴别诊断】

1. 丘疹型荨麻疹　在风团样红斑上出现丘疹或水疱，好发于四肢、躯干，成批出现，反复发生，瘙痒症状突出。

2. 水痘　详见“水痘”部分。

【治疗】

1. 全身治疗：皮损广泛而严重者及有全身症状者给予敏感的抗生素。

2. 局部治疗：以杀菌、消炎、收敛、干燥为原则，可选用莫匹罗星（百多邦）、夫西地酸等外用软膏。

3. 对新生儿脓疱疮，可采用暴露干燥疗法。对深脓疱疮，可先去痂皮，再涂抗生素软膏。

第四节　以皮肤色素沉着为主的皮疹鉴别

一、黄褐斑

黄褐斑是一种面部黄褐色色素沉着斑，雌激素、孕激素升高可能是主要原因，日晒后诱发或加重，长期口服某些药物及某些慢性病也可诱发。

【诊断要点】

1. 好发于女性，尤其妊娠中期后。

2. 无自觉症状。

3. 好发于颧骨突出部和前额。根据部位可分为面部中央型、颧骨型和下颏型，面部中央型最常见。少数前臂伸侧及胸部中上部亦可受累。

4. 皮损为黄褐色斑片，深浅不定，形状不一，边缘清楚或呈弥漫性，无炎症及鳞屑。

5. 组织病理：表皮基底层和棘层黑素增加，黑素细胞数量正常或略增加，真皮浅层可见游离的黑素颗粒或被嗜黑素细胞所吞噬。

【鉴别诊断】

见表2-20。

表2-20 黄褐斑与其他疾病的鉴别诊断

鉴别要点	好发年龄	自觉症状	好发部位	临床表现	组织病理
黄褐斑	女性，尤其妊娠中期后	无	颧骨突出部和前额	黄褐色斑片，深浅不定，形状不一，边缘清楚或呈弥漫性，无炎症及鳞屑	表皮基底层和棘层黑素增加，黑素细胞数量正常或略增加，真皮浅层可见游离的黑素颗粒或被嗜黑素细胞所吞噬
西瓦特（Civatte）皮肤异色病	绝经期女性	偶有瘙痒或灼痛感	对称分布于面部、颈部，尤其是耳后乳突及颈侧	直径1～3mm红褐色或青铜色斑疹，伴轻度萎缩淡白色斑疹，网状外观，伴有毛细血管扩张	表皮棘层变薄，基底层不规则色素沉着，偶见液化变性。真皮浅层血管周围少量淋巴细胞浸润，可见噬黑素细胞，胶原可有中度嗜碱性变
瑞尔黑变病	中年女性	初期局部潮红，常有瘙痒或灼热感	面部、颈部，特别是额、颞、颧部、耳后、颈部两侧暴露部位	初为毛孔周围淡褐色至紫褐色网点状斑疹，后可融合成片，其上常有粉状细小鳞屑附着，呈特征性粉尘样外观，与正常皮肤境界不清	早期基底层液化变性、真皮浅层血管周围炎症细胞浸润，噬黑素细胞内外大量黑素颗粒。后期表皮常正常，炎症细胞浸润消失
雀斑	女性，3～5岁出现，有家族史	无	面部等曝光部位，特别是鼻和颊部	针尖至米粒大，淡褐色至深褐色斑疹，圆形、卵圆形或不规则形，大小不一，数目不定，数个至数百个，孤立而不融合。夏季加重，冬季减轻	表皮基底层黑素增加而黑素细胞数目正常，黑素细胞形态变大，树状突增多、变长，具有更多黑素体

续表

鉴别要点	好发年龄	自觉症状	好发部位	临床表现	组织病理
颧部褐青色痣	中青年女性，约1/4的患者有家族史	无	颧部、颞部	圆形、椭圆形或不规则形，粟粒至黄豆大小，孤立不融合的灰褐色、黑灰色或黑褐色斑疹，数个至数十个，平均10～20个，绝大多数对称分布	表皮正常，真皮浅层胶原纤维间散在细小梭形黑素细胞，长轴与胶原纤维平行
太田痣	多自幼发病	无	大多单侧分布，最常见于眶周、颞部、鼻部、前额和颧部，结膜、巩膜可受累	淡青色、深蓝色或蓝黑色斑片	真皮中上部胶原纤维束间可见梭形、树突状黑素细胞

【治疗】

1. 去除可疑诱因，防晒，保持乐观情绪。

2. 全身治疗

（1）口服或静脉注射维生素 C，每日 1～3g，疗程 2～3 个月，同时与维生素 E 联用效果更好。

（2）口服氨甲环酸，每次 0.25～0.5g，每日 3 次，1～2 个月后部分病例有效。

（3）谷胱甘肽，每次 400mg，联合维生素 C 静脉注射，每周 2 次，对顽固病例有效。

（4）口服碧萝芷，每次 25mg，每天 3 次，有效率可达 80%。

3. 局部治疗

（1）酪氨酸酶抑制剂：3%～5%氢醌、10%～20%壬二酸、3%熊果苷、0.1%～0.4%甘草提取物、1%～5%苹果酸等。

（2）还原剂：维生素 C、α-生育酚。

（3）抑制黑素体转运：烟酰胺。

（4）加速皮肤更新：果酸等，外用或离子导入。

4. 物理治疗：短脉冲二氧化碳激光、510nm 脉冲染料激光、Q 开关 Nd：YAG 激光和 Q 开关红宝石激光等。部分患者对激光治疗异常敏感，治疗后可能会继发色斑加重，选择适宜的激光类型和治疗能量尤为重要，激光治疗后注意防晒以减少复发。

二、Civatte 皮肤异色病

Civatte 皮肤异色病，以网状色素沉着和色素减退斑，伴毛细血管扩张和轻度萎缩为特征，多见于绝经期妇女，皮损位于暴露部位，又称绝经期日光皮炎。内分泌紊乱、化妆品使用及日晒可能为主要致病因素。

【诊断要点】

1. 好发于绝经期女性。
2. 偶有瘙痒或灼痛感。
3. 对称分布于面部、颈部，尤其是耳后乳突及颈侧，亦可发生于上胸或前臂等处。
4. 皮损为直径 1～3mm 红褐色或青铜色斑疹，伴轻度萎缩淡白色斑疹，网状外观，伴有毛细血管扩张。
5. 组织病理：表皮棘层变薄，基底层不规则色素沉着，偶见液化变性。真皮浅层血管周围少量淋巴细胞浸润，可见噬黑素细胞，胶原可有中度嗜碱性变。

【鉴别诊断】

见“黄褐斑”部分表 2-20。

【治疗】

1. 避免日光暴晒，减少化妆品使用对皮肤的刺激等。
2. 外用药治疗：积雪苷软膏、雌激素或糖皮质激素软膏等。

三、瑞尔黑变病

瑞尔黑变病（Riehl's melanosis）可能是一种与化妆品及营养因素有关的光敏性炎症反应。

【诊断要点】

1. 好发于中年女性。
2. 起病初期局部潮红，常有瘙痒或灼热感。
3. 好发于面部、颈部，特别是额、颞、颧部、耳后、颈部两侧暴露部位，偶累及摩擦部位如腋前线或脐部，口周、下颏部常不被累及，不累及黏膜。

4. 皮损初为毛孔周围淡褐色至紫褐色网点状斑疹，后可融合成片，其上常有粉状细小鳞屑附着，呈特征性粉尘样外观，与正常皮肤境界不清。

5. 组织病理：早期基底层液化变性，真皮浅层血管周围炎症细胞浸润，噬黑素细胞内外大量黑素颗粒。后期表皮常正常，炎症细胞浸润消失。

【鉴别诊断】

见“黄褐斑”部分表 2-20。

【治疗】

1. 避免接触可疑致敏物，减少日光暴晒等。

2. 口服药：补充维生素 A、B 族维生素和维生素 PP。

3. 外用药：褪色剂、维 A 酸霜或酌情使用糖皮质激素软膏等。

四、雀斑

雀斑是一种常见于面部的褐色点状色素沉着斑，以常染色体显性遗传为特征，日晒可促发和加重本病。

【诊断要点】

1. 好发于女性，3～5 岁出现。

2. 无自觉症状。

3. 好发于面部等曝光部位，特别是鼻和颊部，手背、颈部与肩部亦可发生，黏膜不受累。

4. 皮损为针尖至米粒大，淡褐色至深褐色斑疹，圆形、卵圆形或不规则形，大小不一，数目不定，数个至数百个，孤立而不融合。夏季加重，冬季减轻。

5. 组织病理：表皮基底层黑素增加而黑素细胞数目正常，黑素细胞形态变大，树状突增多、变长，具有更多黑素体。

【鉴别诊断】

除外“黄褐斑”部分的鉴别诊断外，还包括以下几种皮疹需要鉴别。

1. 黑子　一种良性、散在的色素沉着性斑疹，多见于儿童，但可发生于任何年龄，皮损数目较少，颜色更深，呈褐色至深褐色，分布不限于曝光部位，与日晒无关，黏膜可受累。组织病理示表皮突延长，基底层黑素细胞数目增加，真皮浅层可有噬黑素细胞。

2. 面正中黑子病　罕见，常在 1 岁左右发病，褐色斑仅集中在面部中央，可伴有其他先天性疾病，如癫痫、智力缺陷等。

3. 着色性干皮病　早期皮损呈雀斑样黑褐色色素斑疹，在冬季亦持续存在，这种皮损在完全型患者家族中可能是唯一的异常表现。

【治疗】

1. 避免日晒。

2. 外用药治疗：3%过氧化氢溶液、氢醌霜等。

3. 物理治疗：510nm 脉冲染料激光等。

五、颧部褐青色痣

颧部褐青色痣表现为颧部对称分布的黑灰色点状色素沉着斑，曾认为是太田痣的一个变种。

【诊断要点】

1. 好发于中青年女性，约 1/4 的患者有家族史。

2. 无自觉症状。

3. 好发于颧部、颞部，少数可见于眼睑、鼻翼处，不累及眼和口腔黏膜。

4. 皮损为圆形、椭圆形或不规则形，粟粒至黄豆大小，孤立不融合的灰褐色、黑灰色或黑褐色斑疹，数个至数十个不等，绝大多数对称分布。

5. 组织病理：表皮正常，真皮浅层胶原纤维间散在细小梭形黑素细胞，长轴与胶原纤维平行。

【鉴别诊断】

见“黄褐斑”部分表 2-20。

【治疗】

物理治疗：Q 开关红宝石激光、翠绿宝石激光和 Nd：YAG 激光等。

六、太田痣

太田痣又称眼皮肤黑素细胞增多症，是一种发生于面部三叉神经支配区域的呈蓝褐色斑片的疾病，常见单侧分布。亚洲人及黑种人好发。

【诊断要点】

1. 80%的病例为女性患者。

2. 50%～60%的患者在婴儿期（即 1 岁前）发病，大部分为出生时发病，40%～50%在青春期发病。

3. 常见单侧分布，主要分布在三叉神经第一支、第二支支配的区域，常见眶周、颞部、前额、颧骨区域，也可累及耳垂、耳前和耳后区域，偶见鼻部和口腔黏膜受累，2/3 的患者同侧巩膜可出现蓝褐色斑点。5%～10%的患者可双侧累及，通常无自觉症状。

4. 皮损表现为针尖大小到数毫米不等的色素斑，颜色可呈棕褐色、棕色、灰色、蓝色、黑色和紫色。整体皮损边界不规则或呈网状。

5. 组织病理：真皮中上部胶原纤维束间可见梭形、树突状黑素细胞。

【鉴别诊断】

见“黄褐斑”部分表 2-20。

【治疗】

物理治疗：可使用 Q 开关红宝石激光、翠绿宝石激光和 Nd：YAG 激光治疗。

七、色素沉着息肉综合征

本病是一种以唇、口唇黏膜及肠道息肉为特征的综合征，属于常染色体显性遗传，偶有非遗传性的病例。

【诊断要点】

1. 两性均可出现。

2. 出生时或幼儿期发病，偶有成人发病。

3. 口周、口唇（尤其是下唇）、口腔黏膜出现针尖至绿豆大小黑斑，也可在指趾末端、手掌、足背出现黑斑。

4. 息肉可在 10～30 岁时出现，可波及整个胃肠道，以小肠为主，尤其是空肠、回肠。临床上可表现为腹痛、腹泻、便血等。也可出现肠套叠、肠梗阻等，息肉的癌变率为 3%～25%。

5. 组织病理：表皮基底层色素增加，黑素细胞数量未增加。

【鉴别诊断】

见“雀斑”部分。

【治疗】

色素斑可使用激光治疗。因肠道息肉多发，息肉的处理视情况而定，若腹部症状明显，如发生急腹症或者有癌变可能，可行选择性节段切除，若症状不明显，可对症处理。

八、黑子

黑子又称雀斑样痣，表现为皮肤或黏膜上的黑色斑点。

【诊断要点】

1. 可出现在皮肤任何部位、皮肤黏膜交界处或眼结合膜。

2. 皮损表现为颜色一致的褐色或黑褐色斑点，米粒至豌豆大小。

3. 可作为单独疾病存在，也可能是某些综合征的表现，如泛发性黑子、面中部黑子病、色素沉着-息肉综合征等。

4. 组织病理表现为表皮突可延长，基底层黑素细胞增多。

【鉴别诊断】

见“雀斑”部分。

【治疗】

多采用物理治疗，如用冷冻、激光等。

九、色素痣

色素痣是由痣细胞组成的良性新生物，较常见，从婴儿至年老者均可发生。

【诊断要点】

1. 直径小于6mm的斑疹、丘疹、结节，可呈疣状或乳头瘤状。

2. 由于痣细胞的色素含量不同，临床上可呈棕色、褐色、蓝黑色、黑色或正常肤色，通常无自觉症状，如果局部有疼痛、灼热或刺痛，边缘出现卫星病灶，或者皮损增大，颜色加深，出现破溃、出血，应警惕色素痣恶变。

3. 根据痣细胞所处位置不同，可分为三种类型。

（1）交界痣：出生时即有，或者出生后不久发生，呈斑状或略高于皮面，淡褐色或深褐色斑疹，常位于掌跖或外阴部位。组织病理示黑素细胞巢位于表皮下层，常位于增宽和延长的表皮突尖端。

（2）混合痣：常隆起，呈疣状或乳头样外观，富含色素，颜色较深，有时会有毛发生出。组织病理示黑素细胞巢同时位于表皮及真皮。

（3）皮内痣：成人常见，损害呈半球形丘疹或结节，表面光滑或呈乳头状，通常不含色素。组织病理示黑素细胞巢仅位于真皮。

【鉴别诊断】

除外“雀斑”部分的鉴别诊断，还包括脂溢性角化。该病又称老年疣，好发于老年人，可发生于除掌跖部位以外身体任何部位，最常见于面部、头皮、胸背部等。早期皮损为小、扁平的黄褐色斑片，表面光滑或略呈乳头瘤状，后皮损逐渐增大，呈乳头瘤状，表面可有油脂性厚痂。组织病理示瘤体基底在同一平面，角化过度，棘层肥厚或乳头瘤样增生，基底样细胞增生，可见假角质囊肿。

【治疗】

一般不需要治疗，对于易摩擦部位的皮损应该密切观察，尤其是边界不规则、色素不均匀的皮损。交界痣可采用激光或冷冻治疗，其他可采用手术切除。

十、Addison 病

Addison 病即原发性慢性肾上腺皮质功能减退症，是多种因素导致双侧肾上腺皮质被破坏而导致的疾病。常见的原因包括：①感染，包括肾上腺结核，真菌、病毒感染等。②自身免疫性肾上腺炎，大多数患者可以检测到抗肾上腺的自身抗体，近 50%的患者伴有其他器官特异性自身免疫病，称为自身免疫性多内分泌腺综合征。③其他较少见的原因，包括恶性肿瘤转移、淋巴瘤、白血病侵犯、淀粉样变、肾上腺酶系抑制药的使用、血管栓塞等。其临床表现为皮肤黏膜色素沉着，乏力、疲劳、淡漠、血压下降、心音低钝、精神萎靡、食欲缺乏和体重下降等。

【诊断要点】

1. *皮肤黏膜色素沉着*　可表现为全身弥漫性色素沉着，表现为青黑色、棕黑色、深褐色，以暴露、摩擦、压迫部位明显，如前额、眼周、四肢屈侧、关节伸面等。乳晕、乳头、外生殖器原有色素加深，唇、舌、牙龈、上颌黏膜可出现大小不等的棕色或蓝色的斑点或斑片。

2. *多系统症状*

（1）神经、精神系统症状：乏力、淡漠、疲劳等症状，重症可出现意识模糊等。

（2）消化道症状：食欲缺乏、消化不良、恶心、腹胀、腹痛等。

（3）循环系统症状：头晕、心悸、血压降低、心音低钝等。

（4）肾脏系统症状：排泄水负荷减弱，大量饮水后可出现稀释性低钠血症。

（5）生殖系统症状：月经不调、闭经、阳萎、毛发稀少等。

3. 实验室检查　基础血、尿皮质醇、尿17-羟皮质醇常降低。促肾上腺皮质激素（ACTH）兴奋试验示储备功能低下，这一试验最具诊断价值。

【鉴别诊断】

见“瑞尔黑变病”部分表2-20。

【治疗】

1. 基础治疗

（1）皮质激素替代治疗：主要是补充糖皮质激素，需要终身治疗。每日剂量开始时为氢化可的松20～30mg或者可的松25～37.5mg，后逐渐减量，至氢化可的松15～20mg。

（2）食盐及盐皮质激素：食盐的摄入量每日 8～10g，必要时可加用盐皮质激素9α-氟氢可的松0.05～0.1mg，上午8时口服一次。

2. 病因治疗　针对不同病因进行治疗。若有活动性结核应给予抗结核治疗，若病因为自身免疫者，应检查是否存在其他腺体功能障碍，如存在，应给予相应治疗。

第五节　以皮肤色素减退或脱失为主的皮疹鉴别

一、白癜风（面部）

白癜风是一种常见的获得性的色素脱失性疾病。它与遗传性和非遗传性因素均有关，通常认为是皮损中功能性黑素细胞缺失和毁损所导致。本病的世界患病率为0.5%～2%，可发生于任何年龄。近年来研究表明白癜风的可能致病因素包括神经精神因素、黑素细胞自毁、自身免疫反应、氧化应激、遗传因素等。

【诊断要点】

1. 可发生于任何年龄，在10～30岁年龄段中更常见。发病平均年龄为20岁，慢性病程。

2. 白色或灰白色的斑点或斑片，周围环以正常皮肤。皮疹多为圆形、椭圆形、不规则形或线条状白斑，边缘多不连续，且常凸出，如同脱色过程向正常皮肤侵入。然而当疾病刚发生或快速进展时，白斑部位往往较不清晰并且多表现为色素减退而非脱色。一般以一定速率离心性扩大，速度可快可慢。

3. 可发生在身体任何部位，通常白斑好发于身体肤色相对较深的部位，如面部、手背、乳头、腋下、肚脐、骶部、腹股沟和肛门生殖器部位。最常受累的部位包括反复受伤或摩擦的部位。

4. 常无自觉症状，偶有瘙痒，尤其在活动期皮损表现显著。

5. 头皮、眉毛和睫毛的白癜风常出现一片或多片局限性的白色或灰色毛发。体毛变白的发生率为10%～60%及以上。

6. 在可见光下，有时很难在黑素减少和黑素缺失之间进行识别。但在伍德灯下，表皮色素减少越多，与周围皮肤对比就越明显。

7. 组织病理示表皮黑素细胞及黑素颗粒明显减少，基底层几乎完全缺乏多巴染色阳性的黑素细胞。

白癜风的临床分型和分期见表2-21。

表2-21　白癜风的临床分型和分期

			临床表现特点
分型	局限型	局灶型	同一解剖部位存在一片或数片白斑，但白斑不呈节段型分布
		单侧型/节段型	肢体一段或偶见数段发生一片或数片白斑，白斑通常位于身体一侧且至中线处中断
		黏膜型	仅黏膜存在白斑
	泛发型	寻常型	广泛分布的散在白斑
		肢端型	白斑发生于肢体末梢和面部
		混合型	节段型和泛发型白癜风[肢端型和（或）寻常型]同时存在
		全身型	周身全部或基本全部的色素脱失
分期	进展期		白斑增多，原有白斑逐渐向正常皮肤移行、扩大，境界可模糊不清，容易产生同形反应并加重病情
	稳定期		白斑停止发展，境界清晰边缘色素加深

【鉴别诊断】

见表2-22。

表 2-22 白癜风与其他皮肤疾病的鉴别诊断

鉴别要点	白癜风	白化病	斑驳病	特发性点状白斑	贫血痣	无色素性痣	白色糠疹	花斑糠疹	炎症后色素脱失
遗传方式	多基因	常染色体隐性，极少数为常染色体显性	常染色体显性	/	/	/	/	/	/
好发年龄	任何年龄	出生即有	出生即有	中老年	出生即有	出生即有或出生后不久发病	儿童期和青春期	任何年龄	任何年龄
好发部位	任何部位	全身皮肤、毛发、眼	任何部位，尤其是躯干前中部、四肢中部、前额中央和额中部头皮（白额发）	四肢、前臂及胫部伸侧最常受累	任何部位	往往沿神经节段分布	面颊部	多对称分布于肩部和躯干；也可见于下腹部、颈部和面部	常继发于炎性皮损部位或与之共存
毛发变白	√	√	√	×	×	×	×	×	×
伴随症状	炎症期偶有瘙痒	可伴眼部症状等	白额发，可伴发其他畸形，如虹膜异常等	×	×	×	通常无，偶有瘙痒和烧灼感	搔抓或牵拉皮肤时表面可见细薄鳞屑	偶有瘙痒和烧灼感等炎性症状
边缘	活动期模糊，稳定期清楚，周围常着色深	/	清楚	清楚，周围无色素增加	清楚	模糊，多呈锯齿状，周围无色素增加	不清，边缘粉红色或略带红色	清楚，皮损中央有融合倾向	与炎性皮损相关

续表

鉴别要点	白癜风	白化病	斑驳病	特发性点状白斑	贫血痣	无色素性痣	白色糠疹	花斑糠疹	炎症后色素脱失
预后	活动期皮损有进展	终身不变	终身不变	皮损数目随年龄增长而增多	终身不变	终身不变	自限性，青春期可自行消退	与真菌感染相关	与炎性皮损相关
特殊鉴别方法	/	/	白斑中央可见直径 1～5cm 形状不规则的岛屿状色素过度沉着区	/	摩擦患部时周围皮肤充血而白斑处依然如故	/	/	真菌镜检可见短粗的菌丝和孢子	/

【治疗】

1. 进展期白癜风

（1）未定类型：可外用糖皮质激素或钙调磷酸酶抑制剂（他克莫司软膏、吡美莫司乳膏）等，也可外用低浓度光敏药如＜0.1%的甲氧沙林，维生素 D_3 衍生物；可选 308nm 准分子光及准分子激光或局部窄谱中波紫外线（NB-UVB）。快速进展期可考虑系统应用激素。

（2）非节段型与混合型：白癜风疾病活动度评分（VIDA）积分＞3分考虑系统应用激素、中医中药、NB-UVB、308nm 准分子光及准分子激光。快速进展期采用光疗时宜用正常起始量的 1/3～1/2，可联合系统应用激素或抗氧化剂，避免光疗引起的氧化应激导致皮损扩大。局部外用药治疗参考进展期未定类型。

（3）节段型：参考进展期未定类型治疗。

2. 稳定期白癜风

（1）未定类型：外用光敏剂（如 8-MOP 等）、激素、氮芥、钙调磷酸酶抑制剂、维生素 D_3 衍生物等，自体表皮移植及黑素细胞移植，局部光疗参考进展期未定类型。

（2）非节段型与混合型：光疗（如 NB-UVB、308nm 准分子光及准分子激光等）、中医中药、自体表皮移植或黑素细胞移植（暴露部位或患者要求的部位）。局部外用药治疗参考稳定期未定类型。

（3）节段型：自体表皮移植或黑素细胞移植（至少稳定 6 个月以上）。

二、白化病

白化病是一组以皮肤、毛发及眼色素缺乏为特征的先天性遗传性皮肤病，属于常染色体隐性遗传或 X 连锁隐性遗传。若仅原发于视网膜色素上皮细胞的色素减退则称为眼白化病。近期研究显示，至少存在 7 种不同的基因突变可产生各种与白化病相关的临床症状，这些基因包括酪氨酸酶（TYR）基因、*p* 基因、酪氨酸酶相关蛋白 1（TYRP-1）基因、*TYRP-2* 基因、*Pmel-17* 基因等。

【诊断要点】

1. 全身皮肤色素缺乏，对紫外线高度敏感。

2. 毛发呈纯白色、银白色、淡白色、黄白色等，有丝绢样光泽，外形纤细如丝。

3. 眼睛表现具有特征性，眉毛和睫毛呈白色或淡黄色，儿童期虹膜为透明淡灰色，瞳孔为红色，成人期呈青灰色、淡褐色，有昼盲状态。

4. 往往有家族史。

5. 组织病理学示表皮基底层有透明细胞，但银染色提示缺乏黑素。

【鉴别诊断】

除外“白癜风”部分的鉴别诊断外，还有如下两种皮肤病需要鉴别。

1. 白细胞异常白化综合征　有眼、皮肤色素减少及白细胞吞噬功能减低、易感染等临床特征。

2. 无色素性色素失禁症　从躯干到四肢呈泼水样色素减退斑，偏侧性分布，患处发汗功能减退，毛细血管张力减退，往往继发水疱性损害，病变部可凹陷性萎缩或隆起。

【治疗】

应避免日晒，保护皮肤，局部可涂 5%对氨基苯甲酸（PABA）的乙醇（酒精）溶液，以防止日晒后引起日光性唇炎、皮炎，甚至基底细胞癌等皮肤肿瘤。

三、斑驳病

斑驳病是一种少见的以色素减少为特征的常染色体显性遗传性皮肤病，过去曾称为“部分白化病”，但此名称现已不再使用，因这两种疾病的发病机制并不相同。斑驳病的发生是由于位于常染色体 4q12 片段的 *c-kit* 基因突变，导致黑素母细胞在胚胎期不能迁移至皮肤，或不能分化为黑素细胞所致。

【诊断要点】

1. 本病出生即有，浅色人种可出生后发病，是一种局限性皮肤和毛发色素缺乏的疾病。

2. 任何部位均可发生。

3. 表现为大片形态不规则的白斑，白斑内或边缘可见散在色素沉着斑点和色素正常的斑片。患处呈现白色或粉红色，毛发亦变白，其形状、大小不一，分布亦不规律。

4. 最具特征的是发生在额部中央或稍偏部位的三角形或菱形白

斑，并伴有横跨发际的局限性白发，白发呈网眼状。偶尔仅见网眼状的毛发改变，眉毛、睫毛的中间部分可为白色。有时额部白发是本病的唯一表现。

5. 可伴发其他畸形，如虹膜异常、聋哑、精神发育异常、兔唇和耳、齿畸形等。

6. 斑内黑素细胞及色素颗粒减少或缺如，残留的黑素细胞形态异常，细胞内含异常的黑素体。

【鉴别诊断】

根据额部三角形白发区及皮肤上典型的白斑易于诊断。当不具额部白发时，临床上很难与呈双侧性、系统性分布的无色素痣鉴别，不过后者无遗传性。其余鉴别诊断见“白癜风”部分表2-22。

【治疗】

避免强烈的日光照射，戴墨镜以保护眼睛，减轻畏光等不适。外用遮光剂以防止皮肤过早老化及其他日光照射所引起的病变，如基底细胞癌等。

四、特发性点状白斑

特发性点状白斑是1966年首先由Cummings及Cottel提出的，被认为是一种常见的独立的皮肤病。其病因不明，但常见于多阳光地区及经常日晒的人群，并且其发病率随年龄增长而升高，故目前推测可能与紫外线照射和皮肤退行性变相关。

【诊断要点】

1. 男女均可发病，大部分在30岁后发病。

2. 表现为乳白色斑，直径2～6mm，少数皮损最大直径可达2cm，呈圆形或不规则多角形。

3. 白斑一旦出现，其大小不变，但白斑数目可随年龄增长而增多，为1个至数百个不等，多为50个左右。

4. 常无自觉症状。

5. 白斑一旦发生，长期存在。

【鉴别诊断】

除外“白癜风”部分表2-22提到的鉴别诊断外，还有如下皮肤病需要鉴别。

1. 结节性硬化症　伴发色素减退斑，常为小叶状，边界不清，还常有结节性硬化症的全身其他种表现。

2. 滴状硬斑病　除色素减退外，皮损有硬化萎缩表现。皮表呈蜡黄或暗紫红色，其病理检查有不同的改变。

3. 硬化性萎缩性苔藓　脱色斑常融合成白色斑片，有硬化萎缩现象。表面常有粉刺样毛囊角质栓，病理改变不同。

【治疗】

尚无有效的治疗方法。

五、贫血痣

贫血痣是一种先天性局限性血管发育缺陷，不是结构上的异常，而是功能上的异常。由于血管组织发生缺陷，对儿茶酚胺的敏感度增强，血管处于收缩状态，故若在患处注射交感神经阻滞剂，局部皮肤颜色可恢复正常，因此又称为药理痣。

【诊断要点】

1. 常在刚出生时或儿童期发病，一般终身不退。

2. 胸背部多见，亦可累及其他部位。

3. 单个或多个圆形、卵圆形或线状边界清楚的淡白色斑。有时为许多群集的小斑疹，排列成掌叶铁线蕨的叶片样。

4. 摩擦皮损处或冷、热刺激皮损处时，皮损本身不发红，但周围皮肤发红充血，使皮损更趋明显。

5. 玻片压迫皮损周围正常皮肤时，周围皮肤充血退去，色素减退斑不易辨认，皮损消失。

6. 病理组织学检查血管结构正常。

7. 皮损内注射乙酰胆碱、毛果芸香碱、组胺、5-羟色胺或前列腺素E，局部不产生红斑反应。

8. 伍德（Wood）灯检查时贫血痣消失，提示该处脱色病变不是继发于黑素量的减少。

【鉴别诊断】

见“白癜风”部分表2-22。

【治疗】

尚无有效的治疗方法，且一般不需要治疗。若因美容需要，可使用遮盖剂。

六、白色糠疹

白色糠疹又称“单纯糠疹”或“面部干性糠疹”，是一种病因不明的慢性皮肤病，多见于儿童或青少年，表现为边缘模糊的色素减退斑，组织病理示黑素细胞减少，可见于任何人种，但更易发生于肤色较黑的人群。

【诊断要点】

1. 可见于任何人种，但在深肤色的个体更加明显。
2. 多见于儿童期和青春期，夏季更明显。
3. 面部，尤其是颊部最常受累，偶可见于颈部、躯干和四肢。
4. 皮损直径通常为0.5～3cm，大小不等，上覆细小鳞屑，圆形至卵圆形，通常为边界不清的斑疹和斑片，伴有轻度至中度色素减退。
5. 通常无自觉症状，但某些患者可伴有瘙痒和烧灼感。
6. 伍德灯检查可见皮损与正常皮肤差异明显，以及明确的色素减少。
7. 皮损稳定，常数年不变，但可在青春期自行消退。

【鉴别诊断】

见“白癜风”部分表2-22。

【治疗】

局部应用糖皮质激素结合紫外线照射可能有效，局部外用润肤保湿剂也有一定的疗效。

七、花斑糠疹

花斑糠疹是一种主要由马拉色菌感染引起的色素减退性皮肤病。马拉色菌可以产生壬二酸，而壬二酸是一种竞争性酪氨酸酶抑制剂，具有抑制黑素合成的作用。

【诊断要点】

1. 皮损多对称分布于肩部和躯干；也可见于下腹部、颈部和面部。

2. 原发皮损呈圆形或椭圆形，一般为直径数毫米至 3cm 的色素减退斑。

3. 皮损的中央有融合倾向，搔抓或牵拉皮肤时通常可见鳞屑。

4. 皮损鳞屑涂片行氢氧化钾显微镜下检查可见病原菌。

5. 伍德灯检查有助于将色素减退皮损与周围皮肤相区别。

【鉴别诊断】

见“白癜风”部分表 2-22。

【治疗】

抗真菌治疗。但即使将真菌消灭后，无鳞屑的色素减退斑仍可持续数月。

八、炎症后色素脱失

炎症后色素脱失是一种很常见的皮肤病。在深肤色或晒黑的人群中更加明显。很多皮肤病可导致炎症后色素脱失，包括银屑病、脂溢性皮炎、特应性皮炎、线状苔藓、慢性苔藓样糠疹、红斑狼疮、蕈样肉芽肿、结节病和硬化性苔藓等。

【诊断要点】

1. 通常继发于炎性皮损或与炎性皮损并存，但偶尔仅见色素脱失性皮损，如在结节病或蕈样肉芽肿中。

2. 无论是局限性或广泛性的炎症后色素脱失，通常都与色素减少有关，而不是完全性的色素脱失。完全性的色素脱失主要见于严重的特应性皮炎和盘状红斑狼疮。

【鉴别诊断】

炎症后色素脱失需与化学和药物性色素减退，以及物理因素引起的色素减退相鉴别。

其余鉴别诊断见“白癜风”部分表 2-22。

【治疗】

1. 去除诱因　一旦根本的炎症性病变得以有效治疗，炎症后色素脱失即可逐渐恢复。

2. 光疗 暴露于日光或UVB光疗可能有效。

3. 色素移植 对于黑素细胞完全脱失的皮损，可考虑表皮或黑素细胞移植。

（编写：崔红宙 刘 红 叶张章 温斯健 许 阳
陈 涛 任 军 游 弋 张成锋）
（审校：付 萌 徐 哲 纪 超 李 丽）

第 3 章

躯　干

第一节　以红斑或风团为主的皮疹鉴别

一、持久性色素异常性红斑

持久性色素异常性红斑又称为“灰皮病”，是一种少见的慢性色素异常性皮肤病，皮损表现为形状怪异的灰色或淡紫红色斑，有时可看到夹杂的色素减退斑。

【诊断要点】

1. 好发于青壮年。

2. 多无自觉症状或在疾病的活动期有微痒感。

3. 皮损形态可不规则甚至奇形怪状。

4. 早期皮损为境界清楚的红斑，边缘略隆起，后离心性扩大形成环状或不规则形，红斑转暗变成淡灰色，该颜色具有特征性。

5. 慢性病程，灰色斑片可持续 1～2 年甚至更长时间。

【鉴别诊断】

见表 3-1。

表 3-1　持久性色素异常性红斑与其他皮肤损害的鉴别诊断

鉴别要点	持久性色素异常性红斑	慢性游走性红斑	匍行性回状红斑	离心性环状红斑	体癣
好发年龄	青壮年	×	中老年	青壮年	中老年
季节性	×	春夏季	×	夏季	夏季

续表

鉴别要点	持久性色素异常性红斑	慢性游走性红斑	匍行性回状红斑	离心性环状红斑	体癣
皮疹变化	慢	慢	快	较快	较快
皮疹数量	常多发	常单发	常多发	常多发	单/多发
瘙痒	不明显	不明显	不明显	不明显	明显
小水疱	无	无	无	可有	可有
靶形损害	×	√	×	×	×
化验检查	×	皮损处可检出螺旋体	可伴肿瘤	×	真菌（+）

【治疗】

无特效治疗，多数患者可自然痊愈。

二、慢性游走性红斑

慢性游走性红斑是莱姆病的皮肤表现，常发生在蜱虫叮咬后，被蜱虫携带的包柔螺旋体感染而引起。

【诊断要点】

1. 好发于春夏季。
2. 皮疹常单发。
3. 症状轻微，微痒或微烧灼感。
4. 叮咬后1～36d，在叮咬部位或邻近部位开始出现数毫米的圆形/椭圆形红斑，缓慢离心性扩大直径可达10cm以上。中央逐渐消退形成环状，环的边缘较窄，皮损稍隆起。
5. 陈旧性皮损呈暗红色，出现靶形损害或“牛眼征”。
6. 附近淋巴结肿大。
7. 皮疹可持续数周至1年以上。

【鉴别诊断】

见“持久性色素异常性红斑”部分。

【治疗】

青霉素、头孢菌素及大环内酯类抗生素有效。

三、匍行性回状红斑

匍行性回状红斑是一种少见的红斑症，又称持久性回状红斑。红斑常形成特殊形态，且不断变化。此病可能是内脏肿瘤的皮肤表现。

【诊断要点】

1. 初起皮损呈红色斑丘疹，逐渐扩展呈环形，环内出现新皮损而形成同心环状、脑回状、波浪状等奇异形态。
2. 皮疹发展较快，每天都可不同。
3. 自觉不同程度瘙痒。
4. 皮损边缘略隆起，内缘常有菲薄鳞屑。
5. 可伴有内脏肿瘤。

【鉴别诊断】

见“持久性色素异常性红斑”部分表 3-1。

【治疗】

对症处理，如发现系统肿瘤应积极治疗原发病。

四、离心性环状红斑

离心性环状红斑是一种病因不明，反复发作的慢性环状红斑性皮肤病，青壮年多发。好发于 3～10 月，夏季更多见。

【诊断要点】

1. 初起为丘疹，逐渐扩展，中央消退而呈环形，边缘隆起，直径可达 10cm 以上。
2. 皮损可互相融合呈花边形、弧形、多环形或回形。
3. 自觉症状不明显，或有微痒。
4. 皮损边缘可附有鳞屑、小水疱、毛细血管扩张及紫癜。
5. 皮损持续数周后消退，遗留色素沉着。
6. 皮疹周期性反复发作，病程可达数年。

【鉴别诊断】

见“持久性色素异常性红斑”部分表 3-1。

【治疗】

局部外涂激素药膏，口服维生素 C 和钙剂也有帮助。

五、药物性皮炎

药物性皮炎又称为“药疹”，是药物通过口服、注射、吸入、栓剂、灌注及外用等途径进入人体后引起的皮肤黏膜炎症反应。药疹的表现多种多样，有很多种类型，本节鉴别诊断的是以躯干部位红斑或风团为主的药疹，包括荨麻疹型药疹、麻疹型/猩红热型药疹、多形红斑型药疹、红皮病型药疹。

【诊断要点】

1. 起皮疹前有用药史。
2. 从初次接触致敏药物到出现皮损，潜伏期4～20d。
3. 已致敏者再次用药，可在数分钟至24h内发病。
4. 多数患者有明显的瘙痒感。
5. 皮损形态多种多样。
6. 皮疹分布多呈向心性，即近心端多于远心端。
7. 多数病程有一定的自限性，停止使用致敏药物后病情好转。
8. 抗过敏药物和皮质类固醇激素治疗有效。

【鉴别诊断】

见表3-2。

表3-2　药物性皮炎与其他疾病的鉴别诊断

鉴别要点	药物性皮炎	自身敏感性皮炎	麻疹	猩红热	多形红斑	非药物性红皮病
与用药关系	√	×	×	×	可有	×
发热程度	无或轻中度	一般无	高热	高热	无或轻中度	无或轻中度
发热到皮疹出现的间隔时间	不定，可以同时出现	×	3～4d	2～5d	不定	不定
畏光、流泪	×	×	√	×	×	×
皮疹特征	皮炎的类型可表现为多种形态的皮损	全身分布的多形性、对称性皮疹，以红斑、丘疹、丘疱疹为主(同泛发性湿疹)	弥漫的玫瑰色斑疹/斑丘疹，疹间有正常皮肤，Koplic斑	杨梅舌，环口苍白圈，Pastia线，弥漫猩红色斑，疹间无正常皮肤	靶形皮损或虹膜状皮损	炎症性红斑面积达到全身90%以上，可伴有弥漫性脱屑及甲损害
耳后发际皮疹	×	一般无	√	一般无	×	可有

续表

鉴别要点	药物性皮炎	自身敏感性皮炎	麻疹	猩红热	多形红斑	非药物性红皮病
皮疹症状	瘙痒	瘙痒	×	×	瘙痒/疼痛/灼热	根据原发病而异
化验检查	皮肤试验和药物激发试验（+）	无特异性化验	麻疹抗体（+）	咽拭子培养出A组B型溶血性链球菌	无特异性化验	无特异性化验

【治疗】

停用致敏药物。轻中型药疹使用抗组胺药物、维生素 C 及钙剂或小剂量皮质类固醇激素，外用炉甘石洗剂或皮质类固醇霜剂或乳膏。重型药疹需要及早足量使用皮质类固醇激素，同时加强支持治疗和注意防止继发感染，必要时静脉注射人血丙种免疫球蛋白。重型药疹还要加强护理和外用药治疗。

六、自身敏感性皮炎

自身敏感性皮炎又名“自身敏感性湿疹”，是因患者对自身内部或皮肤组织产生的某些物质过敏而引起的疾病。发病之前，某个部位常有原发的湿疹病变，由于搔抓、药物刺激或继发感染会导致局部湿疹恶化，在原发湿疹部位周围及全身出现较广泛的湿疹样皮疹。

【诊断要点】

1. 初起有局部小面积的湿疹。
2. 7～10d 皮疹发展到全身远隔部位。
3. 自觉瘙痒剧烈。
4. 皮损多形，同湿疹。
5. 皮疹对称分布。
6. 原发皮损好转后，继发的皮损也减轻或消退。

【鉴别诊断】

见“药物性皮炎”部分表 3-2。

【治疗】

1. 口服药物　抗组胺药物、维生素 C、钙剂，伴有感染时需加用抗菌药物。严重者需要使用皮质类固醇激素。中医中药可用于辅助治疗。

2. 外用药治疗　根据皮损情况选用适宜的剂型和药物。急性期渗出较多时采用湿敷治疗；渗出减少后可采用炉甘石洗剂、皮质类固醇激素软膏或乳膏或霜剂治疗。因本病皮疹广泛，瘙痒剧烈，很少见到慢性期表现者。

七、多形红斑

多形红斑是一种急性炎性皮肤病，皮疹多形性，常伴有黏膜损害，重症型可伴有内脏损害。本病好发于春秋季，青壮年发病率最高。临床表现分为斑疹-丘疹型、水疱-大疱型和重症型。由于后两型的皮肤表现不以红斑为主，故不在本节讨论。此处介绍的是斑疹-丘疹型多形红斑。

【诊断要点】

1. 常有前驱呼吸道感染史或用药史。
2. 可有发热、头痛、肌肉关节痛等前驱症状。
3. 春秋季好发，青壮年好发，且易复发。
4. 皮疹以水肿性红斑和丘疹为主，1～2d 发展到 1～2cm。
5. 典型皮损具有“靶形损害”或“虹膜损害”，即水肿性红斑的中央稍凹陷，颜色呈紫红色，有时中央形成水疱或紫癜。
6. 皮疹对称分布，四肢往往多于躯干，肢端皮损更为密集。
7. 轻度瘙痒感。
8. 黏膜损害轻。
9. 一般病程 2～4 周。

【鉴别诊断】

见“药物性皮炎”部分表 3-2。

【治疗】

尽量寻找病因，如有可疑感染，可给予相应的抗感染治疗；如有可疑药物过敏，需停用并禁止再次使用可疑的药物。斑疹-丘疹型多形红斑和感染的关系更密切，常有自限性，可在数周内消失，故治疗以对症处理为主。抗组胺药物、钙剂、维生素 C 和皮质类固醇激素是常用的药物。

八、蕈样肉芽肿

蕈样肉芽肿是原发性的皮肤 T 细胞淋巴瘤，属于结外非霍奇金淋巴瘤。呈现慢性经过，可累及淋巴结和内脏。临床表现常分为红斑期、斑块期和肿瘤期。本节鉴别诊断的是以躯干部位红斑或风团为主的皮疹，故“鉴别诊断”这一部分主要鉴别红斑期蕈样肉芽肿与其他具有相似表现的几种疾病。

【诊断要点】

1. 慢性病程。

2. 红斑期皮疹没有特异性表现，类似于慢性单纯性苔藓、湿疹、脂溢性皮炎、特应性皮炎、副银屑病等。

3. 斑块期表现为形态不规则、边界清楚的浸润性斑块，颜色暗红或紫红色，可融合成大的斑块。

4. 肿瘤期表现为隆起的结节，大小形状各异，易破溃形成溃疡。

5. 常有淋巴结肿大和不同程度的瘙痒。

6. 确诊依靠病理检查和免疫组织化学检查。

【鉴别诊断】

见表 3-3。

表 3-3　蕈样肉芽与其他疾病的鉴别诊断

鉴别要点	蕈样肉芽肿	特应性皮炎	接触性皮炎	玫瑰糠疹	梅毒	麻风
好发年龄	中老年	儿童	×	中青年	中青年	×
不洁性接触史	×	×	×	×	多有	×
过敏家族史	×	√	×	×	×	×
瘙痒	多有	√	√	轻微	×	×
感觉障碍	×	×	×	×	×	√
皮疹特征	皮疹多形性且同时存在，临床上既像某种病，又像另一种病	湿疹样的表现，皱褶部位更显著，皮肤干燥明显	接触部位边界清楚的水肿性红斑，红斑基础上有丘疹和（或）水疱	常有“母斑”，躯干和四肢近端为主的沿皮纹走形的玫瑰色斑疹，上覆领圈状薄屑	躯干可有多种形态的皮损；掌跖部位黄豆大小铜红色浸润性斑疹或斑丘疹，伴领圈样脱屑	单发或多发浅色或淡红色斑，表面光滑，局部轻中度感觉障碍，可有浅神经粗大

续表

鉴别要点	蕈样肉芽肿	特应性皮炎	接触性皮炎	玫瑰糠疹	梅毒	麻风
对治疗的反应	差	好	好	好，有自限性	好	好
化验检查	病理上的亲表皮现象和（或）MF细胞，免疫组织化学提示T细胞来源的标记阳性	血清IgE、血清嗜酸性粒细胞升高	斑贴试验阳性	无特异性化验	梅毒血清学化验阳性	皮损处查到麻风分枝杆菌，组织病理抗酸染色或核酸检测查到麻风分枝杆菌

【治疗】

根据不同的分期、分类选择治疗方案。局部治疗包括皮质类固醇激素、维A酸类、局部化疗药、电子束照射、X线照射、光化学疗法等，常用于红斑期和斑块期的治疗。系统性化疗药物（环磷酰胺、甲氨蝶呤等），口服维A酸制剂、干扰素及白介素治疗常用于进展期或顽固性病例。也可以尝试使用生物制剂。

九、梅毒（躯干）

梅毒是由梅毒螺旋体感染引起的慢性传染病，属于经典的性传播疾病，主要通过性接触和血液及母婴传播。梅毒分为一期、二期和三期，表现多种多样，特别是二期梅毒几乎可以类似任何一种皮肤病。本节鉴别诊断的是以躯干部位红斑或风团为主的皮疹，故“鉴别诊断”部分主要鉴别躯干部位以红斑为主的二期梅毒疹与其他具有相似表现的几种疾病。

【诊断要点】

1. 多数病例有不洁性接触史。

2. 一期梅毒主要表现为硬下疳和硬化性淋巴结炎。

3. 二期梅毒可以出现多种临床表现，包括梅毒疹、扁平湿疣、秃发，以及黏膜、骨关节、眼、神经、淋巴结和肝脏、胆管、肾脏及胃肠道等内脏损害。特征性表现是掌跖部位黄豆至钱币大小铜红色浸润性斑疹或斑丘疹，伴领圈样脱屑。

4. 三期梅毒可以出现皮肤黏膜的结节性梅毒疹和梅毒性树胶肿，

还有骨梅毒、眼梅毒、心血管梅毒和神经梅毒等致死或致残性损害。

5. 梅毒血清学检查阳性为确诊的最终依据。

【鉴别诊断】

见“蕈样肉芽肿”部分表 3-3。

【治疗】

驱梅治疗的药物首选普鲁卡因青霉素和苄星青霉素，替代治疗可以采用头孢曲松钠和四环素类药物及大环内酯类药物。治疗原则如下：

1. 及早发现，及时正规治疗，越早治疗效果越好。

2. 剂量足够，疗程规则。不规则治疗可增加复发率及促使晚期损害提前发生。

3. 治疗后要经过足够时间的追踪观察。

4. 对所有性伴同时进行检查和治疗。

具体治疗方案参照我国制定的《梅毒诊疗指南》(2014)。

十、麻风（躯干）

参见第 2 章第一节“十三、麻风（面部）”部分。

十一、麻疹

麻疹是由麻疹病毒引起的主要经飞沫通过呼吸道及眼结膜传播的传染性疾病。临床有发热、上呼吸道症状、眼结膜炎和皮疹等表现，特征性表现为皮肤出现红色斑丘疹和黏膜出现 Koplik 斑。患者为本病唯一传染源，本病全年均可发生，以冬春季发病常见。愈后终身免疫，再次发病者少见。

【诊断要点】

1. 好发于 5 岁以下儿童，而 6 个月以内的婴幼儿由于从母体获得免疫力不易感染麻疹病毒。急性病程。

2. 潜伏期 9～11d。前驱期一般为 4d，表现为高热、眼结膜充血、怕光、眼分泌物增多、鼻塞和流涕、咳嗽，有时出现呕吐腹泻。起病 2～3d 后，在第二磨牙对面的颊黏膜上，出现蓝白色或紫色小点，周围有红晕，称为 Koplik 斑，为麻疹早期特异性黏膜疹。起病第 4 天开始出疹，为充血性玫瑰色斑丘疹，压之褪色，可互相融合，疹间皮肤正常，初发于耳后、发际和颜面，然后逐渐向下扩散至颈部、上肢、躯干及下肢。发疹历时 2～4d，伴高热，中毒症状加重。出疹第 5～7 天后，全身症状减轻，体温下降，皮疹按发疹顺序开始消退，消退后遗留棕褐色色素沉着斑，并附有细小的糠秕状鳞屑。总共病程约为 2 周。

3. 实验室检查：末梢血白细胞总数减少，淋巴细胞相对增多。取患者鼻咽分泌物、痰和尿沉渣涂片，可找到多核巨细胞；用直接免疫荧光法检查鼻黏膜、痰、尿沉渣中的麻疹病毒抗原有助于早期诊断，还可进行血清抗体测定，抗体效价增高 4 倍以上为阳性。

4. 并发症：包括中耳炎、肺炎、脑炎和心功能不全。亚急性硬化性全脑炎为麻疹的迟发性神经变性疾病，潜伏期 2～17 年。症状表现为癫痫发作、人格改变、昏迷和死亡。

【鉴别诊断】

见表 3-4。

表 3-4　常见出疹性疾病与其他疾病鉴别诊断

鉴别要点	麻疹	风疹	猩红热	幼儿急疹
年龄	6 个月至 5 岁	幼儿	1～10 岁儿童	8 个月至 2 岁
潜伏期	9～11d	14～21d	2～5d	10～15d
前驱期	通常 2d，热度逐渐上升，卡他症状明显	发疹前或有轻度发热	约 1 天，突然发热及咽痛	高热 40～41℃，持续 3～5d 后热退出疹
发疹部位	耳后→面颈→躯干→四肢	面部→躯干→四肢	颈部→胸部→四肢	颈部及躯干→四肢→面部
皮疹形态	充血性玫瑰色斑丘疹，压之褪色，可互相融合，疹间皮肤正常	淡红色斑疹或丘疹，稀疏分散	弥散性细小密集的红斑，压之褪色，疹间无正常皮肤。皮肤皱褶处皮疹密集，形成深红色线条	玫瑰红色斑丘疹
黏膜疹	发病 1～2d 后颊黏膜见 Koplik 斑	软腭斑疹或瘀点	扁桃体红肿，有易被擦去的灰白色膜，软腭黏膜充血，有点状红斑及散在性瘀点。“杨梅样舌”	无
发疹后脱屑	常见，呈糠状	偶有，呈糠状	典型且严重，常见于手足	无
合并症	肺炎、喉炎、心功能不全和脑炎	颈部、枕后淋巴结肿大，孕妇可致胎儿畸形	化脓性、中毒性及变态反应性并发症	颈部、枕后淋巴结肿大，偶有中耳炎、支气管炎
病程	10～14d	2～3d	大于 10d	1～2d

【治疗要点】

主要为支持治疗和对症治疗，加强护理和防治并发症。

1. 预防　接种麻疹减毒活疫苗可显著减少麻疹发病率和死亡率，我国计划免疫规定 8 个月以上初种，7 岁时复种。接触者可肌内注射正常人血免疫球蛋白。麻疹患者应隔离至皮疹消退。

2. 治疗　卧床休息，给予易消化、营养丰富的饮食。保持眼、鼻、口腔及皮肤的清洁。对咳嗽、发热、惊厥等症状，给予对症治疗。为了防止继发细菌感染可给予抗生素。积极治疗并发症。

十二、猩红热

猩红热是由 A 组 B 型溶血性链球菌所致的急性传染病。传染源主要是患者及带菌者，多经呼吸道飞沫传播，个别可通过污染的食品、食具等而传染，偶尔可由皮肤伤口或产道侵入，引起“外科猩红热”或“产科猩红热”。其临床特征为发热、咽峡炎、全身弥漫性鲜红色皮疹，疹退后有皮肤脱屑。

【诊断要点】

1. 主要发生于 1～10 岁儿童。急性病程。

2. 潜伏期 2～5d，突然起病，有高热、咽痛、头痛等前驱症状，婴儿可有惊厥。查体见扁桃体红肿，有灰白色易被擦去的渗出性膜，软腭黏膜充血，有点状红斑及散在性瘀点。病初舌乳头红肿肥大，突出于白色舌苔之中，称为“白色杨梅舌”。3～4d 后，白色舌苔脱落，舌呈鲜红色，舌乳头红肿突出，状似杨梅，称为“红色杨梅舌”，伴有颌下淋巴结肿大。若为外科型或产科型，则无咽部症状，伤处有明显压痛及少量浆液性分泌物，皮疹在伤口周围也比较明显。

3. 起病后 1 天发疹，皮疹于颈、胸、躯干、四肢依次出现，约在 36h 内遍布全身，为弥漫性细小密集的红斑，压之褪色，疹间无正常皮肤。在肘窝、腋窝及腹股沟等皮肤皱褶处，皮疹更加密集，可见深红色瘀点状线条（Pastia 线）。两颊及前额部充血潮红，但无皮疹，口鼻周围呈现特征性口周围苍白，称“环口苍白圈”。皮疹出现后的 48h 内可达高峰，此时皮疹呈弥漫性的猩红色，病情严重者，可有出血性皮疹。毛细血管脆性增加，束臂试验阳性，可伴有血小板减少。皮疹持续 2～

4d依出疹先后顺序开始消退。在病程第7～8d时，开始脱屑，常开始于耳周，继之依次发生于躯干及四肢，掌跖呈大片状脱屑如手套、袜套样，其余全身呈糠状脱屑，严重者头发亦可暂时脱落，指甲可出现横沟。

4. 实验室检查：早期白细胞总数及中性粒细胞增加，病程第2～3天起常见有轻度嗜酸性粒细胞增加。咽拭子及其他分泌物培养可分离出A组B型溶血性链球菌。

5. 并发症：化脓性并发症有扁桃体周围脓肿、颈淋巴结炎、鼻窦炎、中耳炎、乳突炎等。中毒性并发症见于疾病早期，有关节炎、心肌炎及心内膜炎等。变态反应性并发症在病后2～3周出现，如急性肾小球肾炎、风湿热等。

【鉴别诊断】

见“麻疹”部分表3-4。

【治疗要点】

隔离患者治疗至症状及体征消失，咽拭子培养连续3次阴性，无并发症为止。

1. *一般治疗* 急性期应卧床休息，给予充分液体及营养，并适当对症治疗。注意口腔清洁护理，可用3%硼酸溶液或生理盐水漱口，皮肤大面积脱皮时，用消毒剪刀修剪，不要撕剥，以免皮肤继发感染。

2. *抗生素治疗* 首选青霉素，对重症患者，应加大青霉素剂量或联合应用其他抗生素。对青霉素过敏者，可选用红霉素、克林霉素或四环素类抗生素。

十三、风疹

风疹是由风疹病毒引起的主要经呼吸飞沫传播或分泌物传播的急性传染性疾病。本病患者为唯一传染源，出疹前5d至出疹后2d均有传染性。好发于儿童及青年人，冬春两季多见。其临床特征为低热、轻度上呼吸道症状、全身斑丘疹，常伴耳后、枕部淋巴结肿大。妊娠早期妇女感染风疹病毒后，可引起胎儿多种畸形，称为“先天性风疹综合征”。

【诊断要点】

1. 好发于儿童和青少年。急性病程。

2. 获得性风疹：为自然感染获得的风疹。潜伏期 2～3 周，平均 18d。儿童前驱症状轻微，成人或青年人可有发热、头痛、倦怠、咽痛等症状，前驱期 1～2d 后，口腔黏膜可见散在分布于软腭、颊部、腭垂（悬雍垂）等处的暗红色斑疹或瘀点（Forscheimer 征）。皮疹为粉红色斑或斑丘疹，稀疏存在，自头面部出疹，由上至下，迅速播散至颈部、躯干和四肢，背部皮疹可融合，可有轻度痒感。皮疹自发疹第 2 天就开始消退，4～5d 消退完，不留痕迹，可有轻度脱屑。发疹前 5～7d 即可出现枕骨及耳后淋巴结肿大，出疹时淋巴结肿大最明显，稍有压痛，可持续 1 周以上。

3. 先天性风疹综合征：孕妇于妊娠早期感染风疹病毒，可引起流产、死胎或多种畸形胎儿。以先天性白内障、耳聋和心脏病最为常见。

4. 实验室检查：在前驱期及出疹初期，白细胞数降低，淋巴细胞和中性粒细胞均减少，约于出疹后第 5 天，淋巴细胞增多。可用直接免疫荧光试验检测患者的风疹病毒抗原作快速诊断，还可取双份血清以血细胞凝集试验检测风疹特异抗体，抗体效价 4 倍增高即为阳性。

5. 并发症：在儿童少见，主要为气管炎、中耳炎和脑炎。在较大的儿童及成人常可并发关节炎，表现为手足小关节或膝、肘、肩关节疼痛、肿胀，且常有发热。极少数患者可伴发血小板减少或血小板正常性紫癜。脑炎更为少见，与其他病毒性脑炎的不同之处在于无脱髓鞘现象。

【鉴别诊断】

见“麻疹”部分表 3-4。

【治疗要点】

风疹尚无特效药物治疗。

1. 隔离患者，自皮疹出现后隔离 5d。对 1 岁至青春期儿童预防接种风疹疫苗。

2. 卧床休息，多食用易消化、营养丰富的食物。对高热、头痛、咳嗽等给予对症治疗。外用炉甘石洗剂。

3. 孕妇避免接触风疹患者，一旦接触，即测定风疹抗体，并可在 1 周内静脉注射 6～9ml 人血丙种球蛋白或胎盘球蛋白，若抗体阳性应终止妊娠。

十四、幼儿急疹

幼儿急疹又称“婴儿玫瑰疹”，由人疱疹病毒-6 型（HHV-6）感染所致，是婴幼儿时期的一种急性发疹性疾病。其特征为发热 3～5d 后热度突然下降，而出现玫瑰红色的斑丘疹。

【诊断要点】

1. 多发生于 2 岁以下婴幼儿，多见于冬春季节。

2. 潜伏期 10～15d。多无前驱症状而突发高热（39～40℃），患儿除有食欲缺乏外，一般精神状态无明显改变，少数可发生嗜睡、惊厥、恶心呕吐、咳嗽、鼓膜炎症、口周肿胀及血尿等，颈部、枕后淋巴结肿大。高热持续 3～5d 后骤退。退热后出现玫瑰色斑丘疹，始于颈部及躯干，向面部和四肢扩散，皮疹散在或融合，出疹 1～2d 后迅速退尽，不留痕迹。

3. 实验室检查：在发病 1～2d，白细胞可增高，但发疹后减少，而淋巴细胞相对增多。在急性期可通过外周血或血浆分离出人疱疹病毒-6 型。

4. 严重的并发症少见，曾见报道患儿可出现人疱疹病毒-6 型脑病、肝炎、噬血细胞综合征等。

【鉴别诊断】

见“麻疹”部分。

【治疗要点】

本病可自愈，仅需对症治疗。卧床休息，给予充足水分和易消化食物等，加强支持治疗。高热时注意降温。对免疫受损或病情严重的婴幼儿，则需抗病毒治疗，可试用更昔洛韦、西多福韦、膦甲酸钠治疗。

十五、接触性皮炎（躯干）

参见“接触性皮炎（面部）”部分。

十六、特应性皮炎（躯干）

参见“接触性皮炎（面部）”部分。

十七、湿疹（躯干）

湿疹（eczema）是由多种内外因素引起的一种明显渗出倾向的炎症性皮肤病。皮疹多形、对称，伴有明显瘙痒，易反复发作演变成慢性，可发生于任何年龄、任何部位，严重影响患者生活质量。临床上急性期皮损以丘疹和丘疱疹为主，可有糜烂渗液，慢性期以苔藓样变为主，易反复发作，亚急性期皮疹介于两者之间。目前多认为湿疹是机体内部因素和多种外部因素综合作用的免疫炎性疾病。

【诊断要点】

1. 可发生于任何年龄，慢性病程。

2. 临床具有对称性、瘙痒性、多形性、渗出性、慢性、复发性等特点。

3. 临床表现

（1）急性期：多数密集的粟粒大小丘疹、丘疱疹或小水疱，搔抓后糜烂、渗出，边界不清，搔抓、烫洗后可加重，继发感染时可形成脓疱脓痂，局部淋巴结可肿大。急性湿疹分布常对称，多见于面、耳、手、足、前臂、小腿等部位。

（2）亚急性期：急性发作后，红肿及渗出减轻进入亚急性阶段，以小丘疹、鳞屑、结痂为主，有的可因再次暴露于过敏原或新刺激而呈急性发作或可时轻时重，经久不愈，发展为慢性湿疹。

（3）慢性期：常由急性或亚急性期迁延而成，或发病初期即不严重，暗红斑上有丘疹、抓痕及鳞屑，局部皮肤增厚，表面粗糙，呈苔藓样变，病情时轻时重，延续数月或更久。

【鉴别诊断】

见表 3-5 和表 3-6。

表 3-5　急性湿疹与接触性皮炎的鉴别诊断

鉴别要点	急性湿疹	接触性皮炎
病因	内因和外因共同诱发	外因为主
接触史	常不明确	常明确
发病部位	任何部位，常呈泛发性	常为暴露部位或接触部位
皮损形态	多形性，边界不清	相对单一，边界清楚
病程	较长，易变为慢性	自限性，常数日，鲜有变为慢性
复发	有复发倾向	不再接触则不复发

表 3-6 慢性湿疹与神经性皮炎的鉴别诊断

	慢性湿疹	神经性皮炎
病因	各种内外因素	神经精神因素为主
病史	由急性或亚急性湿疹发展而来	先有痒感，搔抓后出现皮损
好发部位	任何部位	颈项、肘膝关节伸侧、腰骶部
皮损	多形，后期可有浸润、肥厚、苔藓化	多角形扁平丘疹，后期呈苔藓样变
演变	可急性发作，有渗出倾向	慢性，干燥

【治疗】

对患者健康宣教，使其对湿疹的发病因素、发展规律和防治方法有一定认识。避免各种可疑的致病因素，发病期间忌辛、辣、烟酒类食物，保持皮肤清洁，避免过度烫洗、肥皂等各种有害因子刺激。

1. 外用药　对症选择适当剂型。外用药治疗应根据皮疹特点，选用清洁、止痒、抗菌、抗炎、收敛及角质促成剂等。急性期无渗出或渗出不多时可用炉甘石洗剂、氧化锌糊，渗出多时可用3%硼酸、0.1%依沙吖啶溶液或生理盐水冷湿敷，渗出减少后用氧化锌糊/油，或糖皮质激素霜剂交替使用。慢性期可选用糖皮质激素软膏/硬膏/保湿剂和角质松解剂。对局限肥厚性损害可用糖皮质激素局部皮损内注射。糖皮质激素仍然是治疗中重度湿疹的最主要药物，但临床需要依据皮疹部位、患者年龄选择合适强度的药物。钙调磷酸酶抑制剂可用于糖皮质激素替代治疗或拒绝应用激素的患者。

2. 内服药　常用抗组胺药对症止痒缓解症状，如氯雷他定、西替利嗪、咪唑斯汀、依巴斯汀等。急性期可使用钙剂、维生素 C 或复方甘草酸苷静脉注射。急性泛发性湿疹患者，可考虑短期使用糖皮质激素，症状控制后立即酌情减量至撤除，防止激素副作用。治疗抵抗患者可使用免疫抑制剂药物如羟氯喹、沙利度胺、雷公藤总苷、环孢素、甲氨蝶呤等，但需要密切随访相应的副作用。

3. 中医中药　依据患者症候变化辨证施治。

4. 物理治疗　紫外线包括 UVA、UVB 对慢性稳定期湿疹治疗均具有较好的疗效。

十八、荨麻疹

荨麻疹（urticaria），俗称“风疹块”，是皮肤黏膜小血管扩张及渗透性增加而出现的以皮肤黏膜潮红斑和风团为特征的变态反应性疾病。病因复杂，多数患者找不到确切病因，而食物、药物、感染、物理、精神、内分泌和自身免疫等因素均可引起发病。荨麻疹可分为免疫机制介导的荨麻疹和非免疫机制介导的荨麻疹。免疫机制又可分为变态反应性、补体介导和自身免疫性 3 种。

【诊断要点】

1. 可发生于任何年龄。

2. 临床表现

（1）皮疹特点：红斑、风团，局限性水肿性扁平或隆起，红色或白色，大小不一，形状不定，速发速退，消退后不留痕迹。

（2）自觉症状：瘙痒、灼热。

（3）全身症状：发热、关节痛、腹痛腹泻、胸闷气急、呼吸困难，甚至过敏性休克等。

3. 临床类型：结合病史和体检，将荨麻疹分为自发性和诱导性荨麻疹。前者根据病程是否≥6 周分为急性与慢性荨麻疹，后者根据发病是否与物理因素有关，分为物理性与非物理性荨麻疹。物理性荨麻疹包括人工荨麻疹、冷接触性荨麻疹、延迟压力性荨麻疹；非物理性荨麻疹包括热接触性荨麻疹、日光性荨麻疹、振动性荨麻疹或血管性水肿、胆碱能性荨麻疹、水源性荨麻疹、运动诱导性荨麻疹。

【鉴别诊断】

荨麻疹应与丘疹性荨麻疹、荨麻疹性血管炎等进行鉴别；若伴有腹痛腹泻，应与急腹症和胃肠炎等肠道疾病进行鉴别；若伴有高热和中毒症状者，应考虑合并严重感染。

1. 有风团表现的疾病　结缔组织病、恶性肿瘤、大疱病、血液病、冷球蛋白血症等。

2. 类似风团表现的疾病

（1）风团样皮疹：丘疹性荨麻疹。

（2）长期不消退的风团：荨麻疹性血管炎。

【治疗】

治疗原则为去除病因，抗过敏和对症治疗。

1. 系统药物

（1）急性荨麻疹：抗组胺药，首选镇静作用较轻的第二代 H_1 受体拮抗剂治疗如氯雷他定、西替利嗪、咪唑斯汀、依巴斯汀等。1 种药效果不好时，可合并 2 种药物。皮损泛发时可采用维生素 C 和 10%葡萄糖酸钙静脉注射，或静脉使用糖皮质激素。病情严重，伴喉头水肿及呼吸困难者，需及时皮下注射 0.1%肾上腺素 0.3～10.5ml，必要时 15min 内重复使用，伴心脑血管疾病者肾上腺素慎用。伴腹痛者给予解痉药如阿托品、654-2 等。伴支气管痉挛者可缓慢静脉滴注氨茶碱或糖皮质激素静脉使用。合并感染者对症抗感染治疗。

（2）慢性荨麻疹：首先积极寻找病因。治疗一般以抗组胺药物为主，可 1～2 种抗组胺药联用，不宜使用糖皮质激素。服药时间一般为数月，风团控制后宜继续用药并逐渐减量。较顽固者可合并 H_2 受体拮抗剂、三环类抗抑郁药、免疫抑制剂或生物制剂等。

2. 外用药治疗　对症止痒缓解症状，如炉甘石洗剂。

3. 中医中药治疗　需结合患者情况辨证施治。

十九、荨麻疹性血管炎

荨麻疹性血管炎（urticarial vasculitis），其皮损主要表现为荨麻疹样风团持续 24h 以上，通常风团消退后留有色素沉着或瘀斑，可伴有瘙痒、疼痛、烧灼等自觉症状。组织病理示白细胞碎裂性血管炎改变。根据血清补体水平分为正常补体血症性荨麻疹性血管炎和低补体血症性荨麻疹性血管炎。其发病与自身免疫病、感染、药物、肿瘤等密切相关。

【诊断要点】

1. 多见于中年女性，儿童发病较少。

2. 皮损：可发生于全身任何部位，尤其受压部位多见。荨麻疹样风团持续超过 24h，常达 3～4d，多数皮损自觉瘙痒、疼痛、烧灼，皮损消退后留有紫癜或色素沉着斑。

3. 系统受累：常伴发热、关节痛、腹痛、淋巴结肿大和肾脏受累。

荨麻疹性血管炎常是皮肌炎、系统性红斑狼疮等疾病的早期症状，故应密切观察病程变化。

4. 实验室检查：血沉加快、低或正常补体血症、自身抗体阳性等。

5. 组织病理：呈白细胞碎裂性血管炎改变（包括血管内皮肿胀、血管壁纤维素样变、中性粒细胞浸润），伴真皮浅层水肿。

【鉴别诊断】

荨麻疹性血管炎应与慢性荨麻疹、中性粒细胞性荨麻疹、冷球蛋白血症性血管炎等进行鉴别诊断（表 3-7）。

表 3-7 荨麻疹性血管炎与慢性荨麻疹的鉴别诊断

	荨麻疹性血管炎	慢性荨麻疹
好发年龄	中年	任何年龄
风团持续时间	24～72h	一般数小时内消退，<24h
自觉症状	痒感、疼痛、烧灼感	痒感
血沉	增快	正常
血清补体	减低或正常	正常
组织病理	白细胞碎裂性血管炎	无血管炎变化
关节痛或关节炎	有	无
治疗	糖皮质激素	抗组胺药

【治疗】

1. *糖皮质激素* 早期应用糖皮质激素，剂量应根据病情决定，可以分次口服或静脉滴注，待体温恢复正常、皮损大部分消退后，逐渐减量。有时病程可长达数月，因此，要注意长期应用糖皮质激素的相关副作用。

2. *非甾体类解热镇痛抗炎药* 可对症治疗关节痛。

3. *免疫抑制剂* 部分病情顽固者可用氨苯砜、羟氯喹、沙利度胺、雷公藤总苷和吗替麦考酚酯等免疫抑制剂。

二十、色素性痒疹

色素性痒疹（prurigo pigmentosa）是一种少见的慢性炎症性皮肤病，主要发生于青年女性，皮损表现为网状分布的红斑、丘疹、斑丘疹，主要累及颈项部，其次累及胸腹部、上肢，消退后留有网状色素沉着。本病病因及发病机制尚不清楚，衣服摩擦和机械性损伤常为其诱因。

【诊断要点】

1. 多见于青年女性，好发于春、夏较温暖潮湿的季节。

2. 皮损：具有复发性，瘙痒剧烈，呈对称分布。主要发生于躯干部，尤其是背部、胸部和颈部。早期为荨麻疹样红色丘疹或斑块，2～3天后进入充分发展期，表现为在红斑、丘疹基础上发生丘疱疹或水疱，一般1周后进入晚期，表现为网格状色素沉着。由于皮损易复发，故不同时期皮损在同一个体通常同时出现。

3. 组织病理：不同发展阶段对应不同的组织病理学表现。早期组织学上可见真皮乳头水肿、角化过度、少量角质形成细胞坏死、血管周围中性粒细胞浸润和轻度棘层水肿；充分发展期组织学上可见红细胞外溢、角化过度、淋巴细胞浸润、较多角质形成细胞坏死和中度棘层水肿；晚期组织学上可见角化过度的血管周围淋巴细胞浸润及真皮乳头内噬黑素细胞。

【鉴别诊断】

色素性痒疹应与以下疾病进行鉴别诊断。

1. *摩擦性皮肤淀粉样病变* 好发于肩胛区、锁骨区、腰背部、四肢伸侧等处，反复摩擦刺激皮肤后出现局部皮肤呈苔藓样改变及网状、斑点状或弥漫性色素沉着，一般无自觉症状。皮肤病理表现为表皮网篮状角化过度，基底层及棘层下部黑素增加，真皮上部噬黑素细胞增多，血管周围淋巴细胞浸润，乳头层内有小球状淀粉样蛋白沉积。

2. *融合性网状乳头瘤病* 与色素性痒疹有相似之处，均好发于躯干部，且具有夏重冬轻的特点。该病好发于乳房间及肩胛间区，多见于肥胖患者，皮损表现为色素性疣状或乳头瘤状角化性丘疹，无明显瘙痒。皮损病理表现为表皮乳头瘤样增生，真皮无明显炎症细胞浸润。

3. *血管萎缩性皮肤异色病* 主要继发于淋巴瘤及皮肌炎，任何年龄均可发病，以中年男性为多。常对称分布于乳房、臀部、腋窝皱襞处及四肢屈侧，常泛发，表现为大小不一、程度不同的色素沉着性网状红斑，其上有少量表浅的细微鳞屑，间有毛细血管扩张。组织病理表现为表皮变薄、萎缩，基底层液化变性，真皮浅层血管扩张，有密集的淋巴细胞、组织细胞和不同数量的噬黑素细胞浸润带，可与色素性痒疹相鉴别。

【治疗】

尚无特效根治方法，局部或全身抗组胺药物和糖皮质激素治疗多无效果。目前主要使用四环素类抗生素，如米诺环素、多西环素等口服。有报道氨苯砜或磺胺甲噁唑有一定疗效。局部可外用糖皮质激素软膏对症治疗，但不主张长期使用。

二十一、亚急性皮肤型红斑狼疮

亚急性皮肤型红斑狼疮（subacute cutaneous lupus erythematosus，SCLE）属于皮肤型红斑狼疮特异性损害类型之一，多见于中青年女性，皮损好发于暴露部位如背、肩、手臂伸侧、颈胸，伴高度光敏感。根据皮损特点分为丘疹鳞屑型和环形红斑型，常伴有轻至中度的全身症状。发病与自身免疫因素有关。

【诊断要点】

1. 多见于中青年女性。

2. 好发于暴露部位如上背、肩、手臂伸侧、颈胸 V 形区，常伴高度光敏感。

3. 皮损：丘疹鳞屑型，初期为小丘疹，逐渐扩大成斑块，表面附有少许鳞屑；环形红斑型，初期为水肿型丘疹，后逐渐向外围扩大，皮损中央消退，外周为轻度浸润水肿性红斑，表面附有鳞屑，常呈环状、半环状或多环状，愈后不留瘢痕，可有暂时性色素沉着或持久性毛细血管扩张和色素脱失。

4. 常有不同程度的全身症状如低热、乏力、关节酸痛、肌痛等。约 50%的 SCLE 可符合系统性红斑狼疮分类标准。约 20%的 SCLE 并发干燥综合征。丘疹鳞屑型比环形红斑型更容易出现肾脏受累，环形红斑型预后比丘疹鳞屑型好。

5. 大部分新生儿红斑狼疮的皮疹也呈环形红斑样，表现为出生后数日内发生的头面、躯干及四肢多发性环状红斑，一般无鳞屑，约 15%的患儿可有先天性心脏传导阻滞。新生儿红斑狼疮为自限性疾病，皮损一般在出生后 4～6 个月随着母亲来源的 IgG 的清除而消退。

6. 组织病理学：和盘状红斑狼疮相似，可表现为基底细胞液化变性，真皮血管及皮肤附属器周围可见淋巴细胞和单核细胞浸润，但炎性浸润较盘状红斑狼疮部位浅而轻。无明显的角化过度及毛囊角质栓。

【鉴别诊断】

注意与多形性日光疹、银屑病、二期梅毒、多形红斑、离心性环状红斑、环状肉芽肿等相鉴别。

【治疗】

参见“系统性红斑狼疮”部分。

第二节　以红斑、鳞屑为主的皮疹鉴别

一、玫瑰糠疹

以糠状鳞屑性玫瑰色斑疹、斑丘疹为特点的炎症性、自限性皮肤病。病因不明。

【诊断要点】

1. 好发于中青年，春秋季多见。自限性，病程 4～8 周。

2. 初起为孤立、境界清楚的圆形或椭圆形糠状鳞屑性玫瑰色红斑（称为前驱斑或母斑）。1～2 周后延及颈部、躯干及四肢近端，状同母斑，长轴平行于皮纹；瘙痒程度不同。

【鉴别诊断】

见表 3-8。

表 3-8　玫瑰糠疹与其他皮肤损害的鉴别诊断

鉴别要点	体癣	梅毒疹	银屑病	脂溢性皮炎	毛发红糠疹	玫瑰糠疹	副银屑病
病因	皮肤癣菌	梅毒螺旋体	不清	不清	不清	不清	不清
发病年龄	任何年龄，青壮年好发	青壮年	任何年龄	成人	儿童、成人	中青年	任何年龄
好发部位	面颈、腰腹、四肢	躯干、四肢，掌跖	头皮、面部、四肢伸侧、背部等	头面、躯干上部等脂溢性部位	躯干上部、上肢、掌跖	躯干、四肢近端	躯干、四肢近端
病程	多为急性	急性	慢性复发性	慢性	慢性	急性自限性	慢性

续表

鉴别要点	体癣	梅毒疹	银屑病	脂溢性皮炎	毛发红糠疹	玫瑰糠疹	副银屑病
基本皮损的特征	环形红斑，边缘小丘疹、水疱	暗红色斑疹、斑丘疹，掌跖铜红色鳞屑性丘疹	红斑基础上鳞屑性丘疹、斑块	油腻性鳞屑、红斑	鳞屑性斑块、毛囊性丘疹	梭形鳞屑性丘疹，沿皮纹分布	各型皮损不同（见“副银屑病”部分）
实验室检查	真菌检查阳性	梅毒血清学试验阳性	无	无	无	无	无
病理检查	不典型病例有价值	不典型病例有价值	有价值	价值有限	有价值	价值有限	有价值

【治疗】

以对症治疗为主，减轻症状，缩短病程。

1. *局部治疗*　外用炉甘石洗剂或糖皮质激素制剂。
2. *全身治疗*　口服抗组胺药物等。
3. *物理治疗*　窄波紫外线照射。

二、银屑病（躯干）

参见“银屑病（头皮）”部分。

三、副银屑病

副银屑病是一组以细薄的鳞屑性红斑、丘疹为特征的慢性炎性皮肤病。病因不明，与免疫、感染等因素相关。

【诊断要点】

根据临床表现可分为如下4型。

1. *点滴型*　较常见，针尖至指甲大小淡红色丘疹、斑丘疹，黏着细碎鳞屑，轻微浸润，无点状出血现象。分布于躯干、颈部及四肢等处。病程缓慢，新旧皮损同时存在，无自觉症状，好发于青少年，男女比例为3∶2。

2. *苔藓样型*　较少见，扁平苔藓样粟粒大小的扁平丘疹，红色或暗红色，表面覆盖细薄鳞屑，排列成网状斑片，可有点状皮肤萎缩和异色症样改变。好发于颈部、躯干、四肢和乳房处，极少侵犯颜面、掌跖及黏膜。无自觉症状或轻度瘙痒，慢性病程，不易自愈。

3. 斑块型 较少见，大小不一，界限清楚的淡红色或紫红色细碎鳞屑性斑块，散在分布，可相互融合，无点状出血。好发于躯干和四肢屈侧。可伴有表皮萎缩、毛细血管扩张和皮肤异色症表现。病程持续多年至数十年，目前认为本型属于蕈样肉芽肿的早期改变。

4. 急性痘疮样苔藓样糠疹 罕见。皮损为淡红色或棕红色针尖至豌豆大小的圆形丘疹、丘疱疹或脓疱，很快出现出血、坏死或结痂，表面覆盖鳞屑，有时可发生水痘样水疱。突然出现，多见于躯干、四肢屈侧或腋部。病程长短不一，可呈急性、亚急性或慢性经过，愈后留有瘢痕，无恶变倾向。多见于青年，婴儿及老年人较少见。

【鉴别诊断】

见“玫瑰糠疹”部分表3-8。

【治疗】

1. 口服药 糖皮质激素、免疫抑制剂、抗组胺药等。

2. 外用药 可根据不同皮损选用糖皮质激素软膏、维A酸软膏、10%尿素软膏、各种焦油制剂软膏、5%水杨酸软膏等外用治疗。

3. 物理疗法 光化学疗法（PUVA）、窄波UVB照射治疗。

4. 沐浴疗法 可配合硫黄浴、矿泉浴、糠麸浴等。

四、红皮病

红皮病是一种严重的全身皮肤弥漫性潮红、肿胀、脱屑的炎症性皮肤病，受累面积大于90%。大多数有明确的病因，如皮炎、银屑病、药物反应、淋巴瘤、内脏恶性肿瘤等。少数无确切病因，称为特发性红皮病。

【诊断要点】

1. 皮损特点 全身皮肤弥漫性潮红、肿胀、脱屑，受累面积大于90%，常伴有发热、瘙痒。黏膜受累较为明显，可出现眼结合膜炎、眼睑缘炎、角膜炎、角膜溃疡，口腔黏膜红肿、溃疡、疼痛。同时还伴有毛发脱落、甲萎缩等皮肤附属器病变。

2. 内脏损害及代谢紊乱 淋巴结、肝脾大，肾损害，心功能、内分泌功能障碍，电解质紊乱，低蛋白血症，脂肪痢，体温调节障碍等。

【鉴别诊断】

红皮病临床诊断不难，主要在于寻找并明确病因，详细询问病史并完善各项检查，病因不明者需要长期随访。

【治疗】

1. 一般治疗　积极寻找病因，针对病因治疗，药物过敏者要及时停用致敏药物，可用糖皮质激素治疗。银屑病可用维 A 酸类药物、免疫抑制剂、生物制剂等治疗。肿瘤引起者可采用手术、放化疗等方式治疗。继发于其他皮肤病者，应积极治疗原发病。瘙痒患者可口服抗组胺药止痒，针对病因选择应用免疫抑制剂、免疫球蛋白，单独或与糖皮质激素联用。有继发感染迹象时，及时明确感染原，系统性应用抗生素治疗。

2. 支持疗法　给予高蛋白饮食，补充营养和多种维生素；补充液体，维持水、电解质平衡。加强护理，预防继发感染。

3. 局部治疗　禁忌使用刺激性药物，外用药治疗以保护、止痒、消炎为原则。

五、毛发红糠疹

毛发红糠疹是一种慢性，以密集毛囊角化性丘疹为特点的丘疹鳞屑性、炎症性皮肤病。病因不明。

【诊断要点】

1. 特征性的皮疹：毛囊角化性丘疹及散在的鳞屑性淡红色斑块。丘疹密集成片，伴糠秕样鳞屑。丘疹顶端中央有角质栓，栓内有萎缩性毳毛或毛发。角质栓不易剥去，去除后留下凹陷的小坑。毛囊性丘疹好发于四肢的伸侧、躯干、颈部和臀部，特别是手指的第一、二指节的背面。斑块则好发于肘膝伸侧、髋部和坐骨结节处，亦可泛发全身。

2. 严重时播散全身，可发展成红皮病。特点是皮损中常可见到正常皮岛，在红皮病消退过程中毛囊角化性丘疹或非毛囊性丘疹又可变得清楚可见。

3. 不同程度的瘙痒、干燥及灼热感。

4. 慢性病程。夏季及暴晒后加重。红皮病时可出现畏寒、倦怠等全身不适。

5. 组织病理：灶性角化不全，棘层肥厚；毛囊口扩张，内有角质栓，毛囊角质栓周围有点状角化不全。真皮上部血管周围轻度炎性细胞浸润。

【鉴别诊断】

见“玫瑰糠疹”部分表3-8。

【治疗】

无特效疗法，一般采取对症治疗。

1. 口服药　维生素A、维生素E、维A酸及免疫抑制剂等。

2. 中医疗法　以祛风利湿、活血通络为治疗原则。

3. 物理疗法　糠浴、淀粉浴或矿泉浴等亦可应用。

4. 局部治疗　润滑剂、维A酸制剂、角质松解剂及糖皮质激素软膏等。

六、体癣

体癣是由致病性真菌在头皮、毛发、手足、甲板、阴股部以外的皮肤上所引起的一种浅表性皮肤感染。与潮湿环境、卫生条件差、肥胖、糖尿病、消耗性疾病、长期内服或外用糖皮质激素以及个体间直接或间接的接触传染有关。

【诊断要点】

1. 青壮年好发，但任何年龄均可发病，有免疫缺陷疾病者（如艾滋病患者等）及长期使用糖皮质激素、免疫抑制剂的患者更易发生，感染部位可遍及全身。夏季多发。

2. 好发于面部、颈部、腰腹、四肢等处。

3. 初起为红斑、丘疹或小水疱，继之形成鳞屑；离心扩展为边缘隆起，界限清楚的环形损害。中央炎症逐渐减退，伴脱屑或色素沉着。

4. 瘙痒常见，病程较长者因搔抓，继发局部湿疹样改变或细菌感染。

5. 部分患者自行外用含有糖皮质激素的药物后，初始炎症快速消退，症状明显减轻，但之后皮损复发并进一步扩大，失去典型特征，边缘不清，称为“难辨认癣”或“激素修饰癣”，容易误诊。

【鉴别诊断】

见“玫瑰糠疹”部分表3-8。

【治疗】

1. 外用药　抗真菌药膏有效，可外用萘替芬酮康唑乳膏、复方间苯二酚涂剂或 1%益康唑或克霉唑霜、2%咪康唑、1%联苯苄唑、酮康唑、特比奈芬乳膏等，注意应在皮损消退后继续治疗 2 周。

2. 口服药　皮损泛发或单纯外用药治疗疗效不佳者可口服伊曲康唑、特比奈芬等，疗程 1～2 周，肝功能异常者慎用。

3. 预防复发　保持局部皮肤清洁、干燥，对贴身衣物、被褥等要消毒，肥胖多汗者可外用爽身粉。

第三节　以丘疹为主的皮疹鉴别

一、糠秕孢子菌性毛囊炎

糠秕孢子菌性毛囊炎又名马拉色菌毛囊炎，是由糠秕马拉色菌引起的毛囊性真菌病。马拉色菌是人体正常寄生菌，其过度繁殖、分解甘油三酯产生游离脂肪酸导致毛囊阻塞破裂而产生炎症。长期使用糖皮质激素或广谱抗生素可以诱发。

【诊断要点】

1. 多累及中青年，男性多于女性。

2. 好发于颈部、前胸、肩背、腹部等皮脂溢出部位。

3. 典型皮损为半球形毛囊性红色丘疹、球脓疱疹，周围有红晕，可挤出粉脂状物质，密集或散在分布。不同程度瘙痒、灼热或刺痛，出汗后瘙痒加剧。

4. 可合并花斑糠疹和脂溢性皮炎。

【鉴别诊断】

1. 寻常痤疮　好发于青春期，慢性病程。皮损为多形性，基本皮损为粉刺，可出现炎性丘疹、脓疱、结节、囊肿，部分愈后遗留瘢痕。

2. 细菌性毛囊炎　为化脓性炎症，结合细菌学检查可鉴别，多为金黄色葡萄球菌。

3. 嗜酸性脓疱性毛囊炎　好发于男性青壮年。血液中嗜酸性粒细胞升高，毛囊内大量嗜酸性粒细胞，糖皮质激素口服及外用有效。

【治疗】

1. 外用药 抗真菌药、二硫化硒洗发香波，50%丙二醇水溶液。

2. 口服药 氟康唑100～200mg/d，3周，伊曲康唑200mg/d，1～3周。

二、毛囊炎

毛囊炎是多由金黄色葡萄球菌引起的丘疹、丘脓疱疹，中心可有毛发穿出，可有疼痛或压痛。

【诊断要点】

1. 红斑基础上毛周丘疹、丘脓疱疹。

2. 好发于头皮、须部等终毛区，以及躯干上部、臀部和大腿。

3. 脓疱疱液细菌培养多为正常菌群，其次以金黄色葡萄球菌多见。

【鉴别诊断】

见表3-9。

表3-9 各种特殊类型毛囊炎及其鉴别诊断

鉴别要点	好发部位	临床表现
细菌性毛囊炎	终毛区，如头皮和须部，以及躯干、臀部和大腿	红斑基础上的丘疹、丘脓疱疹，中心有毛发穿出
嗜酸性脓疱性毛囊炎	面部、背部及手臂伸侧	急性、复发性、簇集性脓疱和丘脓疱疹，剧烈瘙痒。外周血嗜酸性粒细胞增多
糠秕孢子菌性毛囊炎	上背部、前胸、肩部	瘙痒性毛囊性丘疹和脓疱，真菌镜检阳性
念珠菌性毛囊炎	间擦部位	间擦部位念珠菌病周围呈卫星样分布的瘙痒性脓疱，多见于糖尿病患者
须部假性毛囊炎	须部	炎性丘疹、丘脓疱疹、瘢痕疙瘩，毛发向皮肤内卷曲所致
酒渣鼻	面部	红斑，毛细血管扩张，丘疹、脓疱，鼻赘。多见于30～50岁
寻常痤疮	面部、上胸部、背部	粉刺，炎症性丘疹，暗红色结节或囊肿。好发于青春期
毛周角化病	上臂部、大腿伸侧、臀部	针尖至粟粒大小的毛囊性丘疹，皮肤色，不融合，顶端有角质栓，内含卷曲毛发，剥去角质栓后遗留漏斗状小凹陷，但很快形成新角质栓。常见于青少年，一般随年龄增长而改善

【治疗】

注意皮肤清洁卫生，局部可用 1%新霉素软膏、莫匹罗星软膏、夫西地酸软膏或 2%碘酊外涂，亦可使用紫外线照射，可酌情选用口服抗生素。

三、疖、痈

疖是一种急性化脓性毛囊炎、毛囊周围炎，多发及反复发作者称为疖病。病原菌主要为金黄色葡萄球菌，其次为白色葡萄球菌。痈为多个邻近毛囊深部感染，累及真皮及皮下组织。

【诊断要点】

疖：

1. 局部红肿热痛，呈锥形隆起。

2. 数日后中央坏死而变软，出现黄白色小脓栓。

3. 再数日后，脓栓脱落，排出脓液，炎症逐渐消失而愈。

痈：

1. 初为弥漫性浸润性紫红色斑疹，表面紧张发亮，触痛明显。

2. 表面多个脓头；脓栓和血性分泌物排出，组织坏死和溃疡形成，可见窦道。

3. 局部淋巴结肿大。

4. 愈合缓慢，伴有瘢痕形成。

【鉴别诊断】

疖：

1. 汗腺炎　仅发生于腋窝、肛周、外阴及乳晕等顶泌汗腺分布区域；浸润局限，炎症较轻，无脓栓。

2. 痈　多个脓头，呈蜂巢状，浸润明显，疼痛剧烈，全身症状较重。

痈：

1. 蜂窝织炎　边界不清的弥漫性潮红、浸润，无脓头。

2. 脓癣　多见于头部，毛囊性脓疱，痈状隆起，患处毛发易折断及拔出，真菌阳性。

【治疗】

增强机体抵抗力，积极寻找并去除各种诱发因素，局部避免挤压。

1. 外用药治疗　早期疖未化脓者可外用20%鱼石脂软膏、3%碘酊、莫匹罗星软膏等。

2. 系统药物治疗　耐酶青霉素类、头孢类、大环内酯类或喹诺酮类抗生素，或根据药敏试验选择抗生素。疖病者应积极寻找基础疾病或诱因，并给予相应治疗。

3. 物理治疗　疾病早期可用超短波、远红外线和紫外线治疗。

4. 手术治疗　晚期已化脓破溃的疖和痈应及时切开引流，切忌挤捏和早期切开，尤其是发生在鼻孔及上唇“危险三角区”者。

四、痱

痱是由炎热环境诱发的，汗腺导管口闭塞、导管破裂、潴留汗液外渗刺激周围组织而发生的浅表性炎症。

【诊断要点】

1. 炎热环境，褶皱部位。

2. 密集分布的非感染性丘疹、小水疱。

3. 出汗后增多，转凉后好转，自觉症状不明显。

【鉴别诊断】

见表3-10。

表3-10　痱与其他皮肤损害的鉴别诊断

鉴别要点	痱	特应性皮炎	接触性皮炎
发病气候环境	热带气候、高热潮湿的环境	常见于温带气候	与气候无关
既往史	与出汗过多有关		外用药治疗，最近接触新的衣物、植物、化学物
临床表现	红斑基础上的小丘疹、水疱	急性期：红斑、结痂 慢性期：干燥，苔藓样变，裂隙，细屑，色素沉着斑块	红斑、囊泡样丘疹，有渗出
病程	自限性	慢性，易复发	自限性，暴露再复发

【治疗】

1. 外用药　炉甘石洗剂和痱子粉，脓痱可外用 2%鱼石脂炉甘石洗剂。气候凉爽时，皮疹可迅速自愈。

2. 口服药　瘙痒明显可用抗组胺药，脓痱感染严重时可口服抗生素。

五、聚合性痤疮

聚合性痤疮是以结节、囊肿、窦道及瘢痕为特点的重症痤疮。可能与机体对病原微生物的高度敏感有关。

【诊断要点】

1. 好发于男性青年，病情顽固，持续多年。

2. 暗红色多头囊肿，窦道相连，破溃后流脓、血混合物，愈后留有凹陷性瘢痕或瘢痕疙瘩。

3. 好发于面部、颈部、胸背、肩部；上臂及臀部。

4. 与化脓性汗腺炎、头部脓肿性穿掘性毛囊周围炎和藏毛窦发生于同一患者时，称为毛囊闭锁四联征。

【鉴别诊断】

见“寻常痤疮”部分表 2-15。

【治疗】

1. 局部治疗

（1）粉刺、丘疹、脓疱、炎性结节：5%～10%过氧化苯甲酰凝胶，1%克林霉素凝胶，1%利福平软膏，2%莫匹罗星软膏，2%夫西地酸软膏，1%替硝唑凝胶等。

（2）脓肿和囊肿性皮损：①抽出脓液，注入囊内曲安舒松 A 5mg 加庆大霉素 16 万 U；②曲安舒松 A、α-糜蛋白酶（冻干粉用 2ml 注射用水稀释）和 2%利多卡因按 1∶2∶2 比例视脓肿、囊肿大小注入囊内，每次曲安舒松 A 不超过 20mg，α-糜蛋白酶为 5mg；③先生理盐水冲洗 2～3 次，再庆大霉素冲洗 2 次，最后曲安奈德 A 与 2%利多卡因 1∶1 混合液多点局部注射，20d 至 1 个月后，未愈者重复治疗。

2. 系统治疗

（1）抗生素：四环素 0.25g，每天 4 次，同时加用替硝唑 0.5g，每天 2 次。病情严重者克拉霉素 0.25g，每天 2 次。炎症反应剧烈者，除抗生素外，可加用泼尼松 15mg，每晨顿服。或根据药敏试验结果选择敏感的抗生素。

（2）异维A酸 10mg，每天 2～3 次口服，需连续服用 5 个月以上。有禁忌者，可选用丹参酮 4 片，每天 3 次。无妊娠需求女性，可选用炔雌醇环丙孕酮片（达英-35），月经来潮第 1 天或第 5 天开始服用，每天 1 片，连服 21d，停 1 周后再进行第 2 个疗程。

六、发疹性黄瘤

发疹性黄瘤是好发于四肢伸侧和肩臀部的群集黄红色、蜡黄色丘疹或斑块，多伴有高脂、高糖血症。

【诊断要点】

1. 橘黄色或黄色小丘疹，急性起病；数周后可自行消散。
2. 好发于四肢伸侧、肩、臀部。
3. 好发于高乳糜微粒血症、高脂蛋白血症Ⅰ型和Ⅴ型者。
4. 组织病理：可见泡沫细胞和巨细胞。

【鉴别诊断】

见表 3-11。

表 3-11 发疹性黄瘤与其他皮肤损害的鉴别诊断

鉴别要点	发疹性黄瘤	疣状痣	光泽苔藓	毛囊角化病	鳞状毛囊角化症	淋巴瘤样丘疹病
好发年龄	任何年龄	出生、婴幼儿期	儿童、青少年	8～16 岁	青壮年	40 岁以后
好发部位	四肢伸侧	躯干及肢端	阴茎、阴茎龟头、下腹部、前臂、胸部、大腿内侧、肩胛部	皮脂溢出部位	腰、腹、臀部等	躯干及四肢近端
病程	数周后可自行消退	病程缓慢	数周至数年	病程缓慢	数年至十余年	3～4 周至数年
合并肿瘤	×	可并发肿瘤	×	×	×	可并发或发展为淋巴瘤等
口腔黏膜损害	×	√	√	√	√	偶尔有
皮损分布	对称散在	单侧，亦可双侧	孤立散在	对称	对称	对称

续表

鉴别要点	发疹性黄瘤	疣状痣	光泽苔藓	毛囊角化病	鳞状毛囊角化症	淋巴瘤样丘疹病
颜色	蜡黄或黄红	灰白，深黑	皮色，淡白，银白，粉红，淡黄	灰棕，黑色	淡黄，污褐	淡红，紫红，淡红棕
丘疹	质中	质硬	坚实	×	×	水肿性
鳞屑	×	×	×	×	√	可有
角质栓	×	×	×	×	√	×
中央黑点	×	×	×	×	√	×
瘙痒	√	×	偶尔有	×	×	×
疼痛	√	×	×	×	×	×
甲损害	×	×	√	√	×	×
红晕	√	×	×	×	×	×
色素减退晕	×	×	×	×	√	×
光敏感	×	×	×	√	×	×
高脂血症	√	×	×	×	×	×
病理检查	吞噬有脂质的组织细胞和巨细胞	乳头瘤样增长	乳头浸润灶，主要为上皮样细胞、淋巴细胞	角化不良，表皮层内有球体、谷粒或腔隙形成	角质层增厚，毛囊口处角化过度	T淋巴细胞标记，类似于蕈样肉芽肿（MF）

【治疗】

1. 应限制脂质及糖类饮食，按内科要求治疗本病及其合并症。
2. 谨慎外用30%三氯乙酸点涂，必要时考虑手术或激光祛除。

七、淋巴瘤样丘疹病

淋巴瘤样丘疹病是以成批出现的淡红、棕红色水肿性、坏死出血性丘疹、结节或丘疱疹为特点的T淋巴细胞增生性疾病（LYP），各期共存，自行消退，病程慢性，可长达数十年，5%～10%的病例发展为淋巴瘤。

【诊断要点】

1. 40岁以后多见。
2. 好发于躯干及四肢近端。

3. 成批出现、对称分布的淡红、棕红色水肿性丘疹、结节、丘疱疹，中央出血性坏死、破溃，结黑痂。可自行消退，留有色素沉着或瘢痕。多期损害共存。临床类似于急性痘疮样苔藓样糠疹。

4. 患者一般情况良好，血象正常，偶见Sezary细胞样细胞或丙种球蛋白（γ球蛋白）增多，极少数患者有全身淋巴结肿大或甲状腺炎。

5. 5%～10%的患者可发展成MF、霍奇金病、原发性皮肤CD30阳性大细胞淋巴瘤或其他淋巴瘤等。本病可与MF或霍奇金病并存，或发生于其前后。

6. 病程慢性，可达数年。

7. 组织病理：真皮内致密淋巴细胞浸润，个别异形细胞及少数中性粒细胞及嗜酸性粒细胞楔形分布，界面不清。本病分为两型，A型：大细胞，核淡，核仁明显，$CD30^+$细胞浸润20%。B型：脑回状核，深染，大小不等，辅助T细胞标记阳性，$CD30^+$细胞散在；细胞浸润较A型致密表浅，亲表皮性，带状分布。两型均有核有丝分裂象，异形核分裂。

【鉴别诊断】

见“发疹性黄瘤”部分表3-11。

八、毛囊角化病

毛囊角化病又称Darier病，是一种少见的以表皮细胞角化不良为特点的慢性角化性遗传性皮肤病。

【诊断要点】

1. 儿童多见（以8～16岁最多，5岁以前少见）。

2. 群集丘疹，覆有油腻、棕黑色黏着痂；去痂留漏斗状小凹；皱褶部位融合成疣状斑块。

3. 好发于皮脂溢出的部位。

4. 对称、带状或痣样分布。

5. 皮损常在夏季加重，患者有光敏感。

【鉴别诊断】

见“发疹性黄瘤”部分表3-11。

【治疗】

1. 口服药：阿维 A 酯 50～75mg，维持量 25～30mg/d。异维 A 酸 0.5～1mg/（kg·d）。阿维 A 25～30mg/d 或维胺酯 25mg，一日 3 次也能获效。

2. 外用药：外用糖皮质激素，水杨酸、煤焦油或硫黄软膏等。

3. 患者应避免暴晒、近亲结婚。

九、鳞状毛囊角化症

鳞状毛囊角化症是以黑色毛囊角质栓为中心的灰褐色鳞屑性斑疹，好发于青壮年的腹、腰、臀等部位，一般自然痊愈。

【诊断要点】

1. 好发于青壮年。

2. 以毛囊角质栓为中心的灰褐色鳞屑性斑疹，边缘游离，色素减退晕环绕呈荷莲叶样。

3. 好发于腰、腹、臀、股外侧、胸壁及腋窝附近等处，不累及面部及黏膜。

4. 慢性病程，一般 3 年内自愈。

【鉴别诊断】

见“发疹性黄瘤”部分表 3-11。

【治疗】

无特殊治疗。治疗原则为改善症状，减轻瘙痒和干燥不适感。

1. 口服药　①维生素 A、维生素 E、维生素 D。②抗生素：罗红霉素或米诺环素有效。③维胺酯胶囊 50mg，3 次/天，4 周后改为 25mg，再用 4 周。

2. 外用药　角质松解剂，如 0.1%维 A 酸乳膏、10%～20%尿素软膏、60%卵磷脂软膏、水杨酸软膏或维生素 D 软膏。

3. 物理治疗　紫外线照射，可缓解症状。

十、光泽苔藓

坚实发亮的扁平或半球形均一小丘疹，孤立不融合，好发于儿童和青少年，自限性。

【诊断要点】

1. 好发于儿童和青少年。

2. 均一、坚实发亮的小丘疹。孤立不融合，少量细小白色鳞屑。偶见同形反应排列成线状。

3. 通常无自觉症状，偶尔有瘙痒。

4. 慢性病程，自然消退，不遗留瘢痕或色素异常。

5. 组织病理：乳头浸润灶，主要为上皮样细胞、淋巴细胞，偶尔有朗汉斯巨细胞，表皮突在浸润两侧呈抱球状。

【鉴别诊断】

见“发疹性黄瘤”部分表3-11。

【治疗】

1. 自限性，无须治疗。

2. 如病程持久，瘙痒严重，局部使用超强效或强效的糖皮质激素有效。

3. 泛发而严重的病例可同时内服抗组胺类药物或维A酸类药物。用PUVA、UVA/UVB光治疗，以及口服糖皮质激素、小剂量环孢素、左旋咪唑等均有成功治愈的病例报道。

十一、疣状痣

疣状痣又名线状表皮痣、疣状线状痣，为表皮局限性发育异常所致淡黄色至棕黑色疣状皮肤损害。

【诊断要点】

1. 多在出生或幼儿期发病。

2. 淡黄色至棕黑色，大小、形态不一的疣状损害，粗糙坚硬。严重者称为豪猪状鱼鳞病。瘙痒潮红者称为炎症性线性疣状表皮痣。黏膜也可受累。

3. 发展缓慢，一般无自觉症状。

4. 病理示乳头瘤样增长。

【鉴别诊断】

见“发疹性黄瘤”部分表3-11。

【治疗】

本病尚未有理想的疗法，小面积者可试用冷冻疗法或手术切除。

第四节 以水疱、大疱为主的皮疹鉴别

一、天疱疮

天疱疮是一种慢性、复发性自身免疫性大疱性皮肤病。患者体内存在针对桥粒芯蛋白的自身抗体，与抗原结合后破坏细胞连接，导致皮肤及黏膜出现松弛性水疱或大疱，破溃后糜烂。

【诊断要点】

1. 分为寻常（增殖）型，红斑（落叶）型。
2. 好发于中年人，男性多于女性，慢性病程。
3. 临床表现为皮肤或黏膜出现松弛性水疱或大疱，疱易破溃糜烂，棘层松解征（Nikolsky sign，尼氏征）阳性。
4. 组织病理为表皮内水疱。直接免疫荧光可见棘细胞间有 IgG 及 C3 网状沉积。间接免疫荧光显示患者血清中存在抗桥粒芯蛋白 1（Dsg1）和抗桥粒芯蛋白 3（Dsg3）抗体。

【鉴别诊断】

表 3-12。

表 3-12 天疱疮与其他疾病的鉴别诊断

鉴别要点	天疱疮	大疱性类天疱疮	疱疹样皮炎	线状 IgA 大疱性皮病	获得性大疱性表皮松解症	妊娠疱疹
发病年龄/发病率	中年人，较常见	中老年人，较常见	中青年，罕见	中青年，少见	成人，少见	孕妇，少见
皮疹	松弛性大疱，尼氏征（+）	紧张性大疱，尼氏征（－）	紧张性大疱，尼氏征（－）	环形大疱，尼氏征（－）	摩擦部位大疱，尼氏征（－）	多形性大疱，尼氏征（－）
自觉症状	痒不明显	瘙痒	痒剧烈	痒明显	痒明显	痒明显
组织病理	表皮内水疱	表皮下水疱	表皮下水疱	表皮下水疱	表皮下水疱	表皮下水疱
直接免疫荧光	棘细胞间 IgG 及 C3 沉积	基底膜带线状 IgG 和（或）C3 沉积	真皮乳头有颗粒状 IgA（或）C3 沉积	基底膜带均质线状 IgA 沉积	基底膜带线状 IgG 和（或）C3 沉积	基底膜带线状 IgG 和 C3 沉积

续表

鉴别要点	天疱疮	大疱性类天疱疮	疱疹样皮炎	线状IgA大疱性皮病	获得性大疱性表皮松解症	妊娠疱疹
间接免疫荧光	血中Dsg1和Dsg3抗体	血中BP230和BP180抗体	血中IgA型抗组织谷氨酰胺转氨酶2抗体	血中抗基底膜低滴度IgA抗体	血中抗表皮真皮连接抗体	血中 BP180抗体
治疗首选	激素＋免疫抑制剂	激素＋免疫抑制剂	氨苯砜	氨苯砜	激素	激素

【治疗】

治疗目的为控制新发皮疹，合理运用糖皮质激素和（或）免疫抑制剂，防止并发症的发生。

1. *一般治疗* 加强支持疗法，预防和纠正低蛋白血症，注意水、电解质与酸碱平衡紊乱。

2. *局部护理* 对皮肤黏膜糜烂面加强护理，防止继发感染。

3. *口服药物* 首选糖皮质激素，根据类型和皮损面积选择剂量。早期足量，起效后缓慢减量，小剂量长期维持。为提高疗效，减少糖皮质激素用量，可联用免疫抑制剂，如甲氨蝶呤，环磷酰胺等。皮疹较重者，还可用大剂量静脉用丙种球蛋白治疗。

二、大疱性类天疱疮

大疱性类天疱疮是一种好发于中老年人的自身免疫性表皮下大疱病。

【诊断要点】

1. 好发于胸腹部和四肢近端，患者年龄常大于50岁。
2. 临床表现为大疱，疱壁厚，紧张不易破溃。尼氏征阴性。
3. 组织病理为表皮下水疱。
4. 直接免疫荧光可见基底膜带有IgG及C3线状沉积。皮肤间接免疫荧光显示患者血清中存在抗大疱性类天疱疮抗原1（BP230）和大疱性类天疱疮抗原2（BP180）的抗体。

【鉴别诊断】

见“天疱疮”部分表3-12。

【治疗】

见“天疱疮”部分。激素使用剂量较天疱疮偏小。

三、疱疹样皮炎

疱疹样皮炎是一种较为少见的慢性、良性、复发性、大疱性皮肤病，病因不明。皮疹形态多样，对称分布，剧烈瘙痒，预后良好。常有无症状的谷胶过敏性肠病。

【诊断要点】

1. 多发生于儿童或 40～60 岁。

2. 皮损为水疱，疱壁紧张，壁厚不易破，尼氏征阴性。对称分布，呈多形性，成群或环形排列。谷胶或碘化钾可加重病情。

3. 瘙痒剧烈，夜间尤甚。

4. 组织病理为表皮下水疱。直接免疫荧光可见红斑处真皮乳头有颗粒状 IgA 和 C3 沉积。

【鉴别诊断】

见“天疱疮”部分表 3-12。

【治疗】

1. 一般治疗　避免吃含碘剂、溴剂的药物和食物，宜无谷胶（面筋）饮食。

2. 局部护理　止痒和预防继发感染为主。

3. 口服药物　首选氨苯砜，每天 2 次或 3 次口服，可在 1～3 天内缓解瘙痒等症状。其次可选用磺胺吡啶。注意粒细胞缺乏症、溶血性贫血和高铁血红蛋白血症等不良反应。

四、线状 IgA 大疱性皮病

线状 IgA 大疱性皮病是罕见的自身免疫性表皮下大疱病，基底膜带有 IgA 线状沉积，分为儿童型及成人型。

【诊断要点】

1. 成人型：多见于中青年，损害为多形性，可呈环形或成群丘疹水疱和大疱，对称分布于四肢伸侧表面，如肘膝和臀部。类似疱疹样皮炎但瘙痒程度轻，无谷胶过敏。

2. 儿童型：常见于 5 岁以下儿童，发病突然，皮损为炎症基底上的张力性水疱，最常见于外阴和口周区域皮肤，常成丛排列，新发损害常在旧皮损的周围出现，水疱形成“颈圈”样的改变。

3. 瘙痒明显。

4. 组织病理示表皮下水疱。直接免疫荧光显示水疱周围皮肤有基底膜带均质线状 IgA 沉积。

【鉴别诊断】

见“天疱疮”部分表 3-12。

【治疗】

1. 氨苯砜或磺胺吡啶治疗可在 24～48h 产生明显效果。

2. 儿童型大都为自限性，大部分在发病后 2 年内缓解，极偶然患者可持续到青春期，但症状与初发时相比较轻，治疗可用泼尼松 1～2mg/（kg·d），分 2～3 次服用，亦可用氨苯砜 2mg/（kg·d），两者联合使用可提高疗效，磺胺吡啶也有明显疗效。

五、获得性大疱性表皮松解症

获得性大疱性表皮松解症是指皮肤或黏膜在轻微机械性创伤后出现以水疱或与深部组织分离为特点的后天获得性皮肤疾病。

【诊断要点】

1. 机械大疱型：好发于易受摩擦、受外伤和受压部位，如手背、指关节、肘、膝等，在外观正常皮肤上或瘢痕处出现水疱、大疱，进展为脱屑、结痂、糜烂，愈后留下萎缩性瘢痕及粟丘疹。

2. 炎症型：类似大疱性类天疱疮、黏膜类天疱疮、Brunsting-Perry 类天疱疮、线状 IgA 皮病等。可累及口腔、食管、肛门、阴道等处黏膜，出现甲营养不良和甲萎缩。

3. 组织病理为表皮下水疱。

4. 直接免疫荧光显示基底膜区有线状 IgG 和（或）C3 沉积。患者血清中存在抗基底膜带的 IgG 型抗体。

【鉴别诊断】

1. 遗传性大疱性表皮松解症　临床表现类似，但为基因缺陷所致。

2. *瘢痕性类天疱疮* 好发于中老年人，皮损是以眼、口腔黏膜受累最为常见的广泛而严重的黏膜损伤，鉴别主要通过免疫电镜，此病IgG或IgA抗体沉积于表皮侧。

【治疗】

1. *一般治疗* 保护皮肤，避免压迫和摩擦，皮肤损害广泛者注意水、电解质平衡。

2. *局部护理* 皮损范围小且有糜烂者可用硼砂、依沙吖啶溶液湿敷，外用糖皮质激素。

3. *系统药物* 应用糖皮质激素。免疫抑制剂可与糖皮质激素联合应用，以提高疗效，减少药量。

六、妊娠疱疹

妊娠疱疹是一种罕见的，发生在妊娠期和产褥期的多形性瘙痒性红斑、丘疱疹或疱疹样皮疹，再次妊娠会复发的一种自身免疫性疾病。

【诊断要点】

1. 皮疹常出现在四肢躯干，尤其是手和足，但很少累及黏膜。

2. 皮疹呈多形性，荨麻疹样斑块、丘疱疹，继之群集并形成环形分布的水疱，不久融合在一起形成疱壁紧张的大疱。大疱破溃后结痂，愈后遗留色素沉着。

3. 瘙痒明显。

4. 常在妊娠期间首次出现，多数患者发生在妊娠 4 个月以后，分娩后缓解，于产褥期消失，再次妊娠时复发。

5. 组织病理为表皮下水疱。

6. 直接免疫荧光显示基底膜区有线状IgG和（或）C3沉积。

【鉴别诊断】

见“天疱疮”部分表3-12。

【治疗】

1. 一般治疗：注意营养，补充钙剂及维生素C等。

2. 病情较轻者，可外用糖皮质激素。皮损严重，需系统使用糖皮质激素。首选泼尼松（龙）等不含氟的激素，以减轻对胎儿的影响。控制皮疹和瘙痒后，减至维持量。

3. 皮损局部可用其他外用药治疗，如复方甘油洗剂、炉甘石洗剂控制瘙痒。有糜烂创面者，可外用1%甲紫液。

七、中毒性表皮坏死松解症

中毒性表皮坏死松解症是一种起病急、发展迅速、危及生命的重症皮肤病。

【诊断要点】

1. 常发生于成人。大部分人有使用磺胺类、巴比妥类、非类固醇抗炎药、苯妥英钠、别嘌呤醇和青霉素等药物史。

2. 典型发病开始为疼痛性局部红斑，很快蔓延，在红斑上发生松弛性大疱，大面积表皮剥离，类似烫伤。尼氏征阳性。可累及黏膜。

3. 可伴有疲乏、寒战、肌痛和发热等全身症状。可因液体和电解质失衡和多脏器合并症而导致死亡。

【鉴别诊断】

1. *葡萄球菌皮肤烫伤样综合征* 泛发红斑基底上，以发生松弛性烫伤样大疱及大片表皮剥脱为特征。常发生于5岁以下婴幼儿，为金黄色葡萄球菌感染所致，全身症状轻。

2. *自身免疫性大疱病* 如天疱疮、大疱性类天疱疮等。可有大疱，破裂后有糜烂面。但无大面积表皮剥脱，进展较为缓慢。一般情况可无疲乏、寒战、肌痛和发热等全身症状。

【治疗】

按重症药疹进行治疗。

1. 立即停用可疑药物。

2. 加强护理：保护皮肤和裸露区面免于受伤和感染。加强口腔、眼部、外阴等部位的护理。

3. 补充液体和丢失的电解质。

4. 及早、足量使用糖皮质激素是控制病情的关键。泼尼松 1.0～2.5mg/（kg·d）静脉滴注，3～5d后病情仍未控制者，糖皮质激素用量应增加 1/3～1/2，待病情稳定（即皮损无新发），干爽或渗出减少，颜色转暗，体温正常后，逐渐减量并改为口服泼尼松，疗程一般不超过1个月。必要时采取大剂量激素甲基泼尼松龙冲击治疗。

5. 联合大剂量丙种球蛋白冲击治疗：静脉滴注免疫球蛋白 300～500mg/（kg · d），连用 3～5d，必要时 2 周后再用 1 个疗程，可以减少糖皮质激素的用量，快速控制症状，减少并发症。

6. 其他：免疫抑制剂，如环孢素等。

第五节　以脓疱为主的皮疹鉴别

一、疱疹样脓疱病

疱疹样脓疱病是好发于妊娠中晚期褶皱部位的重症无菌性脓疱病，常伴有严重的全身症状和血钙偏低，于分娩后缓解，目前认为本病是泛发性脓疱性银屑病的一种。

【诊断要点】

1. 好发于妊娠中晚期。
2. 皮疹瘙痒、灼痛；可伴有高热、寒战、呕吐、腹泻等全身症状。
3. 好发于腹股沟、腋窝、乳房下、脐部等褶皱部位，可泛发全身。
4. 红色斑片，边缘群集排列无菌性小脓疱，成批出现；糜烂或结痂，愈后色素沉着，可伴严重的全身症状。
5. 血液、脓液细菌培养一般阴性，血钙偏低。
6. 病理检查可见棘层肥厚，表皮内有 Kogoj 海绵状脓疱。

【鉴别诊断】

见表 3-13。

表 3-13　疱疹样脓疱病与其他疾病的鉴别诊断

鉴别要点	疱疹样脓疱病	连续性肢端皮炎	角层下脓疱性病皮病	急性泛发性发疹性脓疱病	嗜酸性脓疱性毛囊炎	脓疱性细菌疹
好发年龄	妊娠中后期	中年人	中年女性	各年龄段	青壮年男性	中年人
好发部位	腹股沟、腋窝、乳房下、脐部等褶皱部位	指、趾远端	躯干、四肢近端屈面，腋下、乳房下、腹股沟等褶皱部位	皮疹开始于面部及褶皱处，以后可泛发全身	好发于面部、躯干和上肢伸侧等皮脂分泌旺盛区域	对称发生于手掌、足跖
病程	慢性	慢性	慢性	急性	慢性	慢性

续表

鉴别要点	疱疹样脓疱病	连续性肢端皮炎	角层下脓疱性病皮病	急性泛发性发疹性脓疱病	嗜酸性脓疱性毛囊炎	脓疱性细菌疹
皮损分布	对称分布	/	多对称	/	/	对称分布
疱液细菌培养	阴性	阴性	阴性	多阴性	阴性	阴性
寒战发热	多伴有	多伴有	无	多伴有	无	无
电解质及与内分泌相关性	血钙常偏低	女性患者多月经期加剧，妊娠期减轻	无	无	无	无
甲及毛发改变	常有甲部病变	甲营养不良	无	无	严重者可致瘢痕性脱发	无
黏膜损害	沟纹舌	沟纹舌、地图舌	无	可有黏膜糜烂	无	无
病理检查	表皮内见Kogoj微脓肿	棘细胞上层见Kogoj微脓肿	角层下脓疱	角质层下或表皮内脓疱	毛囊皮脂腺区嗜酸性粒细胞及淋巴细胞浸润，嗜酸性粒细胞微脓肿	

【治疗】

1. 一般治疗　补充钙剂、维生素D等对症支持治疗，严重病例可以考虑终止妊娠。

2. 糖皮质激素　有较好治疗效果，开始泼尼松30～60mg/d，病情控制后可逐渐减量维持，停药后易复发。

3. 抗生素　有研究显示抗生素，尤其是头孢类有效，氨苄西林、大环内酯类及氯法齐明（氯苯吩嗪）可以使用。

4. 生物制剂　英利西单抗（英夫利昔单抗）、阿达木单抗均为孕期全程使用的B类药。

5. 绒毛膜促性腺激素　500～1000U肌内注射，每周2次，可以预防妊娠时复发。

6. 联合治疗　伴有甲状旁腺功能低下者，糖皮质激素和二氢速甾醇联合治疗疗效显著。

二、连续性肢端皮炎

连续性肢端皮炎是一种初发于指、趾远端的，慢性复发性无菌性脓皮病，局限型不超过腕、踝关节，甲床可受累；泛发型累及全身，伴高热、肝脾大、关节炎、白细胞总数和中性粒细胞增多或一过性嗜酸性粒细胞升高等全身症状。

【诊断要点】

1. 好发于中年人，女性常见，慢性病程。

2. 多有指、趾部外伤史。

3. 脓疱、鳞屑、潮红糜烂面；灼痛、轻度瘙痒；反复发作。

4. 一般局限于指、趾；手、足背，也可泛发全身。

5. 有黏膜损害。

6. 慢性经过，治疗抵抗。

【鉴别诊断】

见“疱疹样脓疱病”部分表 3-13。

【治疗】

1. 寻找并根除感染病灶。

2. 四环素小剂量长期口服，0.5～1g/d，4 周为 1 个疗程，最长达 3 个月，部分患者有效。

3. 可用糖皮质激素治疗。皮疹泛发伴全身症状时，口服泼尼松 40mg/d，待症状控制后减量至 10～15mg/d 维持，或用曲安西龙 40mg，每月肌内注射 1 次。

4. 阿维 A 酯 50mg/d，对部分患者有效，亦可与 PUVA 合并应用。

5. 外用煤焦油、糖皮质激素，或抗生素与糖皮质激素合并使用。

6. 浅层 X 线、核素局部照射有一定效果。

三、角层下脓疱性皮病

角层下脓疱性皮病是一种反复发作的浅表性脓疱性皮肤病，部分与 IgA 副球蛋白血症有关，病理变化为角层下脓疱。

【诊断要点】

1. 好发于中年女性，反复发作。

2. 不同程度的瘙痒。

3. 好发于躯干、四肢近端屈侧，可累及掌跖，但不累及头面部。

4. 皮损多是在正常皮肤上的小脓疱或水疱，很快变为脓疱，疱壁松弛，疱液上部澄清，下部浑浊，呈弦月状。

5. 干涸后留下浅表的细碎鳞屑，愈后留有色素沉着斑。

6. 很少有口腔黏膜损害及系统性症状。

【鉴别诊断】

1. *疱疹样皮炎* 多形性皮损，水疱群集排列呈环状，剧烈瘙痒。组织病理示表皮下水疱，疱内多量的嗜酸性粒细胞。

2. *落叶型天疱疮* 好发于中老年人，始于头面、上胸背部，为红斑基础上的水疱或油腻黏着痂，尼氏征阳性。免疫病理示表皮中上层细胞间 IgG、IgA、IgM 呈网状沉积。

【治疗】

1. *砜类药物* 氨苯砜 50～100mg/d，如 1 周内无效，可增加剂量为 150mg/d，控制以后小剂量维持。也可用甲砜霉素。

2. *磺胺类药物* 磺胺吡啶 1.5～2g/d 或长效磺胺 0.5～1.5g/d，同时加服等量碳酸氢钠。磺胺吡啶与氨苯砜联用，应减少剂量。

3. *糖皮质激素* 部分患者局部应用强效糖皮质激素或口服泼尼松 40mg/d 有效，但部分患者即使大剂量也无效。

4. *其他药物* 阿维 A 酯 50mg/d，硫唑嘌呤 100mg/d，雷公藤总苷也可试用。

5. *光化学疗法* PUVA 或单纯 UVB 照射，每周 3 次，10～15 次为 1 个疗程。

四、急性泛发性发疹性脓疱病

急性泛发性发疹性脓疱病又称为脓疱型药疹、中毒性脓疱病，是一种急性、泛发性、浅表性、无菌性脓疱病，主要由药物过敏所致，以 β-内酰胺类抗生素多见。肺炎支原体、病毒（乙型肝炎病毒，巨细胞病毒，细小病毒 B19，柯萨奇病毒 B4、A9，EB 病毒）或寄生虫感染也可引起该病。

【诊断要点】

1. 明确的服药史或感染证据。

2. 烧灼或痒感。

3. 针尖至半米粒大小浅表性无菌脓疱，密集分布，部分融合成脓湖，急性发病。

4. 停药后数天内消退，大片脱屑。

5. 可伴发热、寒战、白细胞总数和嗜酸性粒细胞增多、低钙血症等全身症状。

6. 组织病理：角质层下或表皮内脓疱。

【鉴别诊断】

见“疱疹样脓疱病”部分表 3-13。

【治疗】

1. 停用或更换所有可疑药物，并促进药物排泄。停用致敏药物后，皮疹大多能自行消退，一般不需要特殊治疗。

2. 瘙痒明显者给予抗组胺药、维生素 C、钙剂。皮疹广泛者给予中小剂量泼尼松 30～60mg/d，待皮疹消退后逐渐减量至停药。

3. 伴高热者可选用退热药，但应在排除可疑致敏药物的前提下使用。

4. 继发感染者，加用非过敏的抗生素，注意交叉过敏或多价过敏。抗生素治疗不佳者，注意真菌感染的可能。

5. 加强支持疗法，及时纠正低蛋白血症、水电解质紊乱。

6. 加强护理及局部治疗。

五、嗜酸性脓疱性毛囊炎

嗜酸性脓疱性毛囊炎是一种成批出现的、无菌性、毛囊性丘疹、丘脓疱疹，好发于头皮、颜面及上胸背部，剧烈瘙痒。

【诊断要点】

1. 好发于青壮年男性，慢性病程。

2. 毛囊性丘疹、丘脓疱疹；剧烈瘙痒；部分嗜酸性粒细胞升高，不伴全身症状。

3. 皮损好发于面部、躯干和上肢伸侧等皮脂分泌旺盛区。

4. 组织病理：毛囊皮脂腺区嗜酸性粒细胞及淋巴细胞浸润，嗜酸性粒细胞微脓肿。

【鉴别诊断】

见“疱疹样脓疱病”部分表 3-13。

【治疗】

1. 一线治疗：外用糖皮质激素软膏及系统使用吲哚美辛 25～75mg/d。

2. 二线治疗：环孢素 3～5mg/（kg·d）、米诺环素 100～200mg/d、多西环素 100mg/d、氨苯砜 50～100mg/d、甲硝唑 500mg/d，以及复方新诺明、红霉素、秋水仙碱、氯法齐明和光疗等。

3. 联合治疗：系统使用吲哚美辛或氨苯砜，联合外用他克莫司等。但注意，不能系统使用吲哚美辛联合环孢素，以避免肾毒性。

4. 难治性患者，使用阿维 A、异维 A 酸、PUVA 等治疗可部分有效。

六、脓疱性细菌疹

脓疱性细菌疹是机体对细菌性感染病灶所产生的一种过敏反应疹，表现为掌跖对称性、成群水疱和脓疱。

【诊断要点】

1. 好发于中年人，病程慢性，常反复发作。

2. 对称发生于手掌、足跖。

3. 皮损初起为水疱，很快变成脓疱。当皮损发生于指、趾尖端时，指、趾缝隙及蹼面不受侵犯。与感染病灶直接相关，去除病灶则可痊愈。

4. 疱液细菌培养阴性。

5. 对葡萄球菌及链球菌呈阳性皮肤过敏反应。

6. 组织病理：表皮下层有单房性脓疱。

7. 白细胞数升高，尤其是在发作期。

8. 抗生素治疗有效。

【鉴别诊断】

见“疱疹样脓疱病”部分表 3-13。

【治疗】

1. 根除感染病灶。

2. 全身使用抗生素。

3. 局部可用 0.1%依沙吖啶溶液或 1%新霉素溶液等湿敷。

4. 糖皮质激素全身使用可使皮疹暂时消退。

第六节 以色素改变为主的皮疹鉴别

一、着色性干皮病

着色性干皮病是一种常染色体隐性遗传性皮肤病。西方国家新生儿着色性干皮病的发病率约为 $1/10^6$。患者对日光高度敏感，有畏光现象。光暴露部位皮肤萎缩，有大量雀斑样色素加深斑，继而出现新生物，可有多系统累及，许多患者可伴有眼球、神经系统等病变。两性发病相当，父母常为近亲结婚。

【诊断要点】

1. 幼年发病，早发黑子（典型多为 2 岁前）。

2. 面部等暴露部位出现红斑、褐色斑点及斑片，伴毛细血管扩张，间有色素脱失斑和萎缩或瘢痕，皮肤干燥。数年内发生基底细胞癌、鳞癌及恶性黑素瘤。

3. 皮肤和眼对日光敏感。

4. 病情随年龄逐渐加重，多数患者于 20 岁前因恶性肿瘤而死亡。

5. 20%～30%的着色性干皮病患者可出现神经系统异常，最严重的是 DeSanctis-Cacchione 综合征，包括小头畸形、进行性精神发育迟缓、生长发育不良、耳聋、共济失调等。

6. 组织病理：晚期出现表皮非典型性增生、日光角化及鳞状细胞癌和基底细胞癌等恶性肿瘤。

【鉴别诊断】

1. *雀斑* 多发于颜面，为多数帽针头大的灰黄或灰褐色斑点，无皮肤角化、瘢痕及癌变，亦无毛细血管扩张。

2. *先天性皮肤异色综合征* 面、颈、四肢伸侧等处发生皮肤萎缩、棕红色色素沉着、毛细血管扩张，同时常伴有先天性白内障、侏儒、小头等。

3. *着色性干皮病样综合征* 发病较晚者应与着色性干皮病样综合征相鉴别，后者要到 30～40 岁才发病。表皮内 DNA 修复及复制过程正常，但紫外线照射后 DNA 合成较差。

【治疗】

避免近亲结婚。一旦确诊，尽量避免日晒并使用遮光剂保护皮肤，如25%二氧化钛霜。内服维生素A及烟酰胺或硫酸锌。如发现表皮肿瘤，尽早切除肿瘤。患者家属应仔细检查，以便及早发现轻症患者并进行保护和预防。

近年来，有研究发现芳香维A酸每天0.2～0.5mg/kg口服可有效减轻皮肤肿瘤的形成。另有研究表明T4内切核酸酶V能够特异识别环丁烷嘧啶二聚体，可用于着色性干皮病的酶替代治疗。

二、蒙古斑

蒙古斑是发生于婴幼儿腰骶部的蓝灰色斑，与遗传因素有关，出生时即有，大部分病例5岁前逐渐消退，少数可持续到成年期。有色人种较多，90%以上的黄种人婴儿可见此病，白色人种少见。

【诊断要点】

出生时即有，蓝灰色斑片，最常见的发病部位为腰骶部、臀部，其次是背部。多累及小于5%的体表面积，大面积的蒙古斑可能提示色素血管性斑痣性错构瘤病的Ⅱ型和Ⅳ型。一般数年内消退，不留痕迹。

【鉴别诊断】

1. *蒙古斑与太田痣、伊藤痣鉴别* 三者均是呈青灰色、褐色、蓝色的色素斑，其诊断主要依据好发部位的不同。蒙古斑好发于腰骶区的中线部位；太田痣主要位于面、眼周三叉神经区；伊藤痣主要见于肩及上臂。后两者主要单侧分布。蒙古斑在5岁前可自然消退，皮损为较均匀的斑片，而太田痣和伊藤痣色素斑通常为斑点状而不均匀一致，且在儿童期内可有轻微褪色，青春期后色素更明显。

2.*蓝痣* 多为蓝黑色丘疹或斑块，颜色更深，界限清楚，高出皮面，组织病理学检查可见树枝状黑素细胞与表皮平行，并可见噬黑素细胞和胶原增生。

【治疗】

大部分病例可自然消退，不会恶变，不必治疗。

三、伊藤痣

伊藤痣又名肩峰三角肌褐青色痣，灰蓝色斑片位于锁骨上后支和皮肤臂神经侧支分布区域内，如肩部、颈侧、锁骨上区和上臂。可单独发生，也可与太田痣同时发生。在儿童期内可有轻微褪色，青春期后色素更明显，不会自然消退。

【诊断要点】

色素斑位于锁骨上后支和皮肤臂神经侧支分布区域内，如肩部、颈侧、锁骨上区和上臂的灰蓝色斑片。

【鉴别诊断】

见“蒙古斑”部分。

【治疗】

参阅太田痣的治疗，选用脉冲激光如调 Q 红宝石或 Nd：YAG 激光治疗效果好。

四、咖啡斑

咖啡斑为界限清楚的散在分布的褐色色素沉着斑，出生时或出生后不久即已存在，发病率为 10%～20%，除掌、趾和头皮外，全身均可受累，随年岁增长，损害可增大，数目增多。咖啡斑患者中 98.8%只发生 3 种以内的损害。多发性咖啡斑常提示多系统损害。

【诊断要点】

1. 出生时或出生后不久即存在，随年龄增长数目增多，皮损随身体增长呈比例增大。

2. 界限清楚的散在分布的褐色色素沉着斑，大小在数毫米至 20cm 或更大的淡褐色斑片。

【鉴别诊断】

1. 雀斑　常见于面部，日晒可促进本病的发生，有遗传倾向，病理检查可见表皮基底层黑素增加而黑素细胞数目正常。而咖啡斑是除头皮和掌跖以外，全身均可受累，形状、数目不一，大小在数毫米至 20cm 或更大的褐色斑片，与日光关系不密切，病理检查可见黑素细胞增多，角质形成细胞和黑素细胞内可见异常增大的黑素颗粒。

2. Becker痣 好发于10～20岁男性肩部或胸部的一侧，为获得性色素增加性斑片或轻度增高的斑块，可伴有表面毛发增多。组织病理示表皮棘层肥厚，表皮突不规则延长，基底层色素增加，真皮浅层可见噬黑素细胞和黑素细胞，但黑素细胞数目正常。而咖啡斑出生时或出生后不久即存在，为界限清楚的散在分布的褐色斑，直径在数毫米至20cm或更大，病理检查示基底层黑素细胞数量增多，基底层色素增加。

3. 色素性荨麻疹 皮肤型肥大细胞增生症的一种，也是最常见的类型，表现为头皮、面部、躯干多发褐色斑片，摩擦后可出现局部皮肤发红或出现风团样改变。组织病理检查有基底层色素增加，真皮浅层血管周围或胶原间可见梭形或纺锤样细胞，Giemsa染色（+），多在3岁后自然消退。

【治疗】

可选用脉冲激光治疗如调Q红宝石和（或）Nd：YAG激光。

五、斑痣

斑痣也称斑点状黑子、斑点状雀斑样痣，可发于任何部位和年龄，与日光暴露无关。皮损特征为在咖啡斑上针尖至米粒大小扁平或稍高隆起的棕褐色色素沉着性斑点或丘疹。

【诊断要点】

皮损特征为在咖啡斑上有针尖至米粒大小扁平或稍高隆起的棕褐色色素沉着，单发或多发，大小、形状不一。小斑疹处有些表皮突可见有痣细胞巢，或真皮内痣细胞巢。

【鉴别诊断】

需与群集分布的色素痣相鉴别，群集性色素痣通常并不分布于咖啡色斑片上，伍德灯有时可帮助鉴别。

【治疗】

通常病情呈良性，无须治疗。需要时可用脉冲激光治疗如调Q红宝石、翠绿宝石激光和Nd：YAG激光治疗。偶有转变为恶性黑色瘤者。

六、Becker痣

Becker痣又称色素性毛表皮痣、痣样黑变病、迟发性扁平痣，是一种获得性色素增加性斑片或轻度增高的斑块，通常表面毛发增多。

【诊断要点】

1. 多在青春发育期开始发病，为大片的色素增加性斑片，其上多毛。有时无毛发，可伴有立毛肌平滑肌瘤。

2. 组织病理：表皮棘层肥厚，皮突不规则延长，基底层色素增加，真皮浅层可见噬黑素细胞和黑素细胞，但黑素细胞数目正常，附属器结构正常，如伴平滑肌瘤，则真皮内平滑肌纤维常明显增加，肌纤维增粗。

【鉴别诊断】

见“咖啡斑”部分。

【治疗】

一般不需要处理，必要时可采用液氮冷冻、化学剥脱术或磨削术治疗。近来有用强脉冲激光如调Q红宝石、翠绿宝石激光和Nd：YAG激光治疗者，但效果不佳，而剥脱性点阵CO_2或铒激光有一定疗效。

七、特发性多发性斑状色素沉着症

特发性多发性斑状色素沉着症又称特发性后天性斑状色素沉着，好发于青年人躯干部和四肢的非暴露部位，皮损呈甲盖至钱币大小圆形或卵圆形的青灰色斑，表面无鳞屑，无自觉症状。本病少见，目前其病因及发病机制尚不清楚。

【诊断要点】

1. 10～30岁的青少年多见，男女均可受累，慢性病程。

2. 一般无自觉症状。

3. 好发于躯干、四肢的非暴露部位，少数发生在面颈部。

4. 皮损多对称分布，呈甲盖至钱币大小圆形或卵圆形青灰色斑，表面无鳞屑。

5. 组织病理：表皮基层黑素轻度增加，真皮上层有较多噬黑素细胞，血管周围可有少量淋巴细胞和浆细胞。

【鉴别诊断】

见表3-14。

表3-14 特发性多发性斑状色素沉着症与其他疾病的鉴别诊断

鉴别要点	特发性多发性斑状色素沉着症	色素性玫瑰疹	色素性荨麻疹
好发年龄	青少年	青少年	儿童
好发性别	男女比例相当	男性多于女性	男女比例相当
好发部位	躯干、四肢的非暴露部位	躯干和四肢近端	全身，较少累及面部和掌跖
病程	持续数月至数年	多年不消退	持续存在
皮损分布	对称	皮纹和长轴一致	弥漫分布
皮损鉴别要点	甲盖至钱币大小圆形或卵圆形青灰色斑，表面无鳞屑，没有红斑期	粟粒至蚕豆大的淡褐色至黑褐色色素沉着斑；由红斑期发展至色素沉着	红色或棕红色、圆形至卵圆形斑疹、丘疹和斑块；Darier征阳性（摩擦后出现风团损害）
组织病理	表皮基层黑素轻度增加，真皮上层有较多噬黑素细胞	红斑期同玫瑰糠疹，角质层增厚，基层液化，色素沉着期同特发性多发性斑状色素沉着症	典型的肥大细胞浸润

【治疗】

本病预后良好，一般不需治疗。需要时对症处理，可选用维生素C、维生素E内服，氢醌霜局部外涂。

八、进行性肢端黑变病

进行性肢端黑变病又称肢端色素沉着、进行性肢端色素沉着病，常在出生后2～6个月发病。初期为均匀的色素沉着斑，对称局限于所有指、趾甲周围，以后色素进行性加深呈黑褐色，范围逐渐扩大，可累及四肢末端、会阴、臀部等处，可伴有精神发育迟滞、癫痫样发作。目前该病原因不明，多属常染色体显性遗传。

【诊断要点】

1. 婴儿期或童年多见，男女均可受累，慢性病程。
2. 一般无自觉症状。
3. 好发于指、趾甲周围，色素进行性加深呈黑褐色，范围逐渐扩大，可累及四肢末端皮肤、会阴、臀部、颈部、腋下、胸腹等处，指关节和大关节褶皱部也可见色素过度沉着斑。

4. 精神发育有些迟钝，可伴癫痫样发作。

5. 组织病理：表皮角化过度，基底部黑素细胞增殖并呈栅栏样排列，真皮浅层有少数炎症细胞和噬黑素细胞。

【鉴别诊断】

1. 网状肢端色素沉着　常染色体显性遗传病。始发于儿童期，其特点为手足背、掌跖微凹的雀斑样色素沉着，直径1～4mm，常互相连接形成不规则的网状外观，随后可波及身体其他部位。

2. 对称性肢端色素沉着　常染色体显性遗传病。幼年发病，对称性散布于手足背，雀斑样色素沉着，同时伴有色素减退斑。

【治疗】

无特效治疗，可试用液氮冷冻、激光治疗等。

九、血管萎缩性皮肤异色病

本病以网状色素沉着斑、毛细血管扩张和皮肤萎缩为三大主要特征，根据病因分为特发性血管萎缩性皮肤异色病和继发性血管萎缩性皮肤异色病，前者即病因不明的Jacobi型，此型少见；后者多见，主要继发于淋巴瘤（蕈样肉芽肿等）和结缔组织病（皮肌炎、红斑狼疮等）。任何年龄均可发生，以中年男性为多。

【诊断要点】

1. 任何年龄均可发病，慢性病程。

2. 好发于乳房、臀部、腋窝皱襞处和四肢屈侧，偶见于黏膜。

3. 皮损大小不一，不同程度的色素沉着性网状红斑上可见少量细碎鳞屑，间有毛细血管扩张，随病情发展可出现皮肤萎缩。

4. 组织病理：表皮变薄、萎缩，基层液化变性，真皮浅层血管扩张，有密集的浸润带，主要为淋巴细胞、组织细胞和不同数量的噬黑素细胞。

【鉴别诊断】

1. 慢性射线皮炎　有明确的射线接触史，皮损与照射部位一致。

2. 盘状红斑狼疮　好发于面部，以鼻背为中心向两颊分布的持久性盘状红色斑片，皮疹表面有毛细血管扩张，可伴有皮肤萎缩。

【治疗】

1. 寻找病因和伴随疾病，治疗原发病。

2. 外用药：早期皮损局部可外用滋润剂。

3. 口服药：口服抗组胺药和维生素 E。

十、肥大细胞增生症

肥大细胞增生症是一组以组织中肥大细胞增多为特征的疾病谱，包含一系列疾病，WHO 将其分为 6 类，包括皮肤肥大细胞增生症、惰性系统性肥大细胞增生症、系统性肥大细胞增生症伴血液肿瘤、侵袭性系统性肥大细胞增生症、肥大细胞白血病和肥大细胞瘤。儿童和成人均可发病，儿童发病常累及皮肤，表现为色素性荨麻疹，具有自限性，青春期后可消退。成人发病常无皮损或表现为红色、褐色斑疹，常迁延一生，易累及骨骼、骨髓、脾、淋巴结、胃肠道等。

【诊断要点】

1. 皮肤肥大细胞增生症的常用诊断标准　符合下列 2 条即可诊断本病。

（1）典型皮损：色素性荨麻疹、斑丘疹型皮肤肥大细胞增生症、弥漫性皮肤肥大细胞增生症、肥大细胞瘤。

（2）阳性组织学表现：典型的肥大细胞浸润（诊断性的浸润模式：多灶性、单灶性或弥漫性浸润）。

2. 系统性肥大细胞增生症的 WHO 诊断标准　主要标准加上 1 条次要标准，或 3 条次要标准可以诊断本病。

（1）主要标准：在骨髓或皮肤外组织有多病灶、密集的肥大细胞浸润（总计＞15 个肥大细胞）。

（2）次要标准：①在骨髓或皮肤外组织中＞25%的肥大细胞呈梭形或不典型改变；②皮肤外肥大细胞（CD117 阳性）通过流式细胞术检测发现 CD2、CD25 或两者均有表达；③在血液、骨髓或其他皮肤外组织表现有 *c-kit* 基因 816 密码子突变；④血清总类胰蛋白水平持续＞20ng/ml（如果存在克隆性髓样异常这一标准除外）。

【鉴别诊断】

色素沉着斑需与色素痣或雀斑相鉴别；丘疹、结节需与黄色瘤、幼年性黄色肉芽肿、丘疹性荨麻疹相鉴别；大疱型应排除虫咬症、大疱型丘疹性荨麻疹、金黄色葡萄球菌烫伤样综合征等。

【治疗】

1. 避免摩擦、遇热，或接触酒精、抗胆碱能药物、阿司匹林、麻醉药品等肥大细胞刺激物。

2. 局部治疗：可外用强效和超强效的糖皮质激素，亦可局部封包、皮损内注射。

3. 系统治疗：口服 H_1 和 H_2 受体阻断剂、糖皮质激素缓解症状，口服色苷酸钠对胃肠道、皮肤和中枢神经系统症状有效，口服补骨脂素加紫外线疗法有助于控制瘙痒和风团。

4. 对于侵袭性或严重的肥大细胞增生症，可使用干扰素-α_{1b}、克拉屈滨，甲磺酸伊马替尼治疗 *c-kit* 基因相关的胃肠道间质肿瘤。

十一、色素性玫瑰疹

色素性玫瑰疹是玫瑰糠疹的一种类型，临床表现类似玫瑰糠疹，只是其颜色呈青灰色，消退较慢，病程较长，故又称色素性玫瑰糠疹。病因不明，可能是玫瑰糠疹的异型。

【诊断要点】

1. 好发于青少年，男性多于女性。

2. 好发于躯干和四肢近端，一般无自觉症状。

3. 皮损初起表现为玫瑰色红斑，经 10d 左右变为淡褐色，以后演变为黑褐色，表面多无明显鳞屑，其长轴与皮纹走向一致。有时会和玫瑰糠疹一样出现母斑，多年不消退。

4. 组织病理表现：红斑期同玫瑰糠疹，角质层增厚，基层液化，真皮乳头及网状上皮层毛细血管扩张及以淋巴细胞浸润为主；色素沉着期表皮基层色素增多，真皮浅层可见噬黑素细胞等。

【鉴别诊断】

见“特发性多发性斑状色素沉着症”部分表 3-14。

【治疗】

本病以对症治疗为主，可给予维生素 C、维生素 E 及抗组胺治疗。虽然病情迁延难愈，但预后良好。

十二、色素失禁症

色素失禁症又称 Bloch-Sulzberger 综合征，主要见于女性，是一种 X 连锁显性遗传性疾病，目前已证实为定位于 X 染色体长臂的 Xq11（*IP1*）和 Xq28（*IP2*）突变引起。在发生红斑、水疱、疣状或炎症改变后，出现色素性皮损，可伴有眼、骨和中枢神经系统的缺陷。

【诊断要点】

1. 好发性别　女性发病倾向显著。

2. 好发部位　常好发于躯干、上臂及大腿。

3. 临床分期　①一期：有红斑及大疱，排列成行，出生时即有，或出生后 2 周内出现。常波及四肢和躯干，不侵犯面部。②二期：继水疱后在相同部位出现由角化过度的疣状丘疹和斑块组成的损害。疣状损害可类似线状表皮痣，有广泛播散、不规则散布或如涡轮状的色素沉着。③三期：损害表现为网状色素沉着，以躯干部损害最显著，典型者乳头处色素沉着过度，腹股沟和腋部受累最有特征性，其后几年，损害可逐渐减轻乃至完全消退，至成年期通常不易察觉。

4. 其他皮肤表现　假性秃发、慢性萎缩性肢端皮炎样的皮肤萎缩、甲萎缩、甲营养不良、甲下肿瘤伴其下的溶骨性损害及掌跖多汗。

5. 皮肤外表现　70%～80%的患者可有皮肤外表现，多累及牙齿、中枢神经系统、眼和骨骼。

【鉴别诊断】

有大疱或者大疱和疣状损害合并出现时，应与大疱表皮松解症及儿童期大疱性类天疱疮相鉴别。有色素沉着损害时应与以下疾病相鉴别。

1. Franceschetti-Jadasson 综合征　两性均可发生，该病早期无水疱及疣状损害，色素沉着呈网状分布，而不是斑点状或涡轮状，并且无牙齿异常和眼部损害。

2. 脱色性色素失禁症　该病为常染色体显性遗传病，无水疱期及疣状期，皮损为色素减退，并有中枢神经系统异常的高发生率。

3. 色素性荨麻疹　该病色素斑不呈涡轮状，刺激色素斑可出现风团，皮肤划痕症阳性，组织病理显示真皮内可见大量肥大细胞。

【治疗】

目前无特殊治疗。通常皮损在 2 岁以后开始逐渐消退，到成年期除有一些原有并发症外，几乎无任何不适。在水疱期应注意防止感染。

十三、网状肢端色素沉着

网状肢端色素沉着又称肢端色素沉着症，是常染色体显性遗传性疾病。临床表现为四肢末端网状分布的色素沉着斑，往往始发于儿童期，于手足背、掌跖出现微凹的雀斑样色素沉着，常互相连接形成不规则的网状外观，随后可波及身体其他部位。

【诊断要点】

1. 多在儿童期至 20 岁前发病。

2. 皮损主要分布在四肢远端手足背处，可累及掌跖、颈等处，也可向心性发展累及躯干。

3. 皮损为粟粒至黄豆大雀斑样褐色斑点，常互相连接成不规则网状。掌跖部可发生特殊微小凹坑，指纹有点状破损。日晒后，特别是在夏季皮疹增多、色素加深，冬季色变淡。

4. 组织病理为表皮基底黑素增多而真皮内嗜黑素细胞未见增多。

【鉴别诊断】

见“进行性肢端黑变病”部分。

【治疗】

本病尚无特效疗法，平时避免日光照射。外用氢醌、维 A 酸、糖皮质激素可获得不同的效果，有报道外用壬二酸可暂时改善症状。Er：YAG 激光能不同程度地改善症状。

第七节　以萎缩为主的皮疹鉴别

一、斑状萎缩

斑状萎缩又称皮肤松弛症、局限性弹力松弛症、斑状萎缩性皮炎等，是一种局限性皮肤弹性纤维减少或缺失所致的皮肤病，皮肤无其他变化。具体发病原因不清，可能与人类免疫缺陷病毒（HIV）感染、抗磷脂综合征（antiphospholipid syndrome，APS）等自身免疫性疾病相关。

【诊断要点】

1. 皮损呈圆形或椭圆形疝样斑，边界清楚，直径约数厘米，可见细微皱纹和皮下血管。

2. 多见于上背部、上肢伸侧或肩部、大腿上部等部位。

3. 皮损可单发，或对称播散分布；皮损发展至一定程度后长期无明显改变。

4. 无明显自觉症状。

【鉴别诊断】

1. 分型鉴别　根据临床表现和发生原因，本病可分为 4 型，具体见表 3-15。

表 3-15　斑状萎缩的分型鉴别

	好发人群	皮损特点	病因
Jadassohn-Pellizari 型	青年女性（20～30 岁）	发生萎缩前局部有炎症改变，可表现为红斑、风团	内分泌功能紊乱、先天家族因素
Schweninger-Buzzi 型	中年女性（30～50 岁）	皮损缺乏炎症反应，进展缓慢，部分可自然消退	不明
皮肤痘疮样型	始发于儿童	皮损呈凹点状皮肤萎缩，不累及四肢末端	不明，家族显性遗传
继发型	不确定	存在原发疾病损害	梅毒、麻风、红斑狼疮、麻疹、痤疮等

2. *局灶性皮肤发育不良*　儿童期起病，表现为局部皮肤、皮下组织乃至骨骼、器官等缺损，与遗传相关。

【治疗】

本病在萎缩期治疗困难。Jadassohn-Pellizari 型在早期可试用青霉素治疗。继发性斑状萎缩应积极治疗原发病。

二、局部全层萎缩

局部全层萎缩又称环状脂肪萎缩，临床较为少见，病因不清。主要表现为皮肤或皮下脂肪萎缩，可伴有肌肉、骨骼萎缩或发育不全。

【诊断要点】

1. 局限性皮肤、皮下组织萎缩，可伴有肌肉、骨骼萎缩。
2. 病变萎缩到一定程度后，终止发展。

【鉴别诊断】

1. 分型鉴别　根据临床表现和是否伴有硬皮病样改变可分为 Growers 全层萎缩和硬化性全层萎缩两型（表 3-16）。

表 3-16　Growers 全层萎缩和硬化性全层萎缩的鉴别诊断

	Growers 全层萎缩	硬化性全层萎缩
发病年龄	10～40 岁	可儿童期发病
伴局限性硬皮病表现	无	可伴有
皮损特点	皮损直径 2～20cm，可多发，形状多样，分布于背部、臀部和四肢	硬皮病样皮损局部出现皮下组织萎缩；或无硬皮病表现，出现围绕单一肢体或躯干节段的瘢痕样硬化带

2. 脂膜炎　皮损早期有炎性改变，伴疼痛。病理表现为脂肪小叶和（或）小叶间隔炎性细胞浸润。

3. 继发性组织萎缩　由于局部放射治疗、封闭治疗、手术治疗等造成的局部萎缩，有原发疾病病史。

【治疗】

目前无有效的治疗方法，临床多采用中医调理或对症处理。

三、早老综合征

早老综合征为累及皮肤、毛发、眼、肌肉、脂肪组织、骨骼、心血管等系统的一种早衰综合征。发病机制不清，与遗传相关。

【诊断要点】

1. 皮肤呈老年人外观，皮肤软组织、肌肉萎缩，皮肤褶皱。
2. 局限性色素沉着与色素减退。

3. 毛发脱落或缺如。

4. 骨质疏松、骨骼发育异常。

5. 心脑血管病变，血管钙化。

【鉴别诊断】

1. 根据发病年龄与临床表现可分为成人早老症（Werner syndrome）和儿童早老症（Hutchinson-Gilford syndrome）两型，具体见表3-17。

表3-17 成人早老症和儿童早老症的鉴别

鉴别要点	成人早老症	儿童早老症
发病年龄	20岁左右	儿童期
突变基因	*WRN* 基因	核纤层蛋白A基因
皮损特点	皮肤光滑、发亮、紧绷，紧贴于皮下组织，类似硬皮病；口角、眼角放射状皮肤皱纹；四肢皮肤局限性色素沉着与色素减退；足及骨突出部位皮肤角化过度，可形成溃疡	皮肤变薄、紧绷、干燥、褶皱；棕色点状色素沉着；下腹部、大腿及臀部硬皮病样表现
脱发	多见秃顶、白发，完全脱发少见	秃发
骨发育	下颌骨正常	下颌骨小于正常人；梨形胸，锁骨发育不良
眼受累	白内障、视网膜病变	鸟眼状外观
合并症	糖尿病、恶性肿瘤	进行性心血管并发症

2. 科凯恩综合征（Cockayne syndrome）：表现为不匀称侏儒、进行性耳聋、视网膜萎缩、光过敏，但毛发正常。

【治疗】

本病无有效治疗方法，临床以对症治疗为主。内分泌功能低下者，可行补充性治疗。对症治疗并发症。

第八节 以结节或囊肿为主的皮疹鉴别

一、瘢痕疙瘩

瘢痕疙瘩为皮肤受到损伤后，大量结缔组织过度增殖和透明变性而引起的良性皮肤肿瘤。患者多具有瘢痕体质，有家族倾向，有色人种较易发病。诱因与皮肤损伤有关，但多可自行发生。

【诊断要点】

1. 好发部位为上胸或胸骨前区，亦常见于肩部、面部、颈部、耳部等处。

2. 皮损初始为小而坚硬的红色丘疹，缓慢增大，出现圆形、椭圆形或不规则形增生性瘢痕，隆出皮面，往往超过原损伤部位，呈蟹足状向外伸展，表面光滑发亮。早期进行性皮损，易受激惹且过度敏感，色红而有触痛，呈橡皮样硬，表面可有毛细血管扩张。静止期皮损，颜色变淡，质地坚硬，多无自觉症状。

3. 皮损常多发，大小不等；继发于烧伤、烫伤者，可形成大面积瘢痕疙瘩，严重者可影响受累肢体功能。

4. 组织病理表现为胶原纤维致密增生，纤维束增粗，可呈透明化，可见幼稚成纤维细胞增生；浅层胶原束与表皮平行排列，其下方胶原束则互相交织成漩涡状。真皮乳头因受压而变平，弹性纤维稀少；邻近附属器萎缩或消失，被推向外周。

【鉴别诊断】

见表 3-18。

表 3-18 瘢痕疙瘩与其他疾病的鉴别诊断

鉴别要点	瘢痕疙瘩	脂肪瘤	脂肪肉瘤	神经纤维瘤病	网状组织细胞瘤
好发年龄	18 岁以上成人	40～50 岁	40 岁以上	自幼发生	18 岁以上成人
好发部位	上胸或胸骨前区	颈部、躯干	腹腔、大腿	躯干、四肢	头颈部
家族史	有	多发皮损者可有	无	有	无
外伤史	可有	无	无	无	无
主要皮损特点	坚硬丘疹、斑块，表面可有毛细血管扩张，呈蟹足状	位于皮下组织的质地柔软的包块，分叶状，可移动	生长于深部软组织的硬固大肿块，边缘不清	咖啡牛奶色斑；多发皮下包块，质地柔软，界限清楚	单发半球形结节，表面光滑，质地坚实，可有蒂
组织病理	胶原纤维致密增生，纤维束增粗，可呈透明化，可见幼稚成纤维细胞增生	成熟的脂肪细胞群集成小叶状，周围有多少不等的结缔组织间质及毛细血管包裹，有完整的包膜	大体标本常为黄褐色、棕红色大而硬固的损害，组织学上为黏液样结构，多分化良好	肿瘤无包膜，可扩展至皮下脂肪组织，界限明显，由神经衣和神经鞘细胞组成	真皮甚至皮下组织内见组织细胞呈肉芽肿样增殖，并见许多组织细胞性多核畸形巨细胞
预后	易复发，极少数可发生鳞癌	好，极少恶变	组织学上分化不好者可发生肺转移	慢性病程，持续终身，极少恶变	可自行消退，预后良好

【治疗】

1. 早期损害可选用X线照射治疗。

2. 皮损内可注射曲安西龙混悬液或泼尼松龙混悬液，适量应用，避免局部皮肤萎缩。

3. 一般应避免手术切除，必须手术治疗者可采用2%利多卡因加等量曲安西龙局部麻醉，切除瘢痕疙瘩，拆线后局部X线照射。

4. 音频电疗有一定效果，亦可外用糖皮质激素、维A酸霜以缓解症状。

该病治疗较困难，部分患者于治疗数年后仍可复发，部分可发生皮肤鳞癌。

二、脂肪瘤

本病是由成熟脂肪细胞所构成的良性肿瘤，是最常见的良性肿瘤之一，可发生于任何年龄，多见于40～50岁，女性多见。

【诊断要点】

1. 主要见于颈、肩、背、腹部的皮下组织，多无自觉症状。

2. 可单发或多发，常质地柔软，可以移动，基底宽，呈圆形或分叶状，大小不一，表面皮肤正常。

3. 肿瘤常渐渐增大，生长缓慢，极少数可恶变，故在肿瘤突然增大时应行活检。

4. 脂肪瘤可为Gardner综合征的表现之一，此综合征尚可出现多发性骨瘤、表皮囊肿、纤维瘤、肠息肉等其他病变。

5. 组织病理可见成熟的脂肪细胞群集呈小叶状，周围有多少不等的结缔组织间质及毛细血管包裹，有完整的包膜。

【鉴别诊断】

见“瘢痕疙瘩”部分表3-18。

【治疗】

单发者可以手术切除。

三、脂肪肉瘤

脂肪肉瘤是成脂肪细胞的恶性肿瘤；成脂肪细胞是一种形成脂肪的

特殊间叶细胞，是排名第二位的常见的软组织肿瘤，多发生于40岁以上，男性稍多于女性。

【诊断要点】

1. 多发生于腹腔及大腿软组织，其他部位者罕见；极少数病例可发生于原有的脂肪瘤基础上。

2. 常生长于四肢和腹膜后深部软组织，表现为大肿块，边缘不清，硬固；晚期患者可累及皮肤。

3. 组织学上分化不好者可发生转移，以肺为最常见转移部位。

4. 组织病理可见大体标本常为黄褐色、棕红色大而硬固的损害，约半数为黏液硬度，组织学上为黏液样结构，大多数黏液脂肪肉瘤分化及预后良好。

【鉴别诊断】

见“瘢痕疙瘩”部分表3-18。

【治疗】

首选外科手术广泛切除，亦可结合放射线治疗。

四、神经纤维瘤病

神经纤维瘤病（NF）属于遗传及先天性皮肤病，是一组疾病，其中某些亚型常累及皮肤，某些亚型则不出现皮损；某些亚型以神经纤维瘤为主要表现，某些亚型是不同临床综合征的组成之一。可分为8型：NF1型（经典的神经纤维瘤病型），主要表现为皮损、脊柱侧弯、学习困难、视力障碍、癫痫；NF2型（听神经瘤型）；NF3型（混合型）；NF4型（变异型）；NF5型（局限型）；NF6型（牛奶咖啡斑型）；NF7型（迟发型）；NF8型，仅有神经纤维瘤而无任何其他类型的特点。

【诊断要点】

1. 经典的神经纤维瘤病（即NF1型）的诊断标准

（1）在青春期前患者有≥6个，直径＞5mm的咖啡牛奶色斑，在成人则最大直径＞15mm。

（2）任何类型的神经纤维瘤≥2个或1个丛状神经纤维瘤。

（3）腋部或腹股沟区出现雀斑样色素沉着。

（4）眼部病变：虹膜出现≥2个的Lisch小结。

（5）视神经胶质瘤。

（6）明显骨损害，如伴或不伴有假性关节的长骨皮质球形发育异常或变薄。

（7）直系亲属患有此病。

NF1型神经纤维瘤病的诊断需符合以上7项标准中的2条或2条以上。

2. 皮损组织病理

（1）咖啡牛奶色斑：表皮内角质形成细胞和黑素细胞中色素增加，黑素细胞和基底细胞内可见散在巨大球形黑素颗粒，多巴反应示黑素细胞密度和活性增加。

（2）神经纤维瘤皮损：肿瘤无包膜，可扩展至皮下脂肪组织，界限明显，由神经衣和神经鞘细胞组成。

【鉴别诊断】

见“瘢痕疙瘩”部分表3-18。

【治疗】

主要为对症处理，如肿瘤肿大、疼痛并疑有恶变时或严重妨碍美容、影响功能者可予手术切除；咖啡牛奶色斑可予YAG或红宝石激光治疗；有癫痫发作的患者必要时可行神经外科手术切除病灶。

五、网状组织细胞瘤

网状组织细胞瘤又名网状组织细胞肉芽肿，是局限于皮肤的一种反应性疾病。与多中心网状组织细胞增生症的组织病理变化相同，病变处有特殊的组织细胞性多核巨细胞，但网状组织细胞瘤的病变仅局限于皮肤。多见于成人，男性好发。

【诊断要点】

1. 好发于头颈部，常为单发结节，偶有多发，为正常肤色、肉色、红色或红褐色，直径 0.5～2cm，高出皮面呈半球形，表面光滑，质地坚实，有时有蒂。

2. 生长缓慢，偶有破溃，表面结痂；约50%的病例皮损常能自行消失。

3. 组织病理可见真皮甚至皮下组织内组织细胞呈肉芽肿样增殖，

并见许多组织细胞性多核畸形巨细胞，核仁明显，胞质丰富，染淡伊红色，内含均匀细颗粒状物质，呈磨玻璃状。特殊染色时胞质中可见耐淀粉酶的过碘酸希夫（PAS）阳性物质。

【鉴别诊断】

见“瘢痕疙瘩”部分表 3-18。

【治疗】

手术切除，部分可能复发或在体表其他部位发生，但常自行消退，故预后良好。

六、淋巴瘤

淋巴瘤（lymphoma）是一组异质性的肿瘤性疾病，起源于发生突变的单个淋巴细胞。淋巴瘤可发生于身体的任何部位，淋巴结、扁桃体、脾及骨髓易受到累及。无痛性、进行性淋巴结肿大和局部肿块是其特征性的临床表现，可伴有某些器官的受压迫症状。常有发热、消瘦、盗汗等全身症状。

【诊断要点】

1. 浅表及深部淋巴结肿大，多为无痛性，表面光滑，扪之质韧、饱满、均匀，早期活动，孤立或散在于颈部、腋下、腹股沟等处，晚期则互相融合，与皮肤粘连，不活动，或形成溃疡。

2. 可出现发热、瘙痒、盗汗及消瘦等全身症状。

3. 恶性淋巴瘤患者可有一系列非特异性皮肤表现，皮肤损害呈多形性，如红斑、水疱、糜烂等，晚期恶性淋巴瘤患者免疫状况低下，皮肤感染常经久破溃、渗液，形成全身性散在的皮肤增厚、脱屑。

4. 血常规、骨髓涂片可见异常。T 细胞受体（TCR）或 IgH 基因重排可阳性。

5. 组织病理可见霍奇金淋巴瘤（HL）的基本病理形态学改变，表现为多种炎症细胞的混合增生背景中见到诊断性的 R-S 细胞及其变异型细胞。免疫组化的特征是经典型 $CD15^+$，$CD30^+$，$CD25^+$；结节淋巴细胞为主型则是 $CD19^+$，$CD20^+$，EMA^+，$CD15^-$，$CD30^-$。非霍奇金淋巴瘤（NHL）淋巴结的组织病理见正常淋巴结或组织结构破坏，肿瘤细胞散在或弥漫浸润，根据不同的病理类型有各自独特的病理表现和免疫表型。

【鉴别诊断】

以非特异性皮损诊断本病意义不大，特异性皮损依靠组织病理学确定。

【治疗】

淋巴瘤具有高度异质性，不同病理类型和分期的淋巴瘤在治疗强度和预后上都存在很大差别。其治疗方法主要有以下几种，但还应根据患者的实际情况具体分析。

1. *放射治疗* 某些类型的淋巴瘤早期可以单纯放疗。放疗还可用于化疗后巩固治疗及移植时辅助治疗。

2. *化学药物治疗* 多采用联合化疗，可以结合靶向治疗药物和生物制剂。近年来，淋巴瘤的化疗方案得到了很大改进，很多类型淋巴瘤的生存期都得到了很大提高。

3. *骨髓移植* 对 60 岁以下患者或能耐受大剂量化疗的中高危患者，可考虑进行自体造血干细胞移植。部分复发或骨髓侵犯的年轻患者还可考虑异基因造血干细胞移植。

4. *手术治疗* 仅限于活组织检查或并发症的处理；合并脾功能亢进而无禁忌证，有切脾指征者可以切脾，以提高血象，为以后化疗创造有利条件。

七、表皮囊肿

表皮囊肿又名表皮样囊肿（epidermoid cyst），是一种真皮内含有角质的囊肿，其囊壁由表皮构成。

【诊断要点】

1. 好发于青年、儿童，老年人少见。

2. 可发生于任何部位，通常见于头皮、面部、颈部、躯干及臀部等。常单个或数个，很少有多发者。

3. 多无明显症状，外伤性表皮囊肿可有轻度压痛。

4. 生长缓慢，呈圆形、隆起性结节，有弹性，正常皮色，直径在0.5～5cm，可以移动。

5. 组织病理可见病变位于真皮内，充满层化角质的囊腔，以含颗粒层的复层鳞状上皮为囊壁。可见具有急性和慢性肉芽肿性炎症的囊肿周围炎性反应，这是既往曾发生囊肿破裂的证据。

【鉴别诊断】

表皮囊肿具有一定的特征及好发部位，故诊断不难，但应与皮样囊肿、多发性脂囊瘤等区别（表 3-19）。

表 3-19　表皮囊肿与其他疾病的鉴别诊断

鉴别要点	表皮囊肿	皮样囊肿	多发性脂囊瘤
好发年龄	青年、儿童	出生时或 5 岁以内	青少年
好发部位	头面部、颈部、躯干及臀部	头面、颈、腹和背部的中线，尤以眼眶、眉部外侧、鼻梁及其周围和口腔底部常见	前胸中下部
家族史	无	无	属常染色体显性遗传病
皮疹特点	生长缓慢，呈圆形、隆起性结节。有弹性，正常皮色，直径在 0.5～5cm，可以移动	较硬，结节位于真皮或皮下。无自觉症状，大多为单发，直径一般为 1～4cm	直径数毫米至 1～2cm，通常隆起，可移动。柔软或橡皮样硬度
组织病理	位于真皮内充满层化角质的囊腔，以含颗粒层的复层鳞状上皮为囊壁	囊壁由复层鳞状上皮构成，似毛囊漏斗部细胞，有颗粒层，囊腔内含角质细胞、成熟的毛囊与皮脂腺，常见含有毛发的毛囊突出于囊内	位于真皮内，有上皮围绕，上皮囊壁为数层鳞状上皮组成，囊内有皮脂及少许角化细胞，可见多数毳毛，囊壁内及邻近可见皮脂腺小叶
预后	极少数损害可发生鳞癌、多发性骨瘤与其他软组织肿瘤	罕见发生癌变者	良好

【治疗】

主要为手术切除。

八、皮样囊肿

皮样囊肿亦称先天性包涵体皮样囊肿，起源于外胚叶，主要是沿胚胎闭合线由分离的表皮细胞形成的囊肿，其囊壁为复层鳞状上皮所构成，囊壁中尚包含表皮附属器。

【诊断要点】

1. 一般在出生时或5岁以内发生。

2. 体表各处均可发生，但常见于头、面、颈、腹和背部的中线，尤以眼眶、眉部外侧、鼻梁及其周围和口腔底部常见。

3. 此囊肿较硬，系位于真皮或皮下的结节。无自觉症状，大多为单发，直径一般为1～4cm，个别可更大。有的高出皮面，呈半球形隆起，囊肿可形成瘘管或憩室，可与下方组织粘连，但也可游离。罕见发生癌变者。

4. 组织病理可见皮样囊肿以含颗粒层的复层鳞状上皮构成囊壁，囊内含有其他正常皮肤结构如毛发、皮脂腺小叶、小汗腺、顶泌汗腺或平滑肌。

【鉴别诊断】

见“表皮囊肿”部分表3-19。

【治疗】

主要为手术切除。

九、多发性脂囊瘤

本病往往有家族史，属常染色体显性遗传病。有时伴发先天性厚甲病，可能为皮样囊肿的一种类型。

【诊断要点】

1. 可发生于各年龄段，但大多数为十多岁的男孩或青年。

2. 好发于前胸中下部，少则数个，多达数百个。

3. 通常无自觉症状，无压痛，有感染时则有疼痛。

4. 早期皮损小、圆顶、半透明状，直径数毫米至1～2cm，通常隆起，可移动。其表面皮肤可正常，随着年龄增长逐渐呈黄色。较大囊肿柔软，较小者如橡皮样硬度。有时在其顶部中央有一凹陷，从中可挤出油状皮脂样物质，味臭。切开病损后可见油样液体，可以透亮，也可浑浊如牛奶状或奶酪状。阴囊皮损可发生钙化，病变发展缓慢，多年保持不变，偶尔可自行吸收或消退。

5. 组织病理检查可见囊肿位于真皮内，有上皮围绕，类似皮脂腺导管或毛囊上皮，囊壁为数层鳞状上皮组成，厚薄不一，常有折叠，壁内面有一层嗜伊红均质化角质层，无颗粒层，表面有小的突起，似大汗腺的断头分泌，囊内有皮脂及少许角化细胞，可见多数毳毛，囊壁内及邻近可见皮脂腺小叶。皮脂腺小叶可开口于囊肿内，也可沿囊壁分布，但囊腔完全闭锁，因此并不开口于毛囊。与表皮之间可有未分化的上皮细胞短束条相连。

【鉴别诊断】

见“表皮囊肿”部分表 3-19。

【治疗】

个别小囊肿可切除，较大损害则需切开引流。

（编写：齐蔓莉　陈冰琳　薛美娟　杨　骥　乔建军　周　婧
李昌吉　黄永初　陈　涛　陈柳青　丁　媛　彭世光
晏　文　杨云东）

（审校：纪　超　王亮春　李　吉　郑　跃）

第4章

四　肢

第一节　以红斑为主的皮疹鉴别

一、类丹毒

类丹毒是由猪红斑丹毒丝菌感染所致的急性皮肤感染性疾病。皮损形态类似于丹毒，多见于手部，可伴有全身症状。大部分病例可逐渐自愈，抗生素治疗有效，很少复发。

【诊断要点】

1. 多见于从事屠宰、水产品及食品加工行业的工作者，以及家庭主厨。
2. 起病前有家畜、鱼、禽鸟接触史。
3. 手等接触部位外伤。
4. 皮损多表现为外伤部位红斑、肿胀、浸润，局部皮温升高，自觉灼热或轻度瘙痒，有时可有水疱形成。远隔部位亦可出现弥漫或泛发性皮损，罕见败血症表现。

【鉴别诊断】

见表4-1。

表4-1　类丹毒与其他疾病的鉴别诊断

鉴别要点	类丹毒	丹毒	蜂窝织炎	接触性皮炎
诱因	接触禽肉类	足癣、挖鼻、掏耳	皮肤外伤	接触可疑致敏物
发病部位	多见于手	下肢、面部	任何外伤部位	局限于接触致敏物部位

续表

鉴别要点	类丹毒	丹毒	蜂窝织炎	接触性皮炎
病原体	猪红斑丹毒丝菌	A 组 B 型溶血性链球菌	金黄色葡萄球菌或溶血性链球菌	×
全身症状	轻微	发热、乏力、畏寒、寒战	发热、乏力、畏寒、寒战	无
局部症状	红斑、肿胀、轻度瘙痒	红、肿、热、痛	红、肿、热、痛	红斑、肿胀、渗出、瘙痒
淋巴管炎	少见	常见	较少见	罕见
皮损浸润程度	轻	轻	明显浸润	轻度
脓肿形成	少	少	常见	无

【治疗】

1. *系统治疗*　首选青霉素治疗，连续 5～10d。青霉素过敏者可选用四环素、磺胺类、红霉素等。

2. *局部治疗*　鱼石脂、莫匹罗星等。

二、丹毒（四肢）

参见“丹毒（面部）”部分。

三、蜂窝织炎

蜂窝织炎为金黄色葡萄球菌或溶血性链球菌感染所致的广泛的皮肤和皮下组织弥漫性化脓性炎症。细菌多通过细小的皮肤创伤侵入，多伴有明显全身症状。严重者可出现感染部位脓肿形成，乃至筋膜炎、肌炎、败血症。

【诊断要点】

1. 皮疹分布多较局限，发病前可有皮肤细小外伤史。

2. 皮损表现为浸润性红肿，边界欠清，有显著凹陷性水肿，皮温升高，皮损部位压痛明显，可出现水疱，重症者出现化脓、坏死，乃至筋膜炎、肌炎、坏疽。

3. 受累淋巴回流区域淋巴结肿大，可伴有淋巴管炎。

4. 伴有高热、畏寒、寒战、乏力等躯体症状。

5. 外周血白细胞总数及中性粒细胞数目升高。

6. β-内酰胺类抗生素治疗有效。

【鉴别诊断】

见“类丹毒”部分表4-1。

【治疗】

1. 系统治疗　足疗程应用敏感抗生素，持续1～2周。首选青霉素或头孢菌素。青霉素过敏者，可选用红霉素、喹诺酮类、克林霉素。

2. 局部治疗　外用盐酸依沙吖啶、莫匹罗星、夫西地酸等抗感染；出现化脓、坏死时，需局部清创引流。

3. 物理治疗　半导体激光、微波等。

4. 一般治疗　加强营养。对症退热、镇痛。

四、火激红斑

火激红斑是由于皮肤长期受温热作用所致的皮肤持久性红斑、网状色素沉着和毛细血管扩张，是一种慢性皮肤反应。可能与温热作用影响皮肤弹性纤维形态及功能相关。

【诊断要点】

1. 起病前于皮损部位存在长期温热刺激，如热水袋热敷、烤火、红外线照射等。

2. 皮损多见于大腿内侧、小腿伸侧、上胸部、腹部及下背部。

3. 皮损最初表现为受热部位红斑充血，逐渐变为网状红斑、色素沉着，并可出现毛细血管扩张。偶有水疱。

4. 去除诱因后，早期病变可自然消退，长期受热可出现皮损持久不退。

5. 极少数患者皮损继发癌变，主要为鳞状细胞癌。

【鉴别诊断】

1. 网状青斑　多发生于大腿屈侧、躯干部位，见于寒冷刺激后发病，肢体温度恢复后多可消退，可有网状红斑、毛细血管扩张，但无色素变化。

2. 血管萎缩性皮肤异色病　除色素沉着外，还可同时存在色素减退、毛细血管扩张及皮肤进行性萎缩。

3. 进行性色素性紫癜性皮病　临床多对称发病，好发于下肢，典型皮损为针尖大小紫红色斑疹，呈辣椒粉样表现；部分可呈环形分布，无网状分布表现。

【治疗】

1. 祛除温热诱因，早期皮损可逐渐自行消退。

2. 外用温和润肤和（或）超氧化物歧化酶霜；色素沉着者可试用5%氢醌霜、0.1%维A酸软膏。

五、蜂蜇伤

蜂蜇伤是由于蜂蜇人时毒刺刺入人体，毒汁注入皮肤后所致的蜂蜇部位乃至全身的变态反应。根据蜂种类不同，毒汁成分不一。毒汁中可含有组胺、5-羟色胺等介质和抗原物质。

【诊断要点】

1. 有蜂蜇史。

2. 蜂蜇部位灼痛、刺痒，皮损表现为红斑、水肿，乃至水疱、瘀斑。

3. 可伴有不同程度的全身症状，包括畏寒、发热、头晕、头痛、恶心、心悸等。

4. 严重患者可出现休克乃至死亡。

【鉴别诊断】

需要与丘疹性荨麻疹相鉴别。本病多由昆虫叮咬所致，常见于温暖季节。皮损表现为直径1～2cm的红色风团，中央可有丘疹或水疱，瘙痒剧烈。皮疹多分批出现，以四肢、腰臀常见，不融合。

【治疗】

1. 若有毒刺残留，应首先拔出毒刺。

2. 局部外用5%～10%碳酸氢钠溶液湿敷；疼痛剧烈者可于患处皮下注射2%盐酸普鲁卡因。

3. 全身症状明显时可系统应用糖皮质激素；有休克反应时，需立即抢救。

六、蝎蜇伤

蝎（scorpion）属于节肢动物门、蛛形纲、蝎目，体长3～18cm，尾部有 2 个毒腺，夜行动物，常见于沙漠、山、洞穴、岩石下，也可以生活在房屋或居住地区附近，当受到侵扰时会意外蜇伤人类。

【诊断要点】

1. 有蝎子蜇伤史。

2. 局部蜇伤处疼痛，可伴有水肿和红斑，水疱罕见。

3. ＜1/3 的患者数小时内同时或相继引起肾上腺素或胆碱能综合征相关的反应。

4. 炎症物质或血管扩张剂（激肽、前列腺素）可引起发热、气促、内脏坏死，肾、肠系膜、脑等也可受累。

5. 根据临床表现的轻重不同，分为 3 级。① Ⅰ 级为局部事件，占 70%；②Ⅱ级为轻度系统症状，占 20%；③Ⅲ级为危及生命的中毒症状，占 10%。

【鉴别诊断】

见表 4-2。

表 4-2　蝎蜇伤与其他疾病的鉴别诊断

鉴别要点	蝎蜇伤	蜈蚣咬伤	水母蜇伤	血吸虫尾蚴皮炎	钩虫皮炎
病因	蝎	蜈蚣	水母	血吸虫尾蚴	钩虫
疫源地	沙漠、山、洞穴、岩石下	黑暗、潮湿、温暖处	海洋	湖泊多，海水或淡盐水处也有	栖身在犬、猫肠道
局部症状	疼痛	剧痛	疼痛	剧痒	瘙痒
局部体征	红斑、水肿	点状咬痕，红斑、肿胀、水疱、血疱、坏死和迟发型过敏反应伴瘙痒，局部淋巴管炎和淋巴结肿大	水肿，严重者可以导致皮肤坏死，后期可出现慢性湿疹	丘疹	蜿蜒游走的丘疹
系统表现	肾上腺素或胆碱能综合征相关的反应，可危及生命	头痛、头晕、恶心、呕吐、焦虑、心悸、出冷汗，个别出现急性冠状动脉综合征、急性心肌梗死、横纹肌溶解和急性肾功能衰竭、过敏性休克	可累及胃肠道、肌肉、心脏、神经等，导致心律失常和心脏呼吸骤停、急性肾功能衰竭、过敏性休克而危及生命	无	无

【治疗】

包括免疫治疗、对症治疗和支持治疗。

1. 对于Ⅰ级局部疼痛者可以口服阿司匹林 10mg/kg，每隔 4h 1 次。

2. 对于Ⅱ级出现轻微系统症状者可给予抗毒素治疗，如有心律失常或高血压等并发症可给予哌唑嗪 30μg/kg 口服，每隔 6h 1 次；如出现神经肌肉症状可以给予咪达唑仑 0.05～0.2mg/kg 口服或静脉给药，每隔 12h 1 次，也可以给予地西泮（安定）0.5mg/kg，静脉或直肠给药，每隔 12h 1 次。

3. 对于Ⅲ级出现危及生命的症状时，如心血管症状包括心力衰竭（心衰）、心源性休克、肺水肿；神经肌肉症状如骨骼肌或颅骨肌功能障碍、惊厥、瘫痪、Glasgow 评分≤6；SaO_2＜90%；电解质失衡等，建议转入重症监护室（ICU）治疗。

七、蜈蚣咬伤

蜈蚣（centipede）属于节肢动物门，唇足纲，夜行动物，喜欢黑暗、潮湿、温暖的地方。长 3～250mm，每一体节有 1 对脚，第 1 对脚演变为咬器，称为毒爪，从内囊释放毒液。蜈蚣咬伤通常表现为局部皮肤剧痛，一般没有系统症状或系统症状轻微，很少危及生命。

【诊断要点】

1. 有蜈蚣咬伤史，肢端好发。

2. 局部叮咬处基本均有剧痛，部分患者可发现点状咬痕，叮咬后数分钟、数小时或数天局部可出现红斑、肿胀、水疱、血疱、坏死和迟发型过敏反应伴瘙痒、局部淋巴管炎和淋巴结肿大。

3. 系统症状包括头痛、头晕、恶心、呕吐、焦虑、心悸、出冷汗，个别出现急性冠状动脉综合征、急性心肌梗死、横纹肌溶解和急性肾功能衰竭、过敏性休克。

4. 血常规示白细胞总数升高和中性粒细胞比例升高，继发嗜酸性蜂窝织炎（Well 综合征）可出现嗜酸性粒细胞升高；肾脏受损患者可出现蛋白尿、血尿、血红蛋白尿；部分患者可出现凝血功能异常。

5. 心脏受损患者心电图可以出现 ST 段抬高的心肌梗死波形。

【鉴别诊断】

根据病史和临床表现可以诊断，需要与毒蛇咬伤相鉴别，鉴别点包括动物的长度、咬痕的特征、有无血疱、伤口的大小、是否进展等。

【治疗】

1. *对症处理* 包括局部麻醉药注射或系统给予镇痛药如对乙酰氨基酚（扑热息痛），系统给予抗组胺药物。局部或系统给予糖皮质激素。如继发细菌感染者给予系统抗生素治疗。

2. *局部治疗* 可选择热疗或冷疗（45℃），热疗可以使对热稳定的毒素活性丧失，冷疗有助于消肿。

3. *预防* 给予破伤风抗毒素预防。到目前为止，还没有特效的抗蜈蚣毒素制剂。

八、水母蜇伤

水母蜇伤又名海浴者瘙痒（sea bather's itch）。水母属于刺胞动物门，触须有特异的表皮细胞，称为刺胞细胞，含有3种细胞器，称为刺胞囊（cnidocystic sac），其中一种刺胞囊是中空的囊，内含紧密盘曲折叠的含有毒液的丝。丝管外翻释放毒液，一些丝管中空，通过末端释放毒液。触须可含有数千至数百万刺胞囊。

【诊断要点】

1. 有水母蜇伤史。

2. 局部疼痛、水肿和瘙痒，严重者可以导致皮肤坏死。

3. 刺胞囊还可以引起系统症状，包括胃肠道、肌肉、心脏、神经等，可导致心律失常和心脏呼吸骤停、急性肾功能衰竭。

4. 可以诱导抗体生成和迟发型变态反应，引起过敏性休克和慢性湿疹的发生。

【鉴别诊断】

根据病史和临床表现诊断，需要与珊瑚伤、尾蚴皮炎等相鉴别。

【治疗】

1. 预防措施包括穿防护服，外涂防蜇伤药物。

2. 蜇伤局部给予盐水、海水、乙酸或苏打水冲洗，抑制刺入皮肤内的刺胞释放毒素，然后戴上手套移除刺胞。冰块外敷或热水浸泡减轻疼痛。

3. 可口服镇痛药物或外用麻醉剂如利多卡因。外涂或口服糖皮质激素。外涂或系统给予抗生素预防感染。对于迟发型超敏反应可以外用他克莫司、吡美莫司，局部糖皮质激素注射。

4. 严重患者可以给予抗水母毒素。

九、血吸虫尾蚴皮炎

血吸虫尾蚴皮炎（cercarial dermatitis of schistosome）又名游泳者瘙痒（swimmer's itch）、蚴疹痒、稻田痒，是一种由血吸虫尾蚴刺入皮肤引起的水源性过敏性疾病。血吸虫有 2 个宿主生活周期，尾蚴由中间宿主螺（淡水螺和海螺）释放入水中，当遇到合适的宿主时（鸟类和哺乳类动物如鹅、鸭、鸥等，也包括人），钻入皮肤，然后发育成成虫，产卵并排到周围环境中。

【诊断要点】

1. 近期（96h 内）有接触自然水源。

2. 暴露后 12～24h 出现丘疹伴严重瘙痒。

3. 皮疹分布在浸入水中的部位。

4. 选取暴露 24～72h 出现的丘疹行组织病理检查可以找到尾蚴协助诊断，超过这个时间后虫体被消化遗留嗜酸性细胞浸润的炎症。

5. 血吸虫抗原的抗体比皮试敏感，但不够特异，敏感性不够，因此临床通常不采用。

【鉴别诊断】

需要与刺细胞动物（如水母和海葵）幼虫刺丝囊引起的皮炎相鉴别，后者瘙痒剧烈，红色丘疹较小（直径 1～1.5mm），位于泳衣内或发间。

【治疗】

1. 预防：最重要的是不要接触被尾蚴感染的水源，至少在初夏或仲夏季节尾蚴多的时候不要接触。

2. 轻者局部外用炉甘石洗剂。严重患者可以系统口服抗组胺药物或弱效糖皮质激素。

3. 系统感染者可以口服抗蠕虫药物吡喹酮 20mg/kg 单次口服，副作用轻微，包括腹部不适、发热、头痛。

十、钩虫皮炎

钩虫皮炎（hookworm dermatitis）最常见的表现是皮肤幼虫移行疹，因偶然接触的动物钩虫幼虫侵入皮肤移行而成。钩虫是一种栖身在肠道、嗜血的寄生虫，引起人类致病的钩虫有 2 个属包括钩虫属如十二指肠钩口线虫和板口线虫属如美洲板口线虫。引起皮肤幼虫移行症的是感染犬的犬钩口线虫、感染猫犬的巴西钩口线虫和狭头钩虫。钩虫皮炎在温带气候多见，皮疹具有自限性。

【诊断要点】

1. 赤足在粪便污染的土壤中行走史。
2. 蜿蜒游走的瘙痒性皮疹。
3. 组织病理偶尔可以见到位于表皮的幼虫，幼虫通过后遗留的空腔位于角质层伴海绵水肿，真皮淋巴细胞、组织细胞、嗜酸性粒细胞混合浸润，表皮和毛囊内偶尔可见嗜酸性粒细胞聚集。

【鉴别诊断】

需要与其他表现为爬行性皮疹的粪类圆线虫病、蝇蛆病、颚口线虫病、罗阿丝虫病、皮肤毛发移行症等相鉴别。

【治疗】

1. 预防：包括不要在户外排便；不要使用未处理的粪便灌溉农作物；不要赤足在已知感染区域行走；除猫犬外涂莫昔克丁、吡虫啉可以控制和预防钩虫、蛔虫、鞭虫、犬恶丝虫感染。
2. 钩虫皮炎是自限性的，但可以继发感染和过敏反应，需要抗感染和抗过敏止痒等处理。
3. 对于移行的皮疹可以尝试冷冻治疗，但效果不佳。
4. 成人患者口服 400mg 阿苯达唑，儿童患者 10～15mg/kg，治愈率可达 45%～100%。

十、雷诺病

雷诺病（Raynaud disease），又称雷诺综合征或雷诺现象，特征表现为寒冷或应激相关的皮肤苍白（缺血期）、青紫（低氧期）、红斑（再灌注期），伴疼痛或感觉异常。根据是否有潜在病因或疾病分为原发性雷诺现象和继发性雷诺现象。患病率为3%～5%，女性好发。

【诊断要点】

1. 遇冷时手指是否出现非同寻常的敏感，包括疼痛或针刺、麻木等感觉异常。

2. 遇冷时是否出现颜色改变，特别是苍白和（或）蓝黑色。

【鉴别诊断】

包括Buerger病、类风湿关节炎、硬皮病、CREST综合征、SLE、腕管综合征、胸腔出口综合征、甲状腺功能减退症（甲减）、冷球蛋白血症、Waldenstrom巨球蛋白血症、肢端青紫、红细胞增多症。

【治疗】

1. 改变生活方式　包括保暖（包括戴手套）和避免引起发作的应激或诱发加重因素，如感情压力、咖啡因、吸烟、创伤、手指振动、血管收缩药物等，例如β受体阻滞剂、安非他命、麦角生物碱、舒马曲坦等。

2. 药物治疗　钙离子通道阻滞剂包括二氢吡啶类如硝苯地平（最常用，10～30mg，每天3次）、非二氢吡啶类如地尔硫䓬；血管紧张素转换酶抑制药（ACEI）如卡托普利12.5～25mg口服每天2～3次；血管紧张素Ⅱ受体阻滞剂如氯沙坦12.5～50mg每天1次；磷酸二酯酶-5抑制剂如西地那非，50mg每天2次；前列腺素如伊洛前列素，0.5～2ng/(kg·min）静脉注射或50mg口服，每天2次；5-羟色胺再摄取酶抑制剂如氟西汀20～40mg每天1次；α_1-肾上腺素阻滞剂如哌唑嗪1～5mg每天2次；内皮素受体拮抗剂如波生坦62.5～125mg每天2次；外用硝酸甘油凝胶、硝苯地平乳膏、西地那非乳膏等。

3. 手术或侵入性治疗　包括肉毒素注射、交感神经阻滞、胸腔镜交感神经切断术、指趾交感神经切断术、脊髓刺激。

十一、红斑肢痛症

红斑肢痛症（erythromelalgia）是一种罕见的表现为肢端灼痛、潮红、皮温高的临床综合征。1872年首先由Silas Weird Mitchell描述，年发病率（0.36～1.3）/10万，男女比1∶（2～3），平均发病年龄50～60岁，其中原发性或遗传性/特发性红斑肢痛症（又称为2型）的发病年龄多在20岁以前，继发性红斑肢痛症可以发生在成人或儿童，往往有潜在的系统疾病包括真性血小板增多症（又称为1型）和骨髓增生性疾病、副肿瘤性疾病、自身免疫病、毒物和感染等（又称为3型），其中骨髓增生性肿瘤、真性血小板增多症和真性红细胞增多症最常见。

【诊断要点】

Thompson的5条诊断标准：

1. 肢端灼痛。
2. 暖时疼痛加重。
3. 冷时疼痛减轻。
4. 红斑。
5. 受累处皮温高。

*SCN9A*基因突变分析和血常规等检查有助于分型和寻找潜在的病因。

【鉴别诊断】

需要与复杂局部疼痛综合征、反射性交感神经营养不良综合征、血栓闭塞性脉管炎、雷诺现象、糖尿病性神经病变、动脉闭塞硬化症、肢端青紫症、Fabry病、血管炎、药物如溴隐亭和钙离子通道阻滞药等不良反应相鉴别。目前国内多地如湖北、广东佛山等报道的流行性或暴发性红斑肢痛症可能为一种病毒疹，需要与之相鉴别。

【治疗】

1. 去除诱因　包括避免热的环境，限制体育运动，少穿鞋，待在冷一些的环境中，但要避免过度浸泡冷水和冰敷，以免发生浸渍、溃疡、感染。

2. 药物治疗　包括阿司匹林（常用于继发真性血小板增多症的1型患者、前列腺素（如米索前列醇）、钠离子通道阻滞剂（如利多卡因、美西律、卡马西平、奥卡西平）、抗抑郁药（三环类抗抑郁药物和5-羟色胺再摄取酶抑制剂）、抗惊厥药物（加巴喷丁、普瑞巴林）、非甾体抗炎药、抗组胺药物[如赛庚啶、氯苯那敏（扑尔敏）、苯海拉明等]、局部外用药治疗（如5%利多卡因贴剂、1%阿米替林、0.5%氯胺酮复合凝胶、8%辣椒辣素霜）。对于感染、创伤或手术诱发加重者和亚急性期的患者建议早期给予系统使用糖皮质激素40mg/d，连用至少5d。

3. 侵入性治疗　包括交感神经切断术（化学药物、射频消融、手术）、交感神经阻滞术（局部麻醉药、苯酚、可乐定）、硬膜外布比卡因和阿片类药物镇痛、脊髓电刺激植入术、局部肉毒素注射（与选择性阻滞）。

4. 心理支持治疗　包括生物反馈、催眠、按摩治疗等。

第二节　以丘疹为主的皮疹鉴别

一、痒疹

痒疹是指一类伴有剧烈瘙痒的丘疹结节性炎性皮肤病，又可细分为小儿痒疹、妊娠痒疹、光线性痒疹、单纯性痒疹和结节性痒疹等。皮损好发于四肢伸侧，表现为较单一且大小一致的丘疹、结节和继发性损害。各年龄阶段可发病。其病因不明，可能与特应性体质、神经精神因素等有关。

【诊断要点】

1. 病程通常呈慢性，瘙痒剧烈。

2. 皮损较为单一，原发皮损为丘疹、结节，常伴剧烈搔抓引起的继发性损害如糜烂、血痂、抓痕、苔藓样改变、色素沉着等。

3. 好发于四肢伸侧，也常见于躯干、臀部。

【鉴别诊断】

见表 4-3。

表 4-3　痒疹与其他皮肤损害的鉴别诊断

鉴别要点	痒疹	丘疹性荨麻疹	疱疹样皮炎	结节状皮肤淀粉样变	反应性穿通性胶原病
病因	不明	虫咬	自身免疫异常、谷胶敏感性肠病伴发	遗传因素，代谢相关	遗传因素，外伤，系统性疾病
病史	慢性病程，容易反复，治疗困难	夏秋多发，急性起病，消退较快	慢性反复，预后良好	慢性反复，难治	伴糖尿病、尿毒症等系统性疾病

续表

鉴别要点	痒疹	丘疹性荨麻疹	疱疹样皮炎	结节状皮肤淀粉样变	反应性穿通性胶原病
临床特点	瘙痒剧烈。皮损好发于四肢伸侧，较为单一，为丘疹、结节，继发损害较重，愈后留有色素沉着、瘢痕	好发于暴露部位，以丘疹、丘疱疹、风团为主，预后可不留痕迹	瘙痒剧烈。皮疹多形性，对称发生，成群或环状排列，可为红斑、丘疹、水疱、脓疱	头面部、胫前好发，表现为黄色、褐色结节，坚硬如石，瘙痒剧烈	好发于躯干、四肢，皮损为丘疹，中央有脐凹性溃疡，内黏附不易剥离的黄色角化性物质，边缘堤状隆起，周围红晕。愈后留瘢痕
检查	组织病理见伴棘层肥厚的海面水肿样皮炎改变	组织病理见真皮水肿，大量嗜酸性粒细胞浸润	组织病理见表皮下疱，直接免疫荧光示真皮乳头IgA和C3颗粒状沉积	组织病理见真皮乳头无定形物质沉积，刚果红染色阳性	组织病理见大量胶原纤维垂直表皮穿出，Masson染色阳性

【治疗】

1. *系统治疗*　可选择两种或两种以上抗组胺药物联用，或加倍剂量服用，以达到止痒效果。沙利度胺每次25～50mg，一日2～3次，逐渐加量至200mg/d，注意致畸、头晕、便秘等常见不良反应。难治患者可短期系统使用糖皮质激素，如复方倍他米松注射液5mg肌内注射1次，或曲安奈德注射液40mg肌内注射1次，或泼尼松30mg/d口服至瘙痒控制后逐渐减停。

2. *局部治疗*　曲安奈德注射液40mg穴位注射，对皮损局限于四肢或以四肢为重的患者，可选择对应的合谷、曲池、足三里等穴位注射。外用药治疗如强效糖皮质激素乳膏、维A酸类乳膏、20%～40%尿素、苯甲酸等。

3. *其他治疗*　液氮冷冻，点阵激光药物导入，如皮损处以点阵激光增加表皮通透性，后给予强效糖皮质激素制剂封包治疗。

二、丘疹性荨麻疹

丘疹性荨麻疹又称“荨麻疹性苔藓”“婴儿苔藓”，是一种以瘙痒性、风团样丘疹或风团样丘疱疹为特征的过敏性疾病。常见于婴幼儿及儿童。春秋多发。本病是以症状特点命名的疾病，实质为由臭虫、跳蚤、虱、螨虫等昆虫咬后引起的迟发型超敏反应。

【诊断要点】

1. 与患者个体素质及臭虫、跳蚤、虱、螨虫等昆虫叮咬相关。

2. 常发生于 2～10 岁儿童，偶可累及青年及成人。

3. 皮损表现为绿豆或花生米大小的纺锤形红色风团样丘疹、丘疱疹，婴幼儿患者症状常较重，可出现紧张性大疱。可反复发作。

4. 皮损好发于四肢伸侧，亦可泛发分布于全身。

5. 皮疹瘙痒剧烈，一般无全身症状，皮损 1～2 周消退后常有暂时性色素沉着。

【鉴别诊断】

1. 结节性痒疹：常见于成年女性，表现为疣状结节性损害，散在、孤立，表面粗糙，触之有坚实感。

2. 水痘：一般有发热、乏力等前驱症状，皮疹表现为丘疹、水疱，红润显著，部分皮疹有黑色结痂，可见“四世同堂”现象。

3. 其余见“痒疹”部分表 4-3。

【预防及治疗】

1. 注意个人及卫生，对可疑环境进行杀虫处理，可穿长袖衣服避免臭虫、跳蚤、虱、螨虫及其他昆虫叮咬。

2. 轻症患者可口服抗组胺药物联合外用糖皮质激素、炉甘石洗剂；全身症状较重时可短期系统使用糖皮质激素；出现紧张性大疱时可行疱液抽取术。

3. 皮损继发感染时可予抗感染治疗。

三、原发性皮肤淀粉样变

原发性皮肤淀粉样变是指淀粉样蛋白沉积在既往正常的皮肤内，而无其他器官受累。其特征为皮肤损害和真皮内淀粉样蛋白沉积。包括三种亚型：斑状淀粉样变、苔藓性淀粉样变和结节性淀粉样变。

【诊断要点】

1. 主要发生于中年人，男女均可发病，与摩擦、遗传、环境和病毒感染相关。

2. 特征性皮疹表现：斑状淀粉样变表现为背部和（或）四肢伸侧的紫褐色斑疹，苔藓性淀粉样变表现为双小腿胫前肤色或褐色丘疹，结节性淀粉样变表现为躯干或四肢蜡样光泽的结节或浸润性斑块。

3. 组织病理及特殊染色（刚果红、结晶紫）证实有淀粉样蛋白沉积即可确诊。

【鉴别诊断】

1. *慢性单纯性苔藓* 皮损多发于胫前等四肢伸侧的慢性肥厚性瘙痒性斑块，组织病理无淀粉样蛋白的沉积。

2. *肥厚性扁平苔藓* 多表现为紫红色斑块，组织学可见基底细胞液化变性及炎症细胞苔藓样浸润，无均一红染的淀粉样物质沉积。

3. *结节性痒疹* 皮损以结节性损害为主，多与神经精神因素相关，瘙痒明显。病理示棘层增生肥厚，多呈假上皮瘤样增生，无淀粉样蛋白沉积。

【治疗】

1. *系统治疗* 维A酸类对部分患者有明显疗效。皮损瘙痒明显时可应用一种或两种联合抗组胺药物口服止痒。

2. *外用药治疗* 强效糖皮质激素制剂，局部外用皮质激素药膏联合封包治疗对皮损有效，必要时也可激素局部封闭注射治疗。维A酸类等角质松解剂对肥厚性皮损有效。

3. *物理治疗* 部分大的丘疹可用液氮冷冻治疗。皮肤磨削术对胫前丘疹苔藓样及结节性损害有长期疗效。

四、丘疹坏死性结核疹

丘疹坏死性结核疹又称丘疹坏死性结核，1936年由Pautrier命名，是一种独特的与结核相关的慢性复发性皮肤病，临床上以成批的坏死性丘疹、溃疡及萎缩性瘢痕为特征。常伴远隔部位诸如肺、泌尿道、胃肠道或淋巴结等的结核病灶，认为是对该病灶的一种超敏反应。结核菌素试验强阳性，但皮损中找不到结核杆菌。抗结核治疗反应迅速。

【诊断要点】

1. 好发部位在四肢伸侧、臀部，常对称分布。

2. 皮损主要表现为红褐色坏死性丘疹，中央溃疡呈火山口状，愈后留有萎缩性凹陷性瘢痕及色素沉着，成批出现，不痛不痒。

3. 病程迁延不愈，丘疹、结痂、溃疡及瘢痕可同时存在。

4. 其亚型包括痤疮炎、毛囊疹、阴茎结核疹和瘰疬性痤疮。

5. 结核菌素试验强阳性。

6. 组织病理早期表现为白细胞碎裂性血管炎，典型改变为真皮楔形坏死区，周边围绕以上皮样细胞和多核巨细胞为主的肉芽肿性炎。

7. 抗结核治疗反应迅速。

【鉴别诊断】

见表 4-4。

表 4-4　丘疹坏死性结核疹与其他皮肤损害的鉴别诊断

鉴别要点	丘疹坏死性结核疹	化脓性毛囊炎	急性痘疮样苔藓样糠疹	淋巴瘤样丘疹病	恶性萎缩性丘疹病	反应性穿通性胶原病
病因	远隔结核灶的超敏反应	细菌感染	不清，可能与对某些病原体的超敏反应有关	T 淋巴细胞的一种，病因不清	与小动脉栓塞有关，确切病因不清	不清，创伤可能是重要因素
系统症状	无或轻微	无或轻微	无或轻微	无或轻微	肠道、神经系统等	常合并慢性肾衰竭、糖尿病及肝病等
临床特点	四肢伸侧及臀部成批出现坏死性丘疹、结痂、溃疡及萎缩性凹陷性瘢痕	毛囊性脓疱，无中央坏死	出血坏死性丘疹，掌跖及黏膜受累少见	紫红色坏死性丘疹，愈后留有痘疮样瘢痕、色素沉着或减退	淡红色圆形水肿性丘疹，逐渐出现坏死，愈后留有瓷白色萎缩	躯干、四肢角化性丘疹，中央呈脐凹状或有角质栓
组织病理	真皮楔形坏死区，周边围绕以上皮样细胞和多核巨细胞为主的肉芽肿性炎	毛囊周围以中性粒细胞为主的化脓性炎	表皮角化不全、海绵水肿、坏死角质形成细胞，界面改变，真皮浅层以淋巴细胞为主的浸润，可见管外红细胞	大细胞胞质丰富，细胞核大，核分裂象易见，CD30 阳性，可分为 A、B、C、D 及 E 型	小动脉坏死、血栓形成、真皮楔形坏死、黏蛋白沉积	表皮杯状凹陷，其内大量坏死物质及炎性细胞，下方胶原纤维变性坏死，经表皮穿通

【治疗】

1. 寻找其他部位潜在的结核灶。

2. 抗结核治疗：对于存在活动性结核灶的丘疹坏死性结核疹患者，推荐四联治疗（利福平、异烟肼、乙胺丁醇和吡嗪酰胺），疗程6个月，抗结核治疗起效迅速，一般数天内可停止新发皮损。

五、金黄色苔藓

金黄色苔藓是一种好发于下肢的以金黄色色素沉着性苔藓样丘疹、斑丘疹为特征的少见病。本病病因不明，有学者认为本病为色素性紫癜性皮病的一种，属于淋巴细胞围管型毛细血管炎。

【诊断要点】

1. 成人、儿童均可发病。

2. 皮损通常突然出现，病程慢性，可长期存在无变化，亦有自行消退者。

3. 多见于下肢，亦可发于全身各部位，多无自觉症状，偶有疼痛。

4. 皮损通常为铁锈色或金黄色针尖大小的斑疹和扁平丘疹簇集组成苔藓样斑片，偶可呈线状节段性损害，边界清楚，大小不一，单发或多个损害，易被患者误认为挫伤。

5. 组织病理特点：表皮无明显异常，真皮上部靠近表皮处可有一宽阔正常的结缔组织区，其下为淋巴细胞和少量组织细胞形成的致密带状浸润，并常含有多量含铁血黄素颗粒。Perls 亚铁氰化钾染色可见更多的染成蓝色的含铁血黄素。真皮毛细血管数目增多，血管内皮细胞肿胀，可致管腔闭塞，血管周围可见红细胞外渗。

【鉴别诊断】

1. 临床上，本病应与药疹及其他色素性紫癜性皮病鉴别。根据本病的典型特点即慢性病程、皮损局限、真皮浅层有密集淋巴细胞呈带状浸润及表皮和真皮之间正常结缔组织带分隔等，均可与前两者相鉴别。

2. 病理上，本病应与扁平苔藓和早期的蕈样肉芽肿相鉴别。本病无颗粒层增厚，基底膜完整，表皮与真皮之间有一狭窄的无浸润带而区别于扁平苔藓；真皮中有含铁血黄素的组织细胞及表皮真皮间狭窄的无浸润带可区别于蕈样肉芽肿。

【治疗】

1. 本病少数患者可自行消退，但多数患者皮损持续多年不退。

2. 药物治疗：可口服维生素 C、芦丁片、卡巴克络（安络血）等；糖皮质激素乳膏外用或糖皮质激素局部封闭。

3. 补骨脂长波紫外线（PUVA）照射治疗有效。

六、线状苔藓

线状苔藓又称线状苔藓样皮炎、获得性 Blaschko 线炎性皮疹，是一种自限性线状皮肤病，好发于儿童，通常无自觉症状。主要表现为小的苔藓样平顶丘疹呈线状排列，多在数月至数年内自行消退。其发病机制存在较大争议，可能是镶嵌现象的表现。

【诊断要点】

1. 主要见于 4 个月婴儿到 15 岁儿童，偶见于成人。

2. 发病突然，进展迅速，数天或数周内达高峰。

3. 皮损由粉红、皮色或黄褐色丘疹组成，连续或间断线状分布，伴少量鳞屑。

4. 常沿四肢单侧的 Blaschko 线分布。

5. 甲累及可导致甲剥离、萎缩、分裂及全甲丢失。

6. 组织病理：局灶性真皮乳头带状炎症细胞浸润，可侵入表皮，出现基底层细胞液化变性，角质层细胞坏死，真皮浅层血管周围淋巴组织细胞浸润，真皮网状层小汗腺及毛囊周围有较密集炎症细胞浸润。表皮细胞内、细胞间水肿，常伴淋巴细胞外移及局灶角化不全。

【鉴别诊断】

见表 4-5。

表 4-5　线状苔藓与其他皮肤损害的鉴别诊断

鉴别要点	线状苔藓	线状扁平苔藓	线状银屑病	线状慢性单纯性苔藓
流行病学	好发于 4 个月至 15 岁儿童，男性多见	常 20～30 岁发病	20～30 岁和 50～60 岁是两个发病高峰	无一定好发年龄及性别差异
发病机制	不明，体细胞镶嵌现象	遗传、自身免疫、感染、药物等	遗传、免疫、环境因素	神经、精神等因素

续表

鉴别要点	线状苔藓	线状扁平苔藓	线状银屑病	线状慢性单纯性苔藓
皮损特点	平顶丘疹连续或间断线状分布，常沿四肢单侧Blaschko线	紫红色扁平丘疹、Wickham纹、线状分布	红斑块、丘疹，覆厚层银白色鳞屑，薄膜现象(+)、Auspitz征（+）	典型皮肤苔藓样变，皮肤增厚、皮脊突起、皮沟加深
自觉症状	通常无自觉症状或轻度瘙痒	瘙痒剧烈	瘙痒轻或中度	瘙痒剧烈
组织病理	表皮灶状海绵水肿，细胞内水肿，可见角化不良细胞，浅层血管周围中等密度淋巴组织细胞浸润，较扁平苔藓轻	角化过度，颗粒层楔形增厚，基底细胞液化变性，真皮浅层带状淋巴组织细胞浸润	表皮层融合性角化不全，可见微脓疡，颗粒层变薄，棘层肥厚，表皮脚下延，真皮乳头毛细血管扩张，血管周围淋巴组织细胞浸润	表皮角化过度，局灶角化不全，银屑病样增生，颗粒层增厚，浅层血管管壁增厚，周围淋巴细胞浸润，真皮乳头层增厚，胶原粗厚红染，成纤维细胞肥大、增多

【治疗】

除非有严重瘙痒，一般无须治疗。外用糖皮质激素可加速皮损消退，有报道使用钙调磷酸酶抑制剂有效。甲损害可用糖皮质激素封包治疗。

七、扁平苔藓（四肢）

扁平苔藓是一种特发的皮肤黏膜炎症性皮肤病，病因和发病机制至今尚未清楚，但已发现与多种疾病过程和因素有关，包括病毒感染、自身免疫性疾病、药物、疫苗接种和牙科修补材料等。

【诊断要点】

1. 皮肤、毛发、甲和黏膜的炎症性皮肤病，好发于中年人。

2. 好发于手腕、前臂、生殖器、下肢远端和骶骨前区，常有瘙痒，皮损表现为紫红色平顶的丘疹和斑块，表面有轻度光泽，能看到细小白线组成的网状结构“Wickham 纹”，可发现 Koebner 现象（同形反应）。

3. 临床变异型包括环形扁平苔藓、大疱性扁平苔藓、肥厚性扁平苔藓、反转性扁平苔藓、线性扁平苔藓、溃疡性扁平苔藓、药物性扁平苔藓和毛发扁平苔藓。

4. 最常导致皮损的药物包括血管紧张素转换酶抑制药（ACEI）、噻嗪类利尿剂、抗疟药、奎尼丁和金制剂。

5. 组织病理示密集、带状分布的淋巴细胞浸润和伴基底细胞层破坏的细胞凋亡。

【鉴别诊断】

1. 神经性皮炎　多位于颈部、骶尾部，苔藓化显著，无多角形脐窝状丘疹，常与肤色一致，无 Wickham 纹，不并发口腔与甲的损害。

2. 皮肤淀粉样变　皮损多发于双侧胫前，为略扁平坚实的丘疹密集似苔藓样变，表面粗糙无光泽，灰褐色或与皮色一致，无 Wickham 纹，刚果红试验阳性。

3. 银屑病　边境清楚红色丘疹斑块上覆厚层银白色鳞屑，薄膜现象（+）、Auspitz 征（+），无 Wickham 纹。

【治疗】

1. 系统治疗

（1）泼尼松：15～20mg/d，持续 2～6 周，然后在数周内逐渐减量。可发生反跳和复发，但不建议以系统服用激素作长期维持治疗。

（2）阿维 A：30mg/d，连续 8 周。停药容易复发，因此有必要长期维持治疗。

（3）环孢素：1～6mg/（kg・d），使用 3～5 个月后症状可缓解，大部分患者在皮损消退后的数月内没有复发。长期使用环孢素可致肾毒性，不连续使用会出现反跳。

（4）其他药物：吗替麦考酚酯（麦考酚吗乙酯，MMF）、沙利度胺、灰黄霉素、甲硝唑、肿瘤坏死因子（TNF）抑制剂、巴利昔单抗（抗 IL-2 受体的嵌合抗体）等。

2. 外用药治疗

（1）局部注射糖皮质激素。

（2）0.1%他克莫司软膏：每天 2 次外用治疗口腔扁平苔藓，绝大多数患者不到 1 个月症状改善，停用后平均复发时间为 5 周，因此患者常需间断用药防止复发。吡美莫司软膏也有效，但作用较弱。

3. 其他治疗　泡浴，全身 PUVA、UVA1、NB-UVB 准分子激光（308nm）等。

八、儿童丘疹性肢端皮炎

儿童丘疹性肢端皮炎又称 Gianotti-Crosti 综合征，是由病毒感染引起的肢端皮炎。本病特点为突然发生的肢端丘疹，好发于 3 个月至 15 岁儿童，尤以 1～6 岁多见。皮损为粉红色或暗红色扁平或半球形丘疹，多起自下肢，波及臀部及上肢，对称密集分布。

【诊断要点】

1. 好发于 3 个月至 15 岁儿童。
2. 多无前驱症状，突然发疹。
3. 皮疹为扁平实性丘疹，1～5mm 大小，呈暗红、紫红或淡褐色，有时呈出血性。
4. 好发于四肢末端，手、足背开始，扩展至腹部、臀部及上肢伸侧，最后延伸至颜面和颈部，但躯干及黏膜通常不受累。
5. 无明显自觉症状，偶有轻度瘙痒。
6. 可伴肝脾及浅表淋巴结肿大。
7. 大多数患者伴有急性肝炎，肝功能指标升高，特别是血清谷草转氨酶、谷丙转氨酶、乳酸脱氢酶、碱性磷酸酶升高。乙肝表面抗原为阳性。
8. 组织病理无特异性，但有助于排除其他疾病，通常表现为角化不全、灶性海绵水肿、轻度棘层肥厚及银屑病样增生，真皮浅层血管周围中重度淋巴细胞为主的浸润。

【鉴别诊断】

主要与其皮损表现相似的下列疾病相鉴别。

1. *丘疹性荨麻疹* 通常与叮咬有关，好发于暴露部位，以丘疹、丘疱疹为主，瘙痒。组织病理示表皮海绵水肿、真皮水肿，见较多嗜酸性粒细胞浸润。

2. *多形红斑* 常与感染或药物有关，特征性皮损为靶形损害，即虹膜状皮损，有不同程度的黏膜损害。组织病理示界面皮炎伴坏死角质形成细胞。

3. *扁平苔藓* 累及皮肤、毛囊、甲、黏膜的慢性炎性疾病，表现为紫红色多角形扁平丘疹和斑块。组织病理示为以苔藓样界面皮炎，颗粒层楔形增厚，真皮浅层淋巴细胞为主的带状浸润。

【治疗】

本病无特殊疗法，有自限性，皮疹可于发病后 20～30d 自行消退，一般对症处理即可。

九、疣状表皮发育不良

疣状表皮发育不良又称疣状表皮结构不良。由 Lewandowsky 及 Lutz 于 1922 年首先报道，多见于儿童，属于罕见的慢性皮肤疾病，对人乳头瘤病毒（HPV）具有高度遗传易感性。目前已报道了 24 种疣状表皮发育不良相关的 HPV，主要为 HPV3、HPV5、HPV8，其中 HPV5 和 HPV8 在该病诱发的鳞状上皮细胞癌中检出率较高。

【诊断要点】

1. 多幼年发病。

2. 全身泛发性扁平疣或寻常疣样损害，部分可发生花斑癣样、脂溢性角化病样、点状瘢痕样损害，可发展为鳞癌。

3. 可伴有掌跖角化、指甲改变、雀斑样痣、智力发育迟缓等。

4. 组织病理：表皮角化过度，棘层肥厚，弥漫性细胞空泡样变性，病变细胞肿胀，胞质为灰蓝色，核固缩。

【鉴别诊断】

1. *着色性干皮病*　两性发病相当，父母常为近亲结婚。一般在出生后 6 个月至 3 岁发病。初期的皮损发生在曝光部位，日晒部位发生雀斑、瘢痕、水疱、毛细血管扩张、光线性角化等，雀斑可互相融合形成不规则的色素沉着斑片。

2. *疣状肢端角化症*　手背、足背、肘、膝等处发生扁平疣状丘疹，手掌弥漫性增厚及小的角化，组织病理示表皮细胞无空泡形成。

3. *扁平苔藓*　紫红丘疹，伴瘙痒，常有明显黏膜损害，病理具有特异性改变。

【治疗】

1. 注意防晒，癌前病变及癌症发生时及时手术切除。

2. 外用氟尿嘧啶。

3. 口服阿维 A 效果较好，停药易复发。

十、传染性软疣

传染性软疣是由传染性软疣病毒感染引起。该病毒为痘病毒科的一类双链 DNA 病毒。本病多见于儿童，免疫缺陷人群发病率可高达 20%。皮损表现为特征性有蜡样光泽的丘疹或结节，顶端凹陷，能挤出乳酪状软疣小体。

【诊断要点】

1. 好发于儿童，多发生在颜面、躯干、四肢、阴囊、肩胛及眼睑等处。

2. 皮损中央呈脐窝状凹陷，表面有蜡样光泽的坚实丘疹，呈灰色或珍珠色，顶端挑破后，可挤出白色乳酪样物质即软疣小体。丘疹为数个至数十个不等，常散在分布。

3. 轻度瘙痒或无自觉症状，经过缓慢，可自体接种，亦可自然消失。

4. 组织病理可见表皮高度增生深入真皮，其周围结缔组织受压而形成假包膜，并被分为多个梨状小叶，真皮乳头受压成为小叶间隔。受感染的表皮细胞胞质内充满病毒包涵体，称为软疣小体。病变中央顶部感染细胞脱落形成火山口。真皮炎症轻微或呈慢性肉芽肿性反应。

5. 核酸杂交或 PCR 可检测出传染性软疣病毒。

【鉴别诊断】

1. 水痘　水疱透明澄清，基底红润，周边有红晕，顶端无脐凹。

2. 毛发扁平苔藓　粟粒大小丘疹，色光泽，顶端无脐凹。

3. 单个较大皮损　需要与基底细胞癌、角化棘皮瘤、化脓性肉芽肿鉴别，组织病理可明确。

【治疗】

1. 物理治疗　刮除、二氧化碳激光、电离子、冷冻。

2. 化学治疗　苯酚、斑蝥素、水杨酸、酞丁安、维 A 酸。

3. 抗病毒调节免疫治疗　西多福韦，咪喹莫特。

十一、毛周角化症

毛周角化症是一种遗传相关的慢性毛囊角化性疾病。其特征为毛囊口角质栓、丘疹及毛囊周围红斑。本病常见且发病率高，可达 50%，青春期发病率最高，轻型儿童期发病，随年龄增长逐渐减轻。本病为常染色体显性遗传病。

【诊断要点】

1. 儿童或青春期发病。

2. 有家族史。

3. 好发于耳前、双上臂、肩胛、股部、小腿，亦可泛发，皮损为毛囊源性坚实丘疹，可见角质栓，去除角质栓后可见杯状微小凹窝，露出蜷曲毳毛，毛周少许红斑。

4. 常伴发鱼鳞病和特应性干皮病。

【鉴别诊断】

本病需要与小棘苔藓、毛发红糠疹、维生素 A 缺乏症和毛囊性鱼鳞病等相鉴别。

【治疗】

一般无须特殊治疗，可自行缓解。加强润肤，严重者可局部外用维 A 酸、水杨酸、果酸等。

十二、汗孔角化症

汗孔角化症是一种少见的、遗传相关的慢性进行性角化不全性皮肤病。以边缘堤状隆起、中央轻度萎缩、组织学上存在角质样板层结构为特征。

【诊断要点】

1. 男性多见，多初发于幼年期，慢性病程。

2. 好发于四肢（尤其在手足）、面部、颈部、肩部及外阴，也可累及头皮及口腔黏膜处。

3. 经典斑片型皮损开始为小的角化性丘疹，渐扩展成界限清楚的环状或形态不规则的灰棕色斑片，边缘隆起，中心皮肤干燥、光滑伴轻度萎缩，无毳毛，汗孔处可见细小角质栓。皮损大小及数目不一。

4. 特殊类型包括浅表播散型、单侧线状型、播散性浅表性光化型、角化过度型、炎症角化型、掌跖泛发型、点状型、丘疹型、疣状斑块型，尚有混合存在的情形。

5. 下肢线状型皮损易恶变。

6. 组织病理特点为在周围高起角化的过度嵴处，镜下可见充满角蛋白的凹陷（向深部伸展，顶端偏离损害中央部位），中央处有一角化不完全柱（即圆锥形板层），为本病最有特征性的组织相。皮损中央部位的真皮浅层血管周围可见炎细胞浸润。

【鉴别诊断】

本病需要与扁平苔藓、硬化萎缩性苔藓、疣、光线性角化症、疣状表皮痣、Bowen 病、环状穿通性肉芽肿、环状晚期梅毒疹、环状弹性纤维溶解性肉芽肿、匐行性穿通性弹力纤维病相鉴别。临床表现结合组织病理可鉴别。

【治疗】

1. 尚无有效治疗方法，易复发。

2. 外用药治疗的药物包括水杨酸软膏、维 A 酸软膏、氟尿嘧啶霜、咪喹莫特乳膏。

3. 口服阿维 A、异维 A 酸有效，但停药后易复发。

4. 局限性皮损可用 CO_2 激光、电灼、液氮冷冻或手术切除。

十三、匐行性血管瘤

匐行性血管瘤是一种罕见的皮肤血管痣。其发病机制尚未明确，可能与雌激素水平的升高有关。

【诊断要点】

1. 女性多见，通常儿童期起病，慢性病程。

2. 好发于四肢，大多较局限。

3. 皮损：紫红色斑疹、丘疹、斑片，部分中央消退呈环状，背景呈网状或弥漫性红斑。

4. 多无自觉症状。

5. 组织病理：表皮无明显变化，真皮乳头和浅层可见管壁较厚、扩张而弯曲的毛细血管，无红细胞渗出或炎症细胞浸润。

【鉴别诊断】

本病需要与色素性紫癜性皮病、毛细血管扩张性环状紫癜、毛细血管瘤、肢端血管角化瘤相鉴别，组织病理检查可鉴别。

【治疗】

治疗比较困难，脉冲染料激光、长脉冲 1064nm Nd：YAG 有一定疗效。

十四、平滑肌瘤

平滑肌瘤是主要由平滑肌细胞组成的良性皮肤肿瘤，生长缓慢。

【诊断要点】

1. 20～30 岁多见。多发性损害以男性居多，慢性病程。

2. 多发者多见于面部、背部及四肢伸侧。皮损表现为大小不一质硬隆起的结节，呈褐色或蓝色，可融合成斑块。部分呈弧状或线状排列。

3. 单发者多见于下肢伸侧、阴囊、大阴唇及乳房，隆起结节状。

4. 体积较大者可发生疼痛，寒冷及局部刺激可使肿瘤收缩出现一种缓慢的蠕动。

5. 组织病理：由不同走向的平滑肌束纵横交错构成，瘤细胞甚似正常的平滑肌细胞。从组织发生上可分为皮肤平滑肌瘤、血管平滑肌瘤、结节状肌瘤。

【鉴别诊断】

本病需要与神经瘤、神经纤维瘤、血管球瘤等相鉴别，组织病理检查可鉴别。

【治疗】

外科切除是首选治疗方法，切除不完全者可复发。放射治疗无效。

十五、神经鞘瘤

神经鞘瘤是由于施万细胞过度增生而引起的良性、真性神经鞘肿瘤。发病率低，好发于成人。施万细胞增生的原因尚不明确，22 号染色体上 *NF2* 基因的改变或缺失可能与该病的发病相关。

【诊断要点】

1. 成人好发。四肢屈侧多见，沿大神经干分布，其次见于头颈部。

2. 多无症状，偶有疼痛或压痛。

3. 表现为孤立、柔软、粉红或黄色、表面光滑的真皮或皮下结节或肿块。

4. 组织病理：真皮深部或皮下界清的结节或卵圆形肿瘤，多有包膜。瘤体由多细胞区和少细胞区组成。多细胞区可见梭形细胞增生、细胞膜不清晰、细胞核均一。少细胞区见不同程度的退行性变。栅栏状排列的细胞核和呈双排状排列的细胞核（Verocay 小体）为该肿瘤的典型特征。

【鉴别诊断】

临床上需要与脂肪瘤、附属器肿瘤、皮样囊肿、平滑肌瘤、痣、腱鞘囊肿等相鉴别。确诊需要行组织病理检查。

【治疗】

神经鞘瘤是良性肿瘤，手术切除即可治愈。

十六、皮肤纤维瘤

皮肤纤维瘤是第二常见的皮肤纤维组织细胞肿瘤，部分发病可能与局部创伤或节肢动物叮咬有关，但其确切病因尚不清楚。多发性发疹性皮肤纤维瘤可见于自身免疫性疾病、特应性皮炎及免疫抑制人群。

【诊断要点】

1. 多见于成人，皮损好发于下肢。

2. 表现为坚实、微隆起的丘疹，直径数毫米至 1cm 不等。皮损色素增加，浅肤色的皮损常表现为褐色。

3. 触之与皮下脂肪组织粘连，轻捏时下陷呈酒窝状。

4. 组织病理可见真皮结节状增生，以梭形成纤维细胞和肌成纤维细胞为主，交织排列呈短束状。周边可见厚的透明变性胶原束。可见小血管增生及周围淋巴细胞和浆细胞浸润。常见含铁血黄素沉积现象。其上表皮增生，皮突融合，基底层色素沉着。

5. 免疫组化示波形蛋白、ⅩⅢ a 因子、肌肉特异性肌动蛋白和组织细胞标记阳性，CD34 阴性。

【鉴别诊断】

临床上皮肤纤维瘤需要与囊肿、伴有纤维组织增生的色素痣相鉴别。大的皮损应注意与隆突性皮肤纤维肉瘤相鉴别，后者常呈多叶状，边界不清。组织病理上需要与瘢痕疙瘩、瘢痕、皮肤肌纤维瘤、隆突性皮肤纤维瘤（CD34 阳性）和结节 Kaposi 肉瘤相鉴别。

【治疗】

无须特殊处理，不处理的皮肤纤维瘤通常持续存在，随着时间的推移中央会部分消退。亦可手术切除。

十七、结缔组织痣

结缔组织痣是一种错构瘤，不是真正的肿瘤。临床及组织学表现比较微妙，甚至可类似于正常皮肤。

【诊断要点】

1. 出生时或儿童期出现。

2. 坚实的单个或多发性肤色丘疹、结节或斑块。

3. 伴有结节性硬化症时皮损表现为发生于腰部的卵石样斑块，呈鲨鱼皮样外观。合并脆弱性骨硬化症（Buschke-Ollendorf 综合征）时皮损表现为多发性肤色或淡黄色的丘疹。

4. 组织病理：真皮上部胶原纤维大致正常，中部和下部以及皮肤附属器周围的胶原纤维增多、增粗，水平排列，外形不规则，可呈碎片状。胶原纤维均一化，HE 染色可见轻度嗜碱性变性。弹性纤维染色见胶原纤维周围有细的弹性纤维聚积。真皮上部弹性纤维较多，密集分布。真皮中、下部弹性纤维数量多少不等。

5. 脂肪瘤性结缔组织痣患者真皮内见成熟的脂肪小叶。异位的脂肪组织沿血管分布，脂肪小叶与皮下组织之间常有完整的真皮胶原带分隔开。

【鉴别诊断】

1. 弹性纤维假黄瘤　皮损主要表现为大小较为均一的黄色丘疹，分布于肢体屈侧。本病无弹性纤维破碎和钙沉积。

2. 颈部白色纤维性丘疹病　组织病理改变为真皮胶原的非特异性增加，但在临床上表现为好发于颈部无症状的多发性白色丘疹，一般不融合，常发生于老年人。

3. Schweninger-Buzzi 皮肤松弛症　皮损表现为正常肤色的圆形或椭圆形丘疹，触之有疝囊样感觉。

【治疗】

无须特殊治疗。影响功能活动、反复溃疡、瘙痒严重者考虑手术治疗。

第三节　以结节和斑块为主的皮疹鉴别

一、环状肉芽肿

环状肉芽肿是一种良性且通常具有自限性的皮肤病。容易复发，具体机制不明，可能与外伤、虫咬、日晒、感染、遗传等因素有关。常见类型为局限型（最常见）、泛发型、穿通型、皮下型，其他少见类型有巨大型、丘疹型、线状型，以及斑点或斑片状皮疹等。以上类型可单独发生，也可与局限型环状肉芽肿同时或先后存在。

【诊断要点】

1. 好发于青少年，女性多于男性。

2. 可发生于任何部位，但好发于四肢远端。

3. 皮损可单发或多发，典型皮损为表面光滑的丘疹，质硬，边缘向外开展，呈环状、弓形的斑块，皮色或淡粉红色。

4. 慢性病程，具有自限性，消退后不留瘢痕。

5. 多无明显自觉症状，也可自觉瘙痒。

6. 病理特征：病损在真皮，病理改变主要为局灶性胶原纤维变性、炎症反应及纤维化。胶原纤维变性有完全变性的大病灶和不完全变性的小病灶。在大病灶区，中心为胶原纤维变性，周围栅栏状或放射状排列组织细胞、淋巴细胞和成纤维细胞，偶见巨细胞。在小病灶区，有些胶原纤维有不同程度的变性，细胞浸润为淋巴样细胞、组织细胞和成纤维细胞。根据浸润类型和血管改变可分为：①栅栏状肉芽肿型；②散在性组织细胞浸润型；③上皮样结节型；④混合型。

【鉴别诊断】

1. 结节病　有特征性的组织病理表现（裸结节），可见上皮样细胞肉芽肿，Kveim 试验大多阳性，肺及其他内脏器官亦可受累。

2. 扁平苔藓　多角形紫红色扁平丘疹，伴瘙痒，可有黏膜受累，病理可鉴别。

3. 类脂质渐进性坏死　好发于胫部，橘黄色斑块，有萎缩和毛细血管扩张、纤维化明显的硬皮病样外观，病理特征为胶原纤维变性广泛，位置深，可达真皮中下层，黏蛋白较少或缺如，有类脂质沉积。

【治疗】

本病病因不明，治疗方法很多，疗效不一，有些患者不需治疗，皮损可自行消退，本病易复发。

1. 冷冻　可局部液氮或二氧化碳雪冷冻治疗，但治疗后局部水肿、水疱明显。

2. 糖皮质激素　对于小范围皮疹，可以局部外用糖皮质激素。对于皮损面积较大者，可以皮损内注射糖皮质激素或口服糖皮质激素，但停药后皮损易复发，使用需慎重。

3. 光化学疗法　PUVA 治疗，部分患者可改善或消退。

4. 其他　可使用环孢素、抗疟药、维 A 酸类、维生素 E 等，生物制剂（如英夫利昔单抗）有一定疗效。

二、持久隆起性红斑

持久隆起性红斑是临床上一种好发于四肢关节伸侧，以紫红色或棕红色丘疹、斑块和结节为特点的少见慢性皮肤病。本病可以和很多系统疾病并发，如感染（最常见的感染源为 β 溶血性链球菌、乙肝病毒及 HIV）、自身免疫性疾病（韦格纳肉芽肿、炎性肠病、系统性红斑狼疮等）、良性及恶性血液系统疾病。因慢性抗原暴露或高循环抗体水平所致的免疫复合物沉积可能是本病潜在的发病机制。

【诊断要点】

1. 多见于中老年男性。

2. 皮损为持久性的棕红色或紫红色结节或斑块。

3. 皮损好发于四肢关节伸侧，尤以手足背和肘、膝伸侧多见，少数累及掌跖、臀部和耳部，多呈对称分布，极少侵犯黏膜。

4. 可有不同程度瘙痒、疼痛或烧灼感。

5. 病程缓慢，皮损可持续数月至数年，有时可自行消退；可有新发皮疹，迁延不愈。

6. 组织病理学：①早期皮损，典型的白细胞碎裂性血管炎，主要是中性粒细胞浸润及较多核尘。②成熟期皮损，嗜酸性粒细胞、淋巴细胞及组织细胞增多。③晚期皮损，少量的炎症浸润伴显著的血管周围纤维性增厚。反映了临床皮损“初软后硬”的变化过程。

【鉴别诊断】

本病应与环状肉芽肿、急性发热性嗜中性皮肤病、扁平苔藓相鉴别。

【治疗】

1. *局部治疗* 外用糖皮质激素或抗增生药物，或皮损部注射糖皮质激素。

2. *系统治疗* 首选氨苯砜，若治疗效果不佳，加用小剂量糖皮质激素（泼尼松 20～40mg/d），完全控制病情后，逐渐减少至 5～10mg/d，维持数月。必要时可选择加用免疫抑制剂如雷公藤总苷等。皮疹消退，无新出皮疹，可结束治疗，一般疗程为 2～3 个月。有纤维化增生明显的皮损，可口服维 A 酸类药物。

三、孢子丝菌病

孢子丝菌病是由双相真菌孢子丝菌感染引起的皮肤、皮下组织、黏膜和局部淋巴系统的慢性感染，可致化脓、溃烂及渗出，偶可播散至全身引起多系统损害。其病因及发病机制主要是孢子丝菌通过损伤的皮肤或黏膜感染，也可经上呼吸道或消化道传染，系统感染可由皮肤型所引起。

【诊断要点】

1. 本病遍布世界，我国以东北吉林省多见，好发于成人，慢性病程。

2. 主要分为 4 种类型。①局限性皮肤型：好发于面、颈、躯干、手背等部位，多表现为溃疡、肿胀状、疣状、痤疮样损害，亦可为浸润性、肉芽肿性或红斑性斑块，也常见卫星状损害；②皮肤淋巴管型：原发皮损常在四肢远端，表现为沿着淋巴管分布的真皮和皮下组织结节、溃疡，常蔓延至手臂；③皮肤播散型：可继发于皮肤淋巴管型，皮损为红色、触痛性结节，而后软化形成寒性脓肿并化脓破溃；④皮肤外型：多累及免疫低下者，吸入孢子可发生肺孢子丝菌病，还可累及骨骼、眼、中枢神经系统，心、肝、脾、胰、肾、睾丸及甲状腺等器官。

3. 常有局部外伤史。

4. 可伴有疼痛症状。

5. 真菌培养可分离出孢子丝菌。

【鉴别诊断】

本病应与兔热病、炭疽及其他细菌性疾病相鉴别。一般从临床来看，这些疾病的发病较急，病原学检查和血清学检查也可鉴别。而与其他真菌病，如着色真菌病、芽生菌病、足菌肿、副球孢子菌病及 Majocchi 肉芽肿等均可根据临床及实验室真菌检查结果进行鉴别。对梅毒树胶肿、皮肤结核、脓皮病等则可由临床结合真菌检查及血清学检查来鉴别。

【治疗】

1. *系统药物治疗* 首选口服 10%碘化钾溶液 10ml，每日 3 次，儿童剂量酌减，疗程一般为 2～3 个月，皮损消退后需继续服药 3～4 周防止复发。可选用伊曲康唑 200～400mg/d，疗程为 3～6 个月，病情严重者可用两性霉素 B。

2. *其他治疗* 包括手术、物理疗法（温热疗法、冷冻）、光动力治疗等。

四、皮肤钙质沉着症

皮肤钙质沉着症系指不溶性钙盐沉积在皮肤组织。根据病因的不同，可分为 4 型：营养不良性皮肤钙质沉着症、代谢性皮肤钙质沉着症、医源性皮肤钙质沉着症和特发性皮肤钙质沉着症。

【诊断要点】

1. 常发生于肘、膝、臀和肩部。

2. 坚硬的白色丘疹、结节或肿块，可自行穿破、溃烂，流出石灰样物质，继而愈合或形成溃疡。

3. 血清钙增高或正常。

4. 组织病理改变为真皮或皮下组织内有钙沉积团块，常伴有异物反应。

【鉴别诊断】

1. *粟丘疹* 又称白色痤疮或粟丘疹白色苔藓，为一种良性潴留性囊肿，皮损为境界清楚的乳白色半球形丘疹。

2. 皮脂腺囊肿 俗称粉瘤，好发于皮脂腺丰富部位，高出皮面，表面光滑，无波动感，中央有脐凹样开口，呈蓝黑色，形如针头粉刺，挤压可出现豆腐渣样内容物。

3. 痛风石 是痛风的特征性临床表现，好发于耳郭，外观为隆起的大小不一的黄白色赘生物，表面菲薄，破溃后排出白色粉状或糊状物，经久不愈，但很少继发感染。

【治疗】

1. 积极治疗原发病 小的皮损可经表皮排钙自行愈合，大的结节和肿块可手术切除。

2. 药物选择 一线药物为糖皮质激素、氢氧化铝及三硅酸镁；二线药物为双磷酸盐、地尔硫䓬、秋水仙碱。

五、皮肤猪囊虫病

皮肤猪囊虫病是猪肉绦虫的幼虫（猪囊尾蚴）寄居于皮下组织所引起的皮肤病，又称猪囊尾蚴病。人为猪肉绦虫唯一的最终宿主，因食用未煮熟的猪肉而感染或食用感染者粪便所污染的食物或水所致。

【诊断要点】

1. 进食疫区未煮熟猪肉史，或猪肉绦虫病病史。

2. 孤立散在的圆形或椭圆形皮下结节，常发生钙化。皮下结节为软骨样硬度结节，与周围组织不粘连，无压痛。

3. 病理活检见虫体部分结构。

4. 需要注意是否合并脑囊虫病。

【鉴别诊断】

本病需要与脂肪瘤、神经纤维瘤病、皮脂腺囊肿相鉴别。

【治疗】

首先应加强预防。

1. 手术切除 如钙化的寄生虫必须手术治疗。

2. 药物治疗 吡喹酮 40mg/（kg · d），分 3 次口服，连服 9d；阿苯达唑 20mg/（kg · d），分 2～3 次口服，10 天 1 疗程；甲氧达唑 300mg，2 次/天，连服 3d（用于肠道感染）。

六、旋毛虫病

旋毛虫病是旋毛线虫寄生于人体引起的一种寄生虫病。旋毛虫可寄生于家猪、野猪、鼠、熊等多种动物及人体内，成虫和幼虫分别寄生于同一宿主的小肠和肌肉内。一般通过进食含有旋毛虫幼虫包囊的生或未煮熟的猪肉而染上本病，潜伏期5～15d。

【诊断要点】

1. 近期食用过生肉或未煮熟的含有旋毛虫幼虫的猪肉。

2. 患者临床表现为眼睑水肿，结膜充血，伴有高热、头痛、红斑、胃肠道症状、肌痛及神经系统的症状和体征。

3. 肌肉活检发现幼虫可确诊。

4. 血清学试验于感染后2～4周出现阳性，有助于早期诊断。

【鉴别诊断】

本病需要与食物中毒、伤寒、风湿病、皮肌炎、多发性肌炎、结节性动脉炎等进行鉴别。

【治疗】

1. 抗寄生虫药物　阿苯达唑400mg，2次/天，连服5～7d；噻苯达唑50mg/kg，分3次口服，连服5～7d；甲苯达唑100mg，3次/天，连服5～9d。

2. 出现由异性蛋白引起的变态反应症状或中枢神经系统受侵症状时，应使用糖皮质激素。

七、裂头蚴病

裂头蚴病是由曼氏迭宫绦虫的蚴虫——裂头蚴寄生于人体引起的一种慢性寄生虫病。裂头蚴可寄生于骨以外的人体任何部位，最常见的部位是眼部、口腔颌面部、四肢、躯干及内脏。

【诊断要点】

1. 在流行区有吃生蛙、蛇肉史，以及饮生水或用蛙肉、蛙皮敷疮、敷眼病史。

2. 患处出现游走性皮下结节或肿块。

3. 组织病理活检找到虫体。

【鉴别诊断】

1. *增生型裂头蚴病* 病原为增生裂头蚴，可移行到体内各组织，进行芽生增生。虫体侵入人体后可广泛侵犯皮下、肌间筋膜、肠壁、肠系膜、肾、肺、心、脑等各组织。受累组织呈蜂窝状和结节状，在四肢可致广泛性肿胀，似象皮肿，患者日渐衰弱、消瘦和虚脱，甚至死亡。

2. *囊虫病* 患者常有皮下或肌肉内囊虫结节，分布于头和躯干，四肢较少，结节呈圆形或椭圆形，直径0.5～1.5cm，坚实，可在皮下或肌肉中自由推动，无压痛。结节可陆续出现或自行消失。

3. *并殖吸虫病* 以游走型皮下包块为主要表现。包块大小不一，表面皮肤正常，肿块触之可动。常呈单个散发，偶可见多个成串。一处包块消失后，间隔一些时日又在附近或其他部位出现。常发部位为腹壁、胸背、头颈等。几乎人体表面个各处，都有出现肿块的可能。

【治疗】

1. 手术切除裂头蚴形成的结节。如发现虫体头部吸槽固定很紧，可用薏苡素麻醉后再取出完整虫体，避免残留头节引起复发，手术后可给予吡喹酮治疗。

2. 向裂头蚴形成的囊腔内注入40%乙醇2ml加利多卡因2～4ml，5～10d注入1次，一般2～3次即可杀死囊内的裂头蚴，虫体死后可逐渐被吸收，糖皮质激素可减轻虫体破坏所致的过敏反应。

八、蓝痣

蓝痣是真皮黑素细胞局限性增生所形成的良性肿物，又称蓝神经痣、色素细胞瘤等，有两种不同类型：普通蓝痣及细胞蓝痣。

【诊断要点】

见表4-6。

表4-6 普通蓝痣与细胞蓝痣的诊断要点

鉴别要点	普通蓝痣	细胞蓝痣
好发性别	多见于女性	多见于女性

续表

鉴别要点	普通蓝痣	细胞蓝痣
好发部位	手背、足部、腰、臀部；偶见于口腔黏膜、阴道及子宫颈	臀部和骶尾部
大小	直径 3～10mm，多在 5mm 内	直径 1～3cm 或更大
颜色	蓝色、灰蓝色或铁青色	蓝色或铁青色
基本皮损	结节	结节
边界	清楚	清楚
表面特点	光滑	光滑或高低不平呈多叶状
预后	生长缓慢，终身不退；不会恶变	变为黑素瘤、突然增大、溃疡；发生恶变
组织病理	真皮深部有大量长梭形黑素细胞，聚集成束，细胞长轴与表皮平行，可见纤维细胞和噬黑素细胞数量增加	真皮黑素细胞表现为较大的梭形至椭圆形，聚集成岛状，可深达皮下组织，间有散在的噬黑素细胞

【鉴别诊断】

1. *色素痣* 由痣细胞组成的良性新生物，一般为直径＜6mm 的斑疹、丘疹或结节，着色一致，边缘整齐，表面光滑，表皮柔软，大小和颜色恒定，无特殊蓝色。

2. *恶性黑素瘤* 通常较晚发病，常不对称、边界不清、边缘不光滑、颜色不均匀，但不呈蓝色，瘤体发展迅速，易破溃、出血。组织病理常可见异形的瘤细胞。

【治疗】

1. 蓝痣直径＜1cm 且多无变化者，可不必治疗。

2. 原有蓝痣结节突然增大或蓝色结节直径＞1cm 者，应切除并行组织病理检查。

九、肥大细胞瘤

肥大细胞瘤是一种病因不明的肥大细胞增生性疾病。其特点为肥大细胞增生性浸润，从表皮下至皮下组织均可累及，呈密集团块样分布。通常为良性过程，只有少数是恶性。

【诊断要点】

1. 主要见于儿童，青春期前后可自然消退。

2. 四肢多见，其他部位亦可发病，但掌跖不累及。

3. 皮疹特点为经常单发，为褐色或橘黄色的斑块或结节，边界清楚。皮损受摩擦后，可形成风团样改变，甚至发生水疱。

4. 组织病理示从表皮下至皮下组织均可见肥大细胞多而密集，呈团块样浸润。

【鉴别诊断】

1. *黄瘤病* 由于脂质沉积引起，在皮肤或肌腱上形成黄色或橙色的斑疹、丘疹或结节。可伴发心血管及肝脾损害。组织病理可见呈群集分布吞噬了大量脂质的组织细胞和巨噬细胞，也称黄瘤细胞。

2. *幼年性黄色肉芽肿* 幼儿期起病，2 岁内自愈。皮疹可成批出现，全身（包括口腔）均可出现。皮疹表现为圆形或卵圆形丘疹或结节，红色、黄红色或棕色，境界清楚。组织病理改变为组织细胞浸润为主，成熟期的典型特征为巨细胞核呈花环状。

3. *丘疹性荨麻疹* 见“丘疹性荨麻疹”部分。

【治疗】

无有效治疗，主要是对症治疗，且避免引起肥大细胞释放介质的刺激因素。

1. *局部治疗* 外用，对孤立性不消退的肥大细胞瘤可行手术切除。

2. *全身治疗* 口服药物抑制肥大细胞脱颗粒或拮抗组胺，如赛庚啶或色苷酸钠。

十、异物肉芽肿

异物肉芽肿又称变应性异物反应，为异物引起的一种过敏反应，仅发生在异物过敏体质者，从异物进入人体到发生皮疹的时间一般较长。常见的异物肉芽肿包括铍肉芽肿、硅肉芽肿、锆肉芽肿、汞肉芽肿、硅化物肉芽肿、淀粉肉芽肿、植物肉芽肿、毛发肉芽肿等。

【诊断要点】

1. 皮肤外伤史。

2. 异物沾染、接触、置入或注入史。

3. 经过缓慢，反应局限，除压迫引起疼痛外一般无自觉症状。

4. 皮疹常为多发，形态可分为丘疹、小结节、色素沉着、炎症反应等。

5. 病理表现为结核样结节，由上皮样细胞构成，巨细胞和干酪样坏死可有可无，一般见不到异物被吞噬现象。偏振光、光谱分析、组织化学等方法可用鉴定病损切片中的异物。

【鉴别诊断】

1. 结节病　好发于面、颈、肩、臀等部位。皮疹可表现为丘疹、结节、斑块及肿瘤，浸润明显，可融合成斑块。组织病理改变为真皮或皮下组织中大量聚集上皮样细胞及多核巨细胞，周围淋巴细胞少，为裸结节。结节中央无干酪样坏死。

2. 孢子丝菌病　多有外伤史，皮损多局限于暴露部位，形成沿淋巴走行分布的特征性结节或暗红色浸润性斑块。脓液或组织真菌培养有孢子丝菌生长。组织病理改变为在脓肿和多核巨细胞中 PAS 染色有时可找到孢子或星状体。

3. 急性发热性嗜中性皮肤病　见“急性发热性嗜中性皮肤病”部分。

【治疗】

1. 及时去除异物是预防和治疗的最佳手段。

2. 孤立性病变可手术切除。

3. 对于病变数量多，不适于手术者，部分患者应用糖皮质激素治疗有效。

十一、纤维肉瘤

纤维肉瘤是一种源自成纤维细胞的恶性肿瘤，以往又名黏液纤维肉瘤。其生长缓慢，可发生局部侵袭性生长和复发，晚期才发生转移。

【诊断要点】

1. 多见于中年男性。

2. 好发于躯干和四肢，其次为头部、颈部。

3. 肿瘤表现为深在单发局限性硬固结节，表面紧张，光亮发红，不易破溃，活动度可，但如侵犯邻近组织时则固定不能移动。

4. 组织病理可见肿瘤由梭形成纤维细胞组成，交织成旋涡状。多数分化良好，产生丰富的纤维组织，少见核分裂象，无明显旋涡状结构；分化差的肿瘤细胞异形性明显。

【鉴别诊断】

1. 隆突性皮肤纤维肉瘤　见“隆突性皮肤纤维肉瘤”部分。

2. 平滑肌肉瘤　多发生于子宫和胃肠，偶尔发生于皮下组织。大腿为最常见部位。肿瘤为硬固结节，通常无自觉症状，发生于皮肤时可为多叶状，稍隆起，平均直径6cm，也可侵及真皮，造成萎缩或破溃。组织病理可见肿瘤为梭形细胞组成，交错成束。

3. 恶性纤维组织细胞瘤　为中老年人常见的软组织肉瘤，好发于腿、臀部。瘤体大，深在，界限不清，易复发，预后较差，可经淋巴结或血行转移，多转移至肺部。组织病理示瘤体大而深，细胞成分丰富，可见成纤维细胞样、组织细胞样、泡沫细胞样细胞和奇形怪状的巨细胞，细胞异形性明显。

【治疗】

1. 外科广泛手术切除，术后5年存活率为50%。

2. 对放射治疗不敏感。

十二、隆突性皮肤纤维肉瘤

隆突性纤维肉瘤是一种生长缓慢，起源于皮肤并可扩展至皮下组织的局限性低度恶性的纤维肉瘤。该病呈局部侵袭，偶有广泛播散，切除不彻底时易复发，但罕见转移。

【诊断要点】

1. 多见于中年男性。

2. 好发于躯干，其次为四肢近端。

3. 生长缓慢，一般无自觉症状。切除不彻底时易复发，但罕见转移。

4. 肿瘤表现为隆起性暗红色肿块，质硬，其上可出现不规则多发结节，可融合，有时呈多叶状，表面稍光滑。

5. 组织病理可见表皮及附属器萎缩，胶原纤维排列成旋涡状或车轮状，核有轻度异形性，血管较丰富。

【鉴别诊断】

1. 皮肤纤维瘤　见“皮肤纤维瘤”部分。

2. 平滑肌肉瘤　见“平滑肌瘤”部分。

3. 无色素性恶性黑素瘤　罕见梭形细胞呈车轮状结构，同时可见交界活跃现象，而且不产生网状纤维及胶原；可用 S-100 蛋白等进行免疫组化染色来鉴别。

【治疗】

1. 手术治疗：Mohs 显微外科切除，复发率为 2%，广泛切除患者复发率可达 11%～50%，手术边缘在瘤区外 3cm 及做深筋膜切除可减少复发率。

2. 切除范围不足或术后病理切缘阳性，可术后放疗以有效降低局部复发率。

第四节　以皮肤硬化为主的皮疹鉴别

一、硬皮病

硬皮病是一种病因不明的临床上以局限性或弥漫性皮肤及内脏结缔组织的增厚和纤维化为特征的疾病。根据内脏受累程度和预后的不同，本病可分为局限性硬皮病和系统性硬皮病两大类。局限性硬皮病病变主要局限于皮肤，早期损害只局限于肢体远端或手指及面部皮肤，内脏一般不受累，预后较好；系统性硬皮病有广泛分布的皮肤硬化、雷诺现象和多系统受累，预后较差。本病女性发病率高，多数发病年龄在 30～50 岁。

【诊断要点】

目前临床常用美国风湿病学会提出硬皮病分类标准，该标准包括以下条件。

1. 主要条件　近端皮肤硬化，手指及掌指（跖趾）关节近端皮肤增厚、紧绷、肿胀。这种改变可累及整个肢体、面部、颈部和躯干（胸、腹部）。

2. 次要条件　①指硬化：上述皮肤改变仅限手指。②指尖凹陷性瘢痕或指垫消失：由于缺血导致指尖凹陷性瘢痕或指垫消失。③双肺基底部纤维化：在立位胸部 X 线片上，可见条状或结节状致密影，以双肺底为著，也可呈弥漫斑点或蜂窝状肺，但应除外原发性肺病所引起的这种改变。

3. 判定标准　具备主要条件或 2 条及 2 条以上次要条件者。雷诺现象、多发性关节炎或关节痛、食管蠕动异常、皮肤活检示胶原纤维肿胀和纤维化，血清抗核抗体（ANA）阳性、抗 Scl-70 抗体阳性和抗着丝点抗体阳性均有助于诊断。

4. 早期硬皮病诊断　由于上面的标准敏感性较低，有时无法对早期的硬皮病作出诊断，为此欧洲硬皮病临床试验和研究协作组（EUSTAR）提出了“早期硬皮病”的诊断标准。其中疑诊标准：如出现①雷诺现象；②手指肿胀；③抗核抗体阳性，应高度怀疑早期硬皮病的可能并进行进一步的检查。如果再存在下列 2 项中的任何一项就可以确诊为早期硬皮病：①甲床毛细血管镜检查异常；②硬皮病特异性抗体，如抗着丝点抗体阳性或抗 Scl-70 抗体阳性。

【鉴别诊断】

本病需与 Pasini-Pierini 特发性斑块状萎缩、硬化性萎缩性苔藓、类脂质渐进性坏死、雷诺病、成人硬肿病、博来霉素的皮肤毒性症状、肢端骨质溶解症、慢性移植物抗宿主病等疾病相鉴别。早期硬皮病可能与未分化结缔组织病、混合性结缔组织病不易鉴别。

【治疗】

早期治疗的目的在于阻止新的皮肤和脏器受累，晚期治疗的目的在于改善已有的症状。治疗措施包括抗炎及免疫调节治疗、针对血管病变的治疗及抗纤维化治疗 3 个方面。

1. 糖皮质激素　对本症效果不显著。通常对于皮肤病变的早期、关节痛等有一定疗效。

2. 免疫抑制剂　常用的有环磷酰胺、环孢素、硫唑嘌呤、甲氨蝶呤等。甲氨蝶呤对改善早期皮肤的硬化有效，推荐用于治疗早期皮肤症状。其他药物如他克莫司、松弛素、低剂量青霉胺和静脉用丙种球蛋白（IVIG）对皮肤硬化可能也有一定改善作用。

3. 相关指端血管病变（雷诺现象和指端溃疡）治疗　应戒烟，手足避冷保暖。常用的药物为二氢吡啶类钙离子拮抗剂。此外，也可考虑使用 5-磷酸二酯酶抑制剂、波生坦，静脉使用伊洛前列素和氟西汀。

4. 抗纤维化治疗　TGF-β（转化生长因子）拮抗剂对抗纤维化是否有效尚待进一步研究。

5. 其他治疗　相关系统损害对症治疗。

二、重叠综合征

重叠综合征是指患者同时或者先后患2种或2种以上的结缔组织病（一般为系统性红斑狼疮、类风湿关节炎、多发性肌炎、干燥综合征、系统性硬化病中的 2 种或者 2 种以上疾病重叠），且均能满足其诊断标准的一组特殊的结缔组织病。较常见的有红斑狼疮重叠类风湿关节炎、皮肌炎重叠系统性红斑狼疮及皮肌炎重叠硬皮病。

【诊断要点】

既有诊断某一结缔组织病的足够证据，又有诊断另外一种或多种结缔组织病的足够证据，即同一患者满足 2 种或 2 种以上结缔组织病的诊断标准即可诊断重叠综合征。需要注意的是，由于继发性干燥综合征可见于多种结缔组织病，故不能将其纳入重叠综合征的范围。

【鉴别诊断】

混合性结缔组织病：具有 2 种或 2 种以上的结缔组织病的特征，但尚不足以构成独立诊断，血清中有高滴度的抗核糖核蛋白（RNP）抗体，对糖皮质激素反应较佳。而重叠综合征患有 2 种或 2 种以上明确诊断的结缔组织病，且血清中无高滴度抗 RNP 抗体，可予鉴别。

【治疗】

以系统性红斑狼疮、多肌炎/皮肌炎、类风湿关节炎和硬皮病的治疗原则为基础。

三、混合性结缔组织病

混合性结缔组织病好发于女性，临床上以雷诺现象、手肿胀、多关节炎、肢端硬化、肌炎、食管运动障碍和肺动脉高压等为特征，具有类似系统性红斑狼疮、硬皮病及多发性肌炎的症状，但尚不能构成独立诊断，血清中有高滴度斑点型抗核抗体及抗 U1-RNP 抗体，部分混合性结缔组织病患者可随疾病进展而发展成为某一种特定类型的弥散性结缔组织病。

【诊断要点】

1. 皮损主要表现有雷诺现象，手指皮肤肿胀、硬化，呈腊肠样。面部有蝶形红斑或眼睑有类似皮肌炎样的水肿性红斑。

2. 可有多发性关节痛或关节炎，但少有关节变形；可有四肢近端轻度肌痛和肌无力；食管受累时蠕动降低；其他表现有间质性肺炎、浆膜炎、心肌炎等，但肾脏损害罕见。

3. 血清中高滴度抗 RNP 抗体；血清抗核抗体呈斑点型阳性；高丙种球蛋白血症。

4. 皮肤免疫病理：直接免疫荧光检查示表皮棘细胞核有斑点状 IgG 沉积。

【鉴别诊断】

1. *系统性红斑狼疮（SLE）*　SLE 有典型的蝶形红斑、狼疮发、光敏感和肾脏病变，血清学检测抗 dsDNA 抗体，抗 Sm 抗体阳性。而混合性结缔组织病中肾脏损害少及程度轻，血清学检测有高滴度抗 RNP 抗体等可予鉴别。

2. *硬皮病*　皮肤硬化不仅限于手足、面、臂和腿部，颈和躯干部亦可累及，血清抗 Scl-70 抗体阳性，抗 RNP 抗体阳性率低，且为低滴度，对糖皮质激素的效应亦较差，可予鉴别。

3. *皮肌炎或多发性肌炎*　混合性结缔组织病为轻度肌炎，肌酶正常或轻度升高，尚有系统性红斑狼疮和（或）硬皮病的某些特征，血清学检测高滴度斑点型抗核抗体和高效价抗 RNP 抗体可予鉴别。

4. *重叠结缔组织病*　此类病例症状需同时符合 2 种以上结缔组织病的诊断标准，且无高滴度抗 RNP 抗体。

【治疗】

1. 糖皮质激素对本病疗效较好，一般可用小剂量泼尼松（15～30mg/d）口服。

2. 雷公藤总苷对发热、皮疹、关节痛等症状疗效尚可，用法为 20mg/次，每日 3 次。

3. 其他还可根据具体情况选用非甾体抗炎药、氯喹、免疫抑制剂等。

4. 注意保温，防止受寒，勿过度劳累。

四、胫前黏液性水肿

胫前黏液性水肿以胫部皮肤硬化为特征，由黏蛋白的沉积所致。常与甲状腺功能亢进，特别是 Graves 病伴发，但也可在治疗甲状腺病后出现。

【诊断要点】

1. 常伴有自身免疫性甲状腺疾病。

2. 多数患者局部皮肤无自觉症状，少数可伴局部瘙痒或疼痛。

3. 皮损最常见的部位是小腿，特别是胫前或足背。但偶尔也可发生于肘部、手背甚至面部。

4. 双侧对称性非凹陷性皮肤橘皮样增厚，常伴一个或多个边界清楚的结节，病损处皮肤颜色呈紫色、褐色或黄色的蜡样质硬的结节或斑块。

【鉴别诊断】

本病应与慢性单纯性苔藓、肥厚性扁平苔藓、淋巴水肿作鉴别。还应与其他原因如静脉高压导致的象皮肿进行鉴别，后者无黏蛋白的沉积，一般无甲状腺疾病。

【治疗】

目前尚无标准治疗方法。基础治疗包括戒烟、减轻体重、维持甲状腺功能正常等。主要治疗措施是局部使用皮质激素，无论是封包应用或皮损内注射，均可改善并缓解症状，特别是患处自觉瘙痒和伴发皮炎时。血浆透析、梯度空气压缩治疗法、奥曲肽对本病有一定益处。对伴发甲状腺功能亢进的治疗并不能改善皮肤的损害。

五、黏液水肿性苔藓

黏液水肿性苔藓又称硬化性黏液水肿，是一种由于黏蛋白沉积而导致的皮肤硬化和丘疹。

【诊断要点】

1. 多发生在头颈部、躯干上部及四肢，表现为对称分布密集的 2～3mm 大小的坚实丘疹，有蜡样光泽，常呈线状排列，丘疹间皮肤硬化发亮。

2. 病理表现为黏蛋白沉积、成纤维细胞增生和纤维化。

3. 多合并有单克隆免疫球蛋白血症。

4. 无甲状腺功能异常。

【鉴别诊断】

本病主要与系统性硬化症和硬肿症相鉴别。本病的特征性表现为除皮肤硬化外还具有蜡样光泽的坚实小丘疹，常呈线状分布，外周血可见副球蛋白血症，易于鉴别。

【治疗】

本病治疗困难。

1. 静脉注射人丙种球蛋白可能是治疗本病最为有效和安全的治疗方法。

2. 对于病情危重患者可考虑骨髓干细胞移植。

3. 其他治疗方法如糖皮质激素（皮损内注射和外用）、透明质酸酶（皮损内注射和外用）、沙利度胺口服、维 A 酸类口服、UVA1 等均有一定的改善效果。

六、硬肿症

硬肿症为躯干上半部真皮黏蛋白沉积导致的皮肤硬化，临床有 3 个亚型。1 型好发于中年女性，临床表现为呼吸道链球菌感染后面颈部突发硬化，渐波及躯干及上臂，面部由于硬化可导致“面具脸”，张口和吞咽困难，这种类型常在 6 个月至 2 年内自行消退；2 型临床表现类似 1 型，但病情持续，多与单克隆免疫球蛋白血症相关；3 型多见于中年男性患者，多合并 2 型糖尿病，病情持续，临床特征为项部和后背皮肤硬化发红，并具有“橘皮样”外观。

【诊断要点】

主要适用于诊断的特征如下：

1. 好发于中年男性。

2. 多合并 2 型糖尿病。

3. 项部和后背皮肤硬化发红。

4. 病理检查见真皮网状层胶原纤维束间黏蛋白沉积(特殊染色证实)。

【鉴别诊断】

本病应与系统性硬化症和硬化性黏液水肿相鉴别。雷诺现象和甲周毛细血管扩张见于系统性硬化症，皮肤硬化和丘疹合并外周血副球蛋白血症则见于硬化性黏液水肿。病理表现可资进一步鉴别：硬化性黏液水肿表现为真皮黏蛋白沉积，成纤维细胞增生及纤维化；硬肿症和系统性硬化症均无成纤维细胞增生，前者仅见真皮网状层黏蛋白沉积，后者表现为胶原纤维束致密排列呈均质样。

【治疗】

见“黏液水肿性苔藓”部分。

七、嗜酸性筋膜炎

嗜酸性筋膜炎又称 Shulman 综合征。

【诊断要点】

1. 发病前有剧烈活动史。
2. 初期肿痛，逐渐发展为硬化，硬化区域出现波纹状外观或沟槽征。
3. 好发于四肢，双侧对称分布，手足和面部通常无异常。
4. 磁共振成像（MRI）检查可清晰显示受累肢体筋膜组织增厚。病理检查显示筋膜组织增厚和皮下小叶间隔增宽，筋膜组织内淋巴细胞及浆细胞浸润，可见嗜酸性粒细胞浸润。

【鉴别诊断】

本病应与硬斑病、硬化性黏液水肿和慢性移植物抗宿主病等临床表现为皮肤硬化的疾病相鉴别。

【治疗】

首选口服糖皮质激素治疗，病情控制后逐渐减量，在6～24个月停用。如疗效不佳，可以考虑联合应用羟氯喹、环孢素、氨苯砜、甲氨蝶呤或英夫利昔单抗。UVA1 光疗或 UVA1 与维 A 酸联合应用亦可考虑。

八、坏死性筋膜炎

坏死性筋膜炎又称 Fournier 坏疽，为感染导致的皮下脂肪组织和筋膜组织致命性坏死。危险因素包括免疫功能低下、肾功能不全、糖尿病和外周血管疾病等。儿童病例多由 A 组链球菌感染导致，而成人病例可由多种细菌感染导致，包括链球菌、金黄色葡萄球菌、大肠杆菌、拟杆菌属、梭状芽孢杆菌和绿脓杆菌等。

【诊断要点】

1. 糖尿病、肾衰竭或免疫功能低下等为易感因素，也可于外伤后或术后出现。

2. 多见于四肢，但儿童多发生在躯干，如会阴和生殖器部位。

3. 红肿，剧痛，迅速发展为灰蓝色病灶，血疱或溃疡溢出恶臭水样分泌物。

4. 伴有寒战、发热、心悸等中毒症状。

5. 外周血白细胞计数、C 反应蛋白和血清肌酸激酶（creatine phosphokinase，CK）水平升高；MRI 检查显示深部病变累及筋膜。

6. 病灶细菌涂片（革兰染色）和细菌培养可辅助诊断。

【鉴别诊断】

1. 初期病灶肿胀硬化应与其他表现为皮肤局部硬化的疾病包括硬斑病、硬肿症、胫前黏液性水肿和嗜酸性筋膜炎等相鉴别。

2. 若出现溃疡，应与其他溃疡性皮肤疾病（如坏疽性脓皮病）、其他感染（如深部真菌病、非典型分枝杆菌感染）和皮肤恶性肿瘤溃疡相鉴别。鉴别要点在于本病进展迅速，溃疡伴有剧痛，特征性水样分泌物，患者中毒症状显著。实验室检查包括外周血白细胞计数、C 反应蛋白和 CK 水平检测，MRI 检查和细菌涂片均有助于鉴别。

【治疗】

对易患人群外伤或术后发生坏死性筋膜炎应保持高度警惕，本病病死率高达 20%～40%，早期诊断并进行广泛的外科清创（筋膜切开术）是治疗成功的关键，术后给予足量、足疗程的敏感抗生素治疗。

（编写：彭世光　唐旭华　梁云生　张振颖
张　燕　韩建文　赵梓纲　郑　松）
（审校：林志淼　张　驰）

第5章

小　　腿

第一节　以结节为主的皮疹鉴别

一、结节性痒疹

结节性痒疹是一种主要见于小腿伸侧，表现为结节的伴有剧烈瘙痒的慢性皮肤病。

【诊断要点】

1. 皮损好发于四肢伸侧，尤以小腿伸侧最为显著，亦可见于腰周、臀部。

2. 早期常为局部出现黄豆至蚕豆大小的风团样丘疹或丘疱疹，呈淡红色或红褐色，孤立散在，数目不等，后期逐渐形成半球状坚实结节，顶端角化表现为疣状外观，表面粗糙，呈红褐色或灰褐色，反复搔抓可在结节周围继发抓痕、色素沉着及苔藓样改变。

3. 自觉剧烈瘙痒，尤以夜间为甚，影响睡眠。

4. 慢性病程，迁延数年。

【鉴别诊断】

1. *寻常疣*　多单发，或少量多发，好发于手足。皮损呈乳头样，高出皮面，表面粗糙，角化明显，触之较硬，一般无自觉症状，偶有轻微痒感。

2. *疣状扁平苔藓*　皮损表现为肥厚性斑块，呈疣状增殖，上覆细薄鳞屑，斑块周围可见散在性褐色或紫红色扁平丘疹。组织病理可见典型界面皮炎和以淋巴细胞为主的带状浸润。

3. 丘疹性荨麻疹 好发于儿童，表现为风团样丘疹，多呈纺锤形，淡红色，顶端可伴有小水疱，自觉瘙痒，病程较短，皮损逐渐消退。

【治疗】

1. 外用药 可选用强效糖皮质激素软膏外涂，如卤米松软膏、丙酸倍他米松软膏等，但注意长期使用存在副反应。选用皮质类固醇激素，如曲安奈德注射液局部皮损内注射，常能获得较好的疗效。亦可选用腐蚀治疗，采用碳酸或50%三氯乙酸涂于结节处，但治疗过程中应谨慎，注意保护周围正常皮肤。

2. 口服药 结节性痒疹比较顽固，容易反复发作，单纯的止痒、抗过敏治疗往往效果不佳，抗组胺药需选择有镇静作用的第一代 H_1 受体拮抗剂，如酮替芬、多塞平等。严重者可选用小剂量糖皮质激素如泼尼松、沙利度胺，以及免疫抑制剂雷公藤总苷，三者可以单用或者采用三联法联合治疗。新近报道抗癫痫、神经痛类药物加巴喷丁、普瑞巴林也可缓解结节性痒疹诱发的瘙痒。

3. 物理治疗 局部皮损可采用激光、高频电灼及液氮冷冻等治疗。

二、结节性红斑

结节性红斑是发生于皮下脂肪的炎性疾病。其病因尚不明确，但多与感染有关，特别是溶血性链球菌，其他如病毒、衣原体、真菌等微生物亦可致病；药物如溴剂、磺胺类及口服避孕药物等也可能与本病相关；其他系统性疾病如红斑狼疮、白塞病、结节病、麻风、Crohn 病、猫抓病等常伴有结节性红斑样皮损。

【诊断要点】

1. 好发于中年女性，急性病程，可反复发生。

2. 小腿痛性结节，不破溃，不融合，2～3 周可自行消退，愈合后不留瘢痕。

3. 皮疹以小腿伸侧明显，亦可发展至大腿、臀部及前臂，偶可见于面部及颈部。

4. 伴或不伴有全身症状，如发热、关节疼痛等。

【鉴别诊断】

1. 结节多动脉炎 多见于男性，特征性的皮肤损害为皮下结节和网状青斑，尤其是多见于下肢的皮下触痛性结节，患者可出现跛行，肌肉、关节疼痛等症状。可有多系统累及和多器官病变。组织病理检查显示中、小动脉的炎性、坏死性和阻塞性全动脉炎。

2. 硬红斑　中年女性发病较多，表现为小腿屈面深而大、暗红色硬结，可破溃，可能与结核有关，呈慢性病程。组织病理检查显示小叶性脂膜炎及片状坏死。

3. 白塞病　结节性红斑可以是独立的疾病，也可以是白塞病的临床表现之一。如果合并有反复口腔、外阴溃疡，脓疱性毛囊炎及眼部损害，需考虑白塞病。

【治疗】

1. 一般治疗　注意积极寻找病因，急性期宜卧床休息并抬高患肢。

2. 外用药治疗　可给予非甾体外用抗炎药物如双氯芬酸钠软膏，糖皮质激素药物如卤米松乳膏，有一定的对症缓解作用。

3. 口服药

（1）可服用非甾体抗炎药物，如吲哚美辛 25mg 每日 3 次；布洛芬每次 200mg，每天 3 次。重者在排除严重感染后，可用中小剂量糖皮质激素，如泼尼松 30～45mg/d，好转后减量。

（2）积极治疗基础疾病，秋水仙碱对发生于白塞病的结节性红斑有帮助。

（3）其他系统治疗包括应用羟氯喹、沙利度胺、雷公藤片或昆明山海棠片、环孢素等。

三、硬红斑

硬红斑又称硬结性皮肤结核，多见于青春期或绝经后女性，常合并其他部位结核。本病是由结核杆菌所致的慢性皮肤病，患者可通过外感染或内感染患病，前者是指病原菌通过破损处直接进入皮肤致病；后者是指患者体内器官或深部组织先患有结核病，病原菌经由血液、淋巴或直接蔓延至皮肤致病。

【诊断要点】

1. 好发于青春期或绝经后女性，呈慢性病程。

2. 以小腿屈侧最常受累，亦可发生于大腿。

3. 基本皮损为豌豆至蚕豆大小的皮下硬结，后逐渐增大并与皮肤粘连，呈暗红色或紫红色，3～4 个月后，逐渐软化破溃，形成深在性不规则坑穴样，伴以陡峭或潜行性溃疡，愈后遗留色素沉着，易反复发生。

4. 部分病例直接涂片或组织切片染色可见结核杆菌。

5. 组织病理多为小叶性脂膜炎，显示聚集成群的上皮样细胞和数量不等的多核巨细胞，形成典型的结核结节。

【鉴别诊断】

与结节性红斑鉴别，见“类脂质渐进性坏死”部分表 5-1。

【治疗】

1. *预防* 积极治疗患者其他部位的结核，同时对易感人群普遍接种卡介苗是预防皮肤结核的关键。

2. *局部外用药治疗* 破溃处莫匹罗星或夫西地酸软膏预防继发感染。也可用按摩、透热等物理治疗方案。

3. *抗结核治疗* 以“早期、足量、联合、规则、全程应用抗结核药物”为原则，常采用 3～4 种药物联合治疗，疗程不少于 6 个月。常用药物的成人剂量：异烟肼 300mg，每天 1 次顿服；利福平 450～600mg/d，每天 1 次顿服；乙胺丁醇 750mg，每天 1 次顿服；硫酸链霉素 1.0g/d，分 2 次肌内注射，或 750mg/d，1 次肌内注射，用前做皮试，用药后应注意听神经损害。

四、硬化性脂膜炎

硬化性脂膜炎又称硬皮病样皮下脂膜炎。本病病因尚不明确，患者多伴有小腿静脉功能不全，造成长期静脉压升高，组织缺氧，血管壁通透性增高，纤维蛋白等大分子物质漏出管外。同时，静脉回流障碍可致内皮细胞损伤，最终发生脂肪坏死和炎症，并进一步发生纤维化。

【诊断要点】

1. 好发于中老年女性，慢性病程。

2. 典型表现为对称发生的小腿下 1/3 处，即穿袜部位有明显的木质样硬结性损害，病变从踝部逐渐向小腿近端进展，有静脉或淋巴回流异常。

3. 组织学上有“鬼影细胞”和脂肪细胞膜性坏死。

【鉴别诊断】

见“类脂质渐进性坏死”部分表5-1。

【治疗】

此病治疗困难，纤维化损害具有不可逆性。抬高患肢、改善局部血液循环是治疗硬化性脂膜炎的主要手段。其次可用红外线光疗和超声波等物理治疗。

五、嗜酸性脂膜炎

嗜酸性脂膜炎以脂肪小叶大量嗜酸性粒细胞浸润为特征，皮损剧烈瘙痒，常表现为皮下结节或风团样斑块，临床上不易辨认。嗜酸性脂膜炎是病理学的诊断，其本身并不是一个独立的疾病，可见于多种疾病中，如结节性红斑、血管炎、昆虫叮咬、寄生虫感染、药物反应、恶性淋巴瘤等。该病的病因及机制不明，目前认为是与全身状况相关的一种反应过程，也可能为皮肤局部的一种迟发型过敏反应。

【诊断要点】

1. 皮损主要表现为皮下结节，也可表现为荨麻疹样丘疹和斑块，瘙痒剧烈。

2. 组织病理可见脂肪小叶及小叶间隔有特征性的弥漫性嗜酸性粒细胞浸润，可伴有数量不等的其他炎性细胞浸润。

【鉴别诊断】

1. 嗜酸性蜂窝织炎　好发于四肢或躯干，表现为水肿性斑块，可伴有灼热或瘙痒，后期浸润发硬。组织病理表现为真皮弥漫性嗜酸性粒细胞浸润，嗜酸性粒细胞脱颗粒和变性后可在胶原纤维上形成“火焰现象”。病情较重时嗜酸性粒细胞可浸润至皮下脂肪组织。

2. 嗜酸性筋膜炎　好发于四肢，也可累及躯干。发病前常有肌肉负重史、外伤史等诱因，皮损往往突然发生，表现为弥漫性水肿，继而硬化与下部紧贴，凹凸不平呈橘皮样外观。病变部位主要在筋膜，真皮一般不受累，表现为浅筋膜明显的增厚、纤维化，筋膜内以嗜酸性粒细胞浸润为主。

【治疗】

本病治疗困难，尚无特效疗法。首先应排查诱因，若病因明确，则针对病因治疗，伴发感染者需加用抗生素或抗寄生虫治疗，而伴发恶性肿瘤者治疗困难，预后欠佳。多数嗜酸性脂膜炎患者可能皮质类固醇激素治疗有效，但减量或停药后易复发，环孢素联合糖皮质激素，可减少激素用量。

六、皮下脂肪肉芽肿病

皮下脂肪肉芽肿病是一种特异性的局限性脂膜炎。其特征为四肢和躯干有皮下结节，伴有脂肪细胞坏死、脂肪肉芽肿和囊肿形成，有自愈倾向，无全身和内脏病变。主要发生于儿童，中年人也可发病，特别是肥胖女性多见。

【诊断要点】

1. 好发于下肢及躯干部，也可累及上肢和面部，常呈对称性分布。

2. 基本损害为扁豆至核桃大小的结节或斑块，质坚硬或有弹性，表面皮肤正常或发红，可有轻压痛。

3. 无发热等全身症状。损害可自行消失，表面皮肤不留任何痕迹。

4. 组织病理显示脂肪细胞变性坏死，有脂肪肉芽肿或囊肿形成。

【鉴别诊断】

与结节性脂膜炎和硬红斑鉴别，见“类脂质渐进性坏死”部分表 5-1。

【治疗】

本病有自愈倾向，无特殊疗法。如皮损广泛、病程较长，可短期内试用皮质类固醇激素治疗，如口服泼尼松等，也可试服四环素类药物。如伴发感染，可选择其他抗生素治疗。

七、类脂质渐进性坏死

类脂质渐进性坏死是一种慢性肉芽肿性皮肤病，病因未明，临床上较少见。其典型临床表现为胫前紫红色至红褐色斑块，边缘隆起可触及，中央为黄褐色萎缩伴毛细血管扩张，常伴发糖尿病。

【诊断要点】

1. 常见于中老年人。

2. 好发部位为胫前，也可见于上肢、面部、头皮，这些部位的皮损多呈环形或匍行性，萎缩少见。

3. 典型临床表现为伴毛细血管扩张的黄褐色萎缩性斑块，周边围绕紫红色的隆起边缘。皮损常多发，双侧对称分布。

4. 病变部位主要位于真皮，表现为不同程度的肉芽肿性炎症、胶原变性（渐进性坏死）和硬化。浸润细胞主要是组织细胞、淋巴细胞、多核巨细胞和浆细胞。组织细胞在胶原变性区边缘呈水平和层样模式排列成栅栏状，周围常有纤维化。皮下脂肪受累表现为间隔性脂膜炎。血管周围有轻至中度淋巴细胞浸润，常有浆细胞。

【鉴别诊断】

以结节为主的皮疹疾病的鉴别见表 5-1。

表 5-1　以结节为主的皮疹疾病的鉴别诊断

鉴别要点	结节性红斑	硬红斑	硬化性脂膜炎	皮下脂肪肉芽肿病	类脂质渐进性坏死	Kaposi 肉瘤（经典型）
好发人群	中年女性	青春期或绝经后妇女	中老年女性	男女儿童	中老年与糖尿病患者	老年男性
好发部位	小腿伸侧	小腿屈侧	小腿下 1/3 处	下肢及躯干部	下肢	下肢远端
病程	急性起病，可反复	慢性病程	慢性病程	慢性病程	慢性病程	慢性病程
愈后	不留瘢痕	可破溃后遗留瘢痕	局部硬化，遗留色素沉着	不留任何痕迹	遗留色素沉着	一般较局限，系统受累少，预后好
特征性皮损	小腿痛性结节，不破溃，不融合	小腿皮下硬结，可破溃	穿袜部位有明显的木质样硬结性损害或弥漫性硬化	扁豆至核桃大小的结节或斑块，质坚硬，表面皮肤正常或发红，可有轻压痛	黄褐色萎缩性斑块	下肢末端紫色、蓝黑色斑块、结节
全身症状	可伴发热、关节疼痛	常无明显全身症状	常无明显全身症状	无发热等全身症状	常无明显全身症状	常无明显全身症状

续表

鉴别要点	结节性红斑	硬红斑	硬化性脂膜炎	皮下脂肪肉芽肿病	类脂质渐进性坏死	Kaposi 肉瘤（经典型）
组织病理	脂肪小叶间隔内有小片散在淋巴细胞及不等量嗜中性粒细胞浸润，血管内皮细胞增生	聚集成群的上皮样细胞和数量不等的多核巨细胞，形成典型的结核结节	有“鬼影细胞”和脂肪细胞膜性坏死	脂肪细胞变性坏死，有脂肪肉芽肿或囊肿形成	真皮肉芽肿性炎症、胶原变性（渐进性坏死）和硬化	真皮内裂隙样血管聚集或血管瘤样结构，以及慢性炎症细胞为主的浸润

【治疗】

早期皮损可外用或皮损处注射糖皮质激素等。可联合应用抗凝剂阿司匹林和双嘧达莫治疗。其他治疗包括抗肿瘤坏死因子（TNF）制剂、PUVA（补骨脂素+A 波段紫外线）、UVA1、光动力疗法，以及药物他克莫司、羟氯喹、秋水仙碱、贝卡普勒明（becaplermin）等。溃疡严重且药物治疗效果不佳时可手术切除。

八、Kaposi 肉瘤

Kaposi 肉瘤又名多发性特发性出血性肉瘤，1872 年由 Kaposi 首先报道。在艾滋病患者中 Kaposi 肉瘤发生率很高。其病因不明，可能与遗传因素、地理环境因素及内分泌等有关。Kaposi 肉瘤可分为经典型、非洲型、同种异质移植型和艾滋病相关型 4 型。

【诊断要点】

1. 经典型　多见于 60 岁以上男性。早期在下肢远端及手与前臂出现紫色、蓝黑色斑丘疹、斑块，后可融合形成大的斑块或结节，后期可出现于面部、耳、躯干及口腔，可伴有疼痛，除皮肤外也可累及皮下淋巴结及内脏。

2. 非洲型　多见于 25～40 岁成人，也见于儿童。皮损广泛，并可累及淋巴结、肝、肺和胃肠等。损害可分为结节型、鲜红色型、浸润型和淋巴结病型 4 型。

3. 同种异质移植型　见于器官移植后长期应用免疫抑制剂的患者，皮损广泛分布于皮肤和黏膜，病程进展快。

4. 艾滋病相关型　在艾滋病患者最初发生的皮肤表现中有30%发生Kaposi 肉瘤，在疾病发展中出现的约占 35%。多发生于身体上部，常见为头、颈部、足底，且对称分布，50%的患者有口腔或胃肠道损害。初为红色斑块，周围有苍白晕，后变成紫色或棕色斑块，苍白晕逐渐消失。

5. 组织病理学改变　4 种类型的改变基本相同，即真皮内裂隙样血管聚集或血管瘤样结构，以及慢性炎症细胞为主的浸润，间质中红细胞外渗、含铁血黄素颗粒沉积，基质中梭形细胞增生，免疫组化示梭形细胞 CD34 弥漫阳性，局部 CD31 和肌动蛋白阳性。

【鉴别诊断】

见“类脂质渐进性坏死”部分表 5-1。

【治疗】

单发性皮损可手术切除，多发性皮损可给予放疗。对于快速进展的病例、肺部受累者、有症状的内脏 Kaposi 肉瘤和淋巴水肿者给予系统性化疗，通常单独或联合使用长春新碱、多柔比星和博来霉素。对于单个皮损，瘤体内注射长春新碱有效。

第二节　以紫癜为主的皮疹鉴别

一、色素性紫癜性皮病

色素性紫癜性皮病（pigmentary purpuric dermatosis）是一组红细胞外溢所致的紫癜性皮肤病，系血管通透性增加、红细胞外溢导致含铁血黄素沉积于皮肤所致，具体发病机制尚不清楚。其病因不明，有报道与静脉高压、运动、重力作用、毛细血管脆性增加、局灶性感染、药物、中毒性因素有关。

【诊断要点】

1. 好发于中老年男性（毛细血管扩张性环状紫癜除外），慢性病程，有自愈倾向。

2. 皮损好发于双下肢，多无自觉症状或轻度瘙痒。

3. 根据临床表现可将色素性紫癜性皮病分为 3 种类型：进行性色素性紫癜性皮病、毛细血管扩张性环状紫癜及色素性紫癜性苔藓样皮炎。进行性色素性紫癜性皮病，又称 Schamberg 病，典型表现为斑片状群集的针尖大小红色瘀点，似撒胡椒粉样，逐渐向四肢近端缓慢发展。毛细血管扩张性环状紫癜，又称 Majocchi 病，典型表现为直径 1～3cm 紫红色环状斑疹，中心或周边可见点状毛细血管扩张及针尖大小紫红色瘀点，以后皮损中心部分消退，向外扩展，呈环状，中央有淡棕色色素沉着，部分中心有轻度萎缩。色素性紫癜性苔藓样皮炎，又称 Gougerot-Blum 综合征，典型表现为铁锈色苔藓样小丘疹，易融合成色泽不同的斑片。

【鉴别诊断】

见表 5-2。

表 5-2 色素性紫癜性皮病与其他疾病的分型鉴别与鉴别诊断

鉴别要点	色素性紫癜性皮病			过敏性紫癜	淤积性皮炎	高球蛋白血症紫癜
	进行性色素性紫癜性皮病	毛细血管扩张性环状紫癜	色素性紫癜性苔藓样皮炎			
好发年龄	中年	青年	中年	儿童及青少年	中老年	青年
好发性别	男性	女性	男性	男性	女性	女性
好发部位	双侧小腿胫前区	双侧小腿胫前区	双侧小腿胫前区，大腿、躯干及上肢亦可累及	双下肢	多为小腿内侧下 1/3 处	双下肢及受压迫部位
皮损分布	对称	对称	对称	对称	单侧	对称
病程	慢性	慢性	慢性	急性	慢性	慢性
前驱症状	多无明显前驱症状	多无明显前驱症状	多无明显前驱症状	部分患者发疹前有发热、咽痛、乏力等全身症状	多无明显前驱症状	多无明显前驱症状

续表

鉴别要点	色素性紫癜性皮病：进行性色素性紫癜性皮病	色素性紫癜性皮病：毛细血管扩张性环状紫癜	色素性紫癜性皮病：色素性紫癜性苔藓样皮炎	过敏性紫癜	淤积性皮炎	高球蛋白血症紫癜
紫癜	斑片状群集针尖大小红色瘀点	紫红色环形斑疹	铁锈色苔藓样小丘疹	多发性稍隆起出血性斑丘疹	棕黄色至铁锈色色素沉着，间有瘀点	以复发性、分批出现、对称性为特征的复发性紫癜
毛细血管扩张	无	有	无	无	无	无
色素沉着	有	有	有	无	有	有
其他皮损表现	无	皮损中心可有萎缩	皮损表面常覆鳞屑	严重者可见血疱、坏死和浅溃疡	皮下结节、斑块	如为继发性疾病，可出现原发疾病表现
自觉症状	多无明显自觉症状或伴轻度瘙痒	多无明显自觉症状	常有不同程度瘙痒	多无明显症状	患肢酸胀感、不同程度的疼痛与压痛	病变区域烧灼感、瘙痒、水肿
系统症状	无	无	无	关节型者可伴有关节及关节周围肿胀、疼痛、触痛、活动受限；胃肠型者可伴有阵发性脐周痛、绞痛、恶心、呕吐、便血等症状；肾型者常伴有肉眼血尿	多无明显系统症状	部分患者出现淋巴结肿大和脾大
实验室检查	无明显异常	无明显异常	无明显异常	C反应蛋白增高及抗链球菌溶血素可呈阳性，咽拭子培养可见β溶血性链球菌；大便隐血可阳性；尿常规可见红细胞、蛋白、管型	多无明显异常	蛋白电泳可见血浆多克隆γ球蛋白异常增多；类风湿因子多阳性；血沉加快；白细胞减少；贫血

续表

鉴别要点	色素性紫癜性皮病			过敏性紫癜	淤积性皮炎	高球蛋白血症紫癜
	进行性色素性紫癜性皮病	毛细血管扩张性环状紫癜	色素性紫癜性苔藓样皮炎			
病理检查	血管周围炎，通常无血管炎改变。伴红细胞外溢，含铁血黄素沉积位于真皮浅层，当真皮浅层淋巴细胞呈苔藓样浸润时可诊断为色素性紫癜性苔藓样皮病			小血管的白细胞碎裂性血管炎	真皮内血管数量明显增多，管壁增厚，红细胞外溢，含铁血黄素沉积位于真皮深部	真皮浅层小血管白细胞碎裂性血管炎
直接免疫荧光	真皮浅表血管壁有纤维蛋白原、IgM 和（或）C3 沉积			真皮浅层血管壁有 IgA 和补体 C3 沉积	免疫荧光阴性	真皮浅表血管壁有 IgG、IgA 沉积

【治疗】

1. 去除病因　尚无特效治疗方法，去除可疑病因，对部分患者可有帮助。

2. 外用治疗　局部皮损可外用多磺酸粘多糖或肝素钠软膏治疗；外用糖皮质激素可控制或改善皮疹和瘙痒。

3. 系统治疗　常用治疗包括抗组胺药物、维生素 C、维生素 E、芦丁片、丹参等。

4. 物理治疗　临床有采用补骨脂素长波紫外线、窄谱中波紫外线成功治疗的报道。

二、过敏性紫癜

过敏性紫癜（anaphylactoid purpura），又称 Henoch–Schönlein 紫癜，是系统性 IgA 免疫复合物介导的白细胞破碎性血管炎。其发病机制迄今尚未完全阐明，包括机体免疫功能的异常，以及细胞因子、炎症介质和凝血机制的参与，并与基因遗传有关。病因可能与感染、疫苗接种、食物、吸入性或接触性过敏原、药物、肿瘤性疾病及遗传等因素有关。

【诊断要点】

1. 好发于儿童及青少年，急性病程。

2. 好发于双下肢及臀部，尤以双小腿伸侧、踝关节周围明显。

3. 根据临床表现可将过敏性紫癜分为 4 种类型。①皮肤型：是最常见的类型，主要表现为针尖至黄豆大小暗红色瘀点和瘀斑，水肿性，略高出皮面，散在分布或密集融合成片，严重者可见血疱、坏死和浅溃疡。②关节型：可伴有关节及关节周围肿胀、疼痛、触痛、活动受限，常累及膝、踝和肘关节等。③胃肠型：约 2/3 病例出现消化道症状，多于皮疹发生后 1 周以内，常见腹痛，多表现为阵发性脐周痛、绞痛，伴有恶心、呕吐、便血等症状。④肾型：常见为局灶性肾炎，多于紫癜后 2～4 周出现肉眼血尿或显微镜下血尿、蛋白尿或管型尿，尿检异常可持续数周至数月。

【鉴别诊断】

见“色素性紫癜性皮病”部分表 5-2。

【治疗】

针对不同类型选择不同的治疗方法。

1. *一般治疗* 积极寻找、避免和治疗可能的病因，急性期患者应注意休息，补充维生素，注意保持水电解质平衡。避免长时间站立及剧烈运动，适当卧床休息。消化道出血仅表现为大便潜血阳性时，如腹痛不重，可用流食，消化道出血严重者应禁食。有明显感染，给予有效抗生素或抗病毒药物。

2. *对症治疗* 单纯皮肤型紫癜可采用抗组胺药、钙剂和维生素 C 进行治疗，不宜过度药物治疗。

3. *系统治疗* ①糖皮质激素：适用于过敏性紫癜出现严重关节和（或）消化道症状，特别是胃肠道出血时。②免疫抑制剂：多用于糖皮质激素疗效不佳或重症过敏性紫癜、急进性肾炎时。常用药物包括环磷酰胺、硫唑嘌呤、环孢素、吗替麦考酚酯等。③抗凝、扩张血管及改善微循环：常用药物包括双嘧达莫、肝素、尿激酶。④丙种球蛋白冲击治疗：可用于糖皮质激素治疗不佳或重症的过敏性紫癜患者。

4. *血液净化技术* 对于难治型紫癜、重症紫癜、严重肾功能损害及急进性肾炎者可考虑采用血浆置换、血液透析或血浆灌流。

三、淤积性皮炎

淤积性皮炎（stasis dermatitis），又称静脉曲张性湿疹，与下肢静脉曲张有关，长期从事站立者、重体力劳动者或多次妊娠妇女等易患本病。发病机制系下肢静脉曲张导致局部血液循环不良、组织水肿缺氧和营养不良，长期反复导致局限性皮下纤维组织增生和硬化，是下肢静脉慢性瓣膜功能不全常见的并发症。

【诊断要点】

1. 好发于中年女性，慢性病程，常伴有下肢静脉曲张。

2. 好发于小腿内侧下 1/3 处，多为单侧性。

3. 皮损初起为局限性、弥散性密集棕红色丘疹、丘疱疹，部分呈紫癜样斑片，自觉瘙痒明显，常抓破糜烂和结痂。日久皮肤粗糙、色素沉着、脱屑、增厚，呈苔藓样改变，甚至呈瘢痕疙瘩样硬度。搔抓或创伤后，局部易出现营养不良性溃疡。

4. 患肢常有酸胀感，伴有内踝水肿，炎症一般不明显。发作期间局部结节和斑块略有红肿，伴有不同程度的疼痛和压痛感。

【鉴别诊断】

见“色素性紫癜性皮病”部分表 5-2。

【治疗】

1. *一般治疗*　避免长期站立或行走，休息时抬高患肢。

2. *治疗下肢静脉曲张*　手术结扎、剥离曲张静脉或使用弹性绷带。

3. *外用治疗*　局部非溃疡性皮损可外用多磺酸粘多糖或肝素钠软膏治疗；局部溃疡性皮损可参考皮肤慢性溃疡处理原则治疗。

4. *系统治疗*　选择以促进血液循环和纤溶为主药物，可以选用氨基己酸、阿司匹林、双嘧达莫等。

5. *物理治疗*　临床有采用强脉冲光、窄谱中波紫外线成功治疗的报道。

四、高球蛋白血症紫癜

高球蛋白血症紫癜（purpura hyperglobulinemia），又称良性高球蛋白血症。发病机制主要为异常增高的球蛋白诱导自身免疫反应发生免疫复合物性血管炎，从而导致出血等临床症状。本病病因不明，可为原发性疾病，也可继发于其他疾病，最常见继发于干燥综合征和相关的血管炎，其他可见于自身免疫性肝炎、系统性红斑狼疮、丙型病毒性肝炎、囊肿性纤维化和多发性骨髓瘤。

【诊断要点】

1. 好发于中青年女性，慢性病程。

2. 好发于下肢及受压迫部位。

3. 典型皮疹为以复发性、分批出现、对称性为特征的复发性紫癜，消退后留有色素沉着斑。

4. 病变区域伴随症状包括烧灼感、瘙痒、水肿。

【鉴别诊断】

见“色素性紫癜性皮病”部分表 5-2。

【治疗】

本病治疗困难，已报道的治疗方法有糖皮质激素、抗疟药、秋水仙碱、非甾体抗炎药、硫唑嘌呤、苯丁酸氮芥、吗替麦考酚酯和血浆置换等。

第三节　以溃疡为主的皮疹鉴别

一、血栓闭塞性脉管炎

血栓闭塞性脉管炎（Buerger 病）主要是下肢中、小动脉的节段性非感染性炎症和管腔内血栓形成导致血管进行性狭窄或闭塞而产生严重症状和体征的慢性疾病。吸烟与 Buerger 病密切相关。

【诊断要点】

1. 年龄＜45 岁青壮年多见，有吸烟史，男女比例为 29∶1。

2. 持续性疼痛，最初在运动之后发生，休息后可缓解。典型症状是足背跛行。当受累动脉支配的皮肤区域的血供减少时，可发生中央坏死、溃疡形成，最后可发生坏疽。

3. 好发于下肢胫前、胫后、足背及跖动脉，也可累及桡、尺及手掌动脉等，严重时尚可累及腘动脉和股动脉等，同时伴发浅表性游走血栓性静脉炎。

4. 血管造影阳性发现。

5. 排除自身免疫病、糖尿病、动脉粥样硬化危险因素等。

【鉴别诊断】

见表 5-3。

表 5-3 血栓闭塞性脉管炎与其他疾病的鉴别诊断

鉴别要点	血栓闭塞性脉管炎	抗磷脂综合征	白色萎缩	变应性血管炎	结节性血管炎	结节性多动脉炎	韦格纳肉芽肿病	坏疽性脓皮病	钙化防御	Degos综合征
主要特点	慢性复发性血管炎	自身免疫性疾病	血栓性疾病	白细胞碎裂性血管炎	特发性血管炎	节段性坏死性中小血管炎	肉芽肿型	无特异性	特发性皮肤钙沉着症	致死性皮肤和肠道闭塞性动脉炎综合征
受累血管	中、小动静脉	全身动静脉	小血管	小血管	脂肪间隔的血管	中动脉及小动脉	中小血管	尚未证实	中小血管	小动脉
好发人群	20～45岁，主要为男性	年轻女性	中年女性	青年女性	中年女性	中年男性	30～40岁男性	成人	发病率低	青壮年男性
好发部位	下肢	静脉血栓下肢多见，动脉血栓多见于脑部及上肢	小腿、踝部	血液淤滞部位、受压迫的部位（踝部、小腿）	小腿后外侧	下肢（尤其是膝关节以下）	四肢伸侧、面部或头皮	下肢、臀部或躯干、创伤部位等	大腿、腹部	近端肢体
病程	慢性	慢性	慢性	慢性	慢性，复发性	慢性	慢性	快速	一经确诊，进展迅速	慢性
疼痛	刺痛、灼痛、电击样	剧烈疼痛	有	四肢大关节游走性疼痛	有	显著	触痛	剧烈的疼痛和压痛	剧烈疼痛	有
紫癜	有	有	有	有	无	有	有	有	有	无
结节	无	有	无	有	有	有	有	有	有	无

续表

鉴别要点	血栓闭塞性脉管炎	抗磷脂综合征	白色萎缩	变应性血管炎	结节性血管炎	结节性多动脉炎	韦格纳肉芽肿病	坏疽性脓皮病	钙化防御	Degos综合征
坏死	有	有	有	有	有	有	有	有	有	有
溃疡	有	有	有	有	有	有	有	有	有	有
瘢痕及色素	有	萎缩性瘢痕	白色萎缩斑	有	萎缩性瘢痕	白色萎缩斑样损害	有	萎缩性筛状瘢痕	有	中央瓷白色萎缩瘢痕
发病机制	不明	自身免疫性疾病	慢性静脉功能不全	III型变态反应	III型变态反应	III型变态反应	可能与体液免疫及细胞免疫异常反应有关	可能属免疫介导性疾病	不明	不明
相关因素	吸烟、寒冷、遗传因素、性激素等	遗传、感染等因素	毛细血管压高、血管内皮细胞血栓素表达升高	约60%与药物、食物、感染等有关	链球菌、分枝杆菌和丙型肝炎病毒（HCV）感染、药物引起的超敏反应	肝炎病毒和前驱性链球菌感染	呼吸道吸入某些抗原、免疫复合物沉积	50%合并有系统疾病	肾脏疾病及继发性甲状旁腺功能亢进	各种病毒感染、凝血功能障碍及自身免疫等
ANCA阳性	无	无	无	无	无	20%阳性	阳性	无	无	无

续表

鉴别要点	血栓闭塞性脉管炎	抗磷脂综合征	白色萎缩	变应性血管炎	结节性血管炎	结节性多动脉炎	韦格纳肉芽肿病	坏疽性脓皮病	钙化防御	Degos综合征
组织病理	动脉壁慢性炎症、血栓形成，内弹力膜完好	皮肤、胎盘和其他组织活检表现为血管内血栓形成	真皮中、下层小血管内皮细胞增生，玻璃样变，纤维素沉积和血栓形成	以真皮上部小血管为中心节段性分布的白细胞碎裂性血管炎，血管内外有中性粒细胞浸润	血管炎症→血管阻塞→坏死脂肪组织附近形成肉芽肿性炎症→纤维化	中、小动脉的炎症性、坏死性和阻塞性全动脉炎，中性粒细胞浸润	白细胞碎裂性血管炎和坏死性肉芽肿性炎	真皮内有较多的中性粒细胞、混合性炎性细胞浸润，血管周围淋巴细胞浸润	中小动脉中层管壁钙化、内膜增生和血管内血栓形成，无血管炎表现	深部真皮血管内皮细胞增生，伴有部分或全部血管内血栓形成

【治疗】

治疗原则是禁止吸烟，解除血管痉挛，改进肢体血供，促进侧支循环建立，减轻疼痛，预防感染，促进溃疡愈合，尽可能保存组织完整以减少病残程度。

二、抗磷脂综合征

抗磷脂综合征（antiphospholipid syndrome，APS）是一种自身免疫性疾病，临床上以动静脉血栓形成、习惯性流产和血小板减少等症状为表现，血清中存在抗磷脂抗体（aPL）。APS 可分为原发性 APS 和继发性 APS，继发性 APS 多见于系统性红斑狼疮（SLE）或类风湿关节炎（RA）等自身免疫病。

【诊断要点】

原发性 APS 的诊断主要依靠临床表现和实验室检查，还必须排除其他自身免疫病和感染、肿瘤等疾病引起的血栓，至今国际上无统一的诊断标准。现实行 2006 年悉尼国际 APS 会议修订的分类标准（表 5-4）。

表 5-4　原发性 APS 的诊断

该标准规定诊断 APS 必须具备下列至少 1 项临床标准和 1 项实验室标准[a]
1. 临床标准
（1）血管栓塞[b]：任何器官或组织发生 1 次以上[c]的动脉、静脉或小血管血栓[d]，血栓必须被客观的影像学或组织学证实。组织学还必须证实血管壁附有血栓，但没有显著炎症反应
（2）病态妊娠：①在≥10 周的时间内发生≥1 次不可解释的形态学正常的死胎，所谓正常形态学的依据必须被超声或其他直接检查所证实；②在妊娠 34 周之前因严重的子痫或先兆子痫或严重的胎盘功能不全[e]致≥1 次的形态学正常的新生儿早产；③在妊娠 10 周以前发生 3 次以上的不可解释的自发性流产，并排除母亲解剖、激素异常及双亲染色体异常
2. 实验室标准[f]
（1）血浆中发现狼疮抗凝物（LA）≥2 次，每次间隔至少 12 周
（2）用标准 ELISA 在血清中检测到中-高滴度的 IgG/IgM 类 ACL 抗体（抗心磷脂抗体）其中 IgG 型 ACL＞40 GPL；IgM 型 ACL＞40 MPL；或滴度＞99 的百分位数，至少 2 次。间隔至少 12 周（GPL、MPL 均为国际上的表述单位）

续表

（3）用标准 ELISA 在血清中检测到 IgG/IgM 型抗 β_2-GPI 抗体，至少 2 次，间隔至少 12 周（滴度＞99 的百分位数）

a APS 的诊断应避免临床表现和 aPL 阳性之间的间隔＜12 周或＞5 年。b 当共存遗传性或获得性引起血栓的因素时也能诊断 APS，但应注明（a）存在及（b）不存在的其他引起血栓的因素，这些危险因素包括年龄（男性＞55 岁，女性＞65 岁）；存在已知的心血管危险因素（如高血压、糖尿病、低密度脂蛋白升高、高密度脂蛋白降低、胆固醇降低、吸烟、心血管病早发的家族史、体重指数≥30kg/m^2、微量白蛋白尿、肾小球滤过率＜60ml/min）、遗传性血栓倾向、口服避孕药、肾病，恶性肿瘤、卧床和外科手术。因此，符合 APS 分类标准的患者应该按照血栓发生的原因继续分层。c 过去发生的血栓可以认为是 1 项临床标准，但血栓必须是经过确切的诊断方法证实的，而且没有其他导致血栓的病因。d 浅表静脉血栓不包括在临床标准中。e 通常可普遍接受的胎盘功能不全包括以下 4 个方面：①异常或不稳定的胎儿监护试验，如非应激试验阴性提示有胎儿低氧血症；②异常的多普勒流量速度波形分析提示胎儿低氧血症，如脐动脉舒张末期无血流状态；③羊水过少，如羊水指数≤5cm；④出生体重在同胎龄儿平均体重的第 10 个百分位数以下。f 强烈推荐研究者对 APS 患者进行下列分型：Ⅰ型，1 项以上（任意组合）实验室指标阳性；Ⅱa 型，仅 LA 阳性；Ⅱb 型，仅 aCL 阳性；Ⅱc 型，仅抗 β_2-GPI 抗体阳性

例如：一位中高滴度 ACL 或 LA 阳性的患者，合并有以下情况时应考虑 APS 的可能：①无法解释的动静脉血栓；②发生在不常见部位的血栓（如肾或肾上腺）；③年轻人发生的血栓；④反复发生的血栓；⑤反复发作的血小板减少；⑥发生在妊娠中晚期的流产；⑦皮肤、胎盘及其他组织活检表现为血栓形成，一般无淋巴细胞或白细胞浸润。

【鉴别诊断】

见“血栓闭塞性脉管炎”部分表 5-3。

【治疗】

原发性 APS 的治疗主要是对症处理，防止血栓和流产再发生。对无症状的抗体阳性患者不宜进行抗凝治疗。aPL 阳性伴有血栓者或抗体阳性又有反复流产史的孕妇可进行抗凝治疗。继发性 APS，如继发于 SLE 或伴有严重血小板减少（＜50×10^9/L）或有溶血性贫血等可用激素或免疫抑制剂治疗。

三、白色萎缩

白色萎缩（Milian's white atrophy）是一种好发于下肢的局限性皮肤血管病，由 Milian 在 1992 年首次描述，又称 Milian 白色萎缩、节段性

透明性血管炎、青斑性血管炎。本病病因不明，可能与免疫有关。

【诊断要点】

1. 好发于中年女性，慢性病程。

2. 临床上以小腿和踝部紫癜、坏死、象牙白色萎缩斑、毛细血管扩张和周围伴色素增加为特征。

3. 组织病理示真皮中、下层小血管内皮细胞增生，玻璃样变，纤维素沉积和血栓形成，血管周围可有红细胞渗出。

【鉴别诊断】

见“血栓闭塞性脉管炎”部分表5-3。

【治疗】

抑制血小板血栓形成或刺激内源性纤维蛋白溶解活性的药物如阿司匹林、双嘧达莫、肝素钠-海普林、皮质类固醇、依前列醇（前列环素）等有效，其他治疗药物包括胍乙啶和烟酰胺等。

四、变应性血管炎

变应性血管炎病因不明，发病机制为Ⅲ型变态反应。临床特征包括下肢斑丘疹、丘疹、可触及性紫癜、风团、结节或溃疡等。可伴有发热、乏力、关节痛、血沉快及内脏损害。

【诊断要点】

1. 儿童和成人均可累及，以青年女性多见。

2. 皮疹呈多样性，最常见的特征性损害是可触及性紫癜（紫癜性斑丘疹）。紫癜基础上可发生血疱、脓疱、坏死及溃疡。有的发展为真皮结节。

3. 组织病理的典型变化是真皮上部白细胞碎裂性血管炎，表现为真皮毛细血管及小血管内皮细胞肿胀、血管闭塞、血管壁纤维蛋白变性及坏死、红细胞外溢、血管壁及周围中性粒细胞浸润伴核碎裂，可有少数嗜酸性粒细胞及单核细胞浸润。

【鉴别诊断】

见“血栓闭塞性脉管炎”部分表5-3。

【治疗】

总的原则：仅有皮损时对症处理，可选用非甾体抗炎药、己酮可可碱、秋水仙碱、沙利度胺，有溃疡时选择每周低剂量甲氨蝶呤和泼尼松；有系统累及时可选用泼尼松、硫唑嘌呤、环磷酰胺、吗替麦考酚酯、环孢素等。

1. *一般治疗* 注意休息，抬高患肢等。寻找病因并去除病因，局部对症治疗。

2. *糖皮质激素* 有系统受累或伴有溃疡的病例，可用糖皮质激素治疗，如泼尼松 0.5～1.0mg/（kg·d），在病情稳定后逐渐减至维持量。

3. *免疫抑制剂* 病情进展快伴有严重系统受累时加用免疫抑制剂治疗。如环磷酰胺 2mg/（kg·d）或每月冲击治疗，甲氨蝶呤每周 5～20mg，硫唑嘌呤 2mg/（kg·d），环孢素 3～5mg/（kg·d），注意此类药物禁忌证及避免副反应发生。

4. *其他治疗* 非甾体抗炎药（NSAIDs）可减轻症状。秋水仙碱每日 0.5～1mg，连用 2～3 周后逐渐减量并停用。

五、结节性血管炎

结节性血管炎又称 Whitfield 硬红斑，是小叶脂膜炎伴有脂肪间隔的血管炎。常发生于中年女性，表现为小腿的触痛性结节或斑块，可发生溃疡。与结核感染有明确关系，但某些特发性疾病或其他感染因素也可引起类似损害。

【诊断要点】

1. 多发生于中年（30～60 岁），女性多于男性。

2. 皮损为疼痛性红色至紫红色结节或斑块，可发生溃破和排除内容物，愈合后形成色素沉着的萎缩瘢痕。

3. 皮损好发于下肢，特别是小腿屈侧，亦可发生于足、踝、臀部及上肢。

4. 实验室检查无特殊发现，除急性期外，血沉很少增快，少数病例抗“O”高或γ球蛋白增高，应进行结核相关检查。

5. 组织病理：小叶性或间隔-小叶混合性脂膜炎。常出现血管炎，累及中、小血管，以中性粒细胞、淋巴细胞浸润为主，也可见脂肪坏死、异物反应和结核样肉芽肿。结核杆菌缺如，干酪样坏死极少见。

【鉴别诊断】

见“血栓闭塞性脉管炎”部分表 5-3。

【治疗】

1. 病因治疗　寻找诱因和病因，针对病因进行治疗：结核菌感染相关的病例采用联合抗结核药物，其他感染相关的病例选择适当的抗生素治疗，停止使用可能使病情加重的药物。

2. 药物治疗　碘化钾常为有效的治疗药物，其他药物包括非甾体抗炎药、抗生素、磺胺类药物、氨苯砜、秋水仙碱，以及系统给予糖皮质激素均对本病的治疗有所帮助。对于结节较多者，可短期使用糖皮质激素，常用泼尼松 30～50mg/d。糖皮质激素禁忌时可以选用氨苯砜，一般起始量为 100～200mg/d。对于经久不愈的患者可给予免疫抑制剂。有报道称吗替麦考酚酯、口服金制剂和氯法齐明有一定疗效。

3. 支持治疗　包括卧床休息、绷带包扎、穿弹力长筒袜，避免吸烟等加重疾病的诱因。

六、结节性多动脉炎

结节性多动脉炎（polyarteritis nodosa，PAN）以坏死性血管炎为特征，主要侵犯中等大小动脉，也可累及小血管。可能与乙型肝炎病毒、丙型肝炎病毒和前驱性链球菌感染因素有关。本病包括两种主要类型：良性皮肤型和系统型，但长期的良性皮肤型也可转化为系统型。

【诊断要点】

1. 男性发病率是女性的 4 倍，平均发病年龄是 45 岁。

2. 特征性的皮肤损害：皮下结节和网状青斑，尤其是多见于下肢的皮下触痛性结节。

3. 多系统累及和多器官病变：肾、心、肝、消化系统、神经系统受损出现的相应症状，以及体重减轻，肌肉、关节疼痛等症状。

4. 组织病理检查可见中、小动脉的炎症性、坏死性和阻塞性全动脉炎。

5. 多项实验室检查异常，包括白细胞增多，血沉增快，蛋白尿和血尿，血尿素氯和肌酐升高，一些患者出现 HBsAg 或 HBsAb 阳性等。

【鉴别诊断】

见“血栓闭塞性脉管炎”部分表 5-3。

【治疗】

糖皮质激素是治疗本病的首选药物。泼尼松初始剂量一般为1mg/（kg·d），控制后渐减量，约3～6个月见效，随缓解程度可渐减至10mg/d，以后可长期维持或隔日服用，至少1年。环磷酰胺可联合糖皮质激素或单独使用，单用剂量为2mg/（kg·d），重者需2倍剂量，随后调整剂量使白细胞计数达到（3～3.5）$\times 10^9$/L，中性粒细胞＞1.5$\times 10^9$/L，控制至少1年，再减量到停用，疗程18～24个月，严重病例需采用皮质激素冲击治疗、皮质激素和环磷酰胺联合治疗及环磷酰胺冲击治疗等。

合并乙型肝炎病毒（HBV）感染患者，如果有HBV复制依据，在抗病毒药物（如拉米夫定等）应用的前提下，可酌情使用小剂量糖皮质激素，尽量不用环磷酰胺，必要时可试用吗替麦考酚酯，每日1.5g，分2次口服。前驱性链球菌感染者可口服或静脉应用青霉素治疗。

七、韦格纳肉芽肿病

韦格纳肉芽肿病（Wegener granulomatosis）是以上呼吸道和（或）下呼吸道坏死性肉芽肿性血管炎、局灶性或弥漫性肾小球肾炎及系统性细、小血管炎为特征的综合征。其病因不明，发病可能与体液和细胞免疫异常反应有关，即由呼吸道吸入某些抗原后，与分泌型IgA形成免疫复合物，激发了T细胞与巨噬细胞，在血管壁内外形成肉芽肿性结构。

【诊断要点】

1. 多发生于30～40岁的男性，慢性病程。

2. 约2/3的病例自上呼吸道[鼻、鼻旁窦（副鼻窦）、鼻咽部及食管周围组织]开始发病；1/3病例自下呼吸道（气管、支气管及肺）开始发病，也有少数自口腔、耳和眼部开始发病。

3. 不规则发热和顽固性鼻炎或副鼻窦炎症状，有肺部体征及尿检查异常者，使用抗生素及一般退热药物治疗无效者高度怀疑本病。

4. 皮肤损害发生一般较早，常对称性地分布于四肢，特别是肘、膝和臀部。损害类型有瘀斑、水疱、血疱、大片皮下出血、结节和坏死、溃疡等。

5. 组织病理：基本病变为坏死性血管炎和肉芽肿。前者累及细、小动脉或静脉，管壁纤维蛋白样坏死、脱层和弹性纤维破坏，早期为中性粒细胞浸润和核碎裂，常有血栓形成；后者是在血管壁及其周围组织内有以巨噬细胞和 T 淋巴细胞为主并有较多多核巨细胞及浆细胞形成的肉芽肿，其中无嗜酸性粒细胞和上皮样细胞。

【鉴别诊断】

见“血栓闭塞性脉管炎”部分表 5-3。

【治疗】

糖皮质激素合并环磷酰胺是主要治疗药物。上呼吸道损害除注意局部清洁外，可加用放射治疗，当只有肾脏病变且必要时，可做肾移植。

推荐治疗方案为环磷酰胺 2mg/（kg • d），合用泼尼松 1mg/（kg • d），缓解后将泼尼松缓慢减量至隔日使用。93%以上的患者可完全缓解，平均生存期达到 4 年。病情缓解后，可用甲氨蝶呤、硫唑嘌呤、来氟米特、麦考酚酯作为环磷酰胺的替代治疗。治疗应持续至少 1 年以上。

八、坏疽性脓皮病

坏疽性脓皮病（pyoderma gangrenosum，PG）是一种以皮肤潜行性溃疡为特征的炎症性皮肤病，多见于成人。典型的皮损初起为无菌性丘疹、脓疱、水疱或结节，皮损迅速增大，形成边缘紫红色的潜行性疼痛溃疡。其病因和发病机制尚不明确，可能与细胞免疫异常、中性粒细胞功能障碍（如趋化性缺陷或反应过度）有关。

【诊断要点】

当临床上遇到疼痛明显和进展迅速的溃疡（如有触痛、坏死和不规则、淡紫色潜行性破坏性边缘）时，应做皮损组织病理检查及特殊染色，排除其他疾病后方考虑诊断本病。Su 等于 2004 年提出了 PG 的诊断标准。

1. 主要标准　①迅速进展（每日皮损边缘扩大 1～2cm 或在 1 个月内溃疡增大 50%）、显著疼痛的坏死溶解性皮肤溃疡（典型者先有丘疹、脓疱或大疱），伴有不规则、淡紫色、呈潜行性破坏的溃疡边缘；②排除其他原因引起的皮肤溃疡（通常需要做皮损组织病理检查和其他实验室检查）。

2. 次要标准　①有同形反应现象的病史或皮损愈合呈筛状瘢痕；

②伴有 PG 常合并的全身性疾病，如炎性肠病、IgA 免疫球蛋白病或恶性肿瘤；③皮损组织病理检查可见真皮内有较多的中性粒细胞、混合性炎性细胞浸润，血管周围淋巴细胞浸润；④对治疗的反应，如全身应用糖皮质激素治疗[泼尼松 1～2mg/（kg • d）]，1 个月内皮损面积可缩小 50%。

只有符合 2 项主要标准和至少 2 项次要标准方能诊断 PG。

【鉴别诊断】

见“血栓闭塞性脉管炎”部分表 5-3。

【治疗】

1. *局部治疗* 抗生素软膏可降低继发感染的风险和对抗已经发生的局部感染；色甘酸钠溶液治疗 PG 已有将近 30 年的历史，一般使用 1%～4%的溶液对溃疡面进行湿敷有效；他克莫司治疗 PG 效果显著而且副作用小，常用浓度为 1%的软膏，每日外用 2 次。其他血小板源生长因子凝胶、银制剂、中草药等均可用于溃疡性伤口的治疗，可以作为常规治疗方法之外的补充手段。

2. *系统治疗* 糖皮质激素是目前治疗 PG 的首选药物，通常使用的剂量为 1mg/（kg • d）；免疫抑制剂常用的药物有环孢素、环磷酰胺、苯丁酸氮芥、秋水仙碱、硫唑嘌呤及吗替麦考酚酯等；静脉滴注免疫球蛋白可以作为 PG 有效的辅助治疗办法，可用于糖皮质激素和免疫抑制剂的使用禁忌者。数据表明，TNF-α 拮抗剂是治疗激素抵抗和难治性 PG 患者的理想选择，耐受性良好。其他药物如磺胺类药物（柳氮磺胺吡啶和氨苯砜）、氯苯吩嗪碘化钾、雷公藤总苷、大剂量胸腺素、米诺环素和四环素等均有使用有效的报道，可以作为 PG 治疗的辅助手段。

九、钙化防御

钙化防御是一种罕见的致死性钙化综合征，临床特征为皮肤网状坏死、青斑和痛性溃疡。其病因及发病机制尚不十分清楚，常发生在患有肾脏疾病及继发性甲状旁腺功能亢进的患者。

【诊断要点】

1. *皮损部位* 好发于大腿、腹部、臀部、乳房等脂肪丰富的部位。

2. *临床症状* 网状青斑、紫斑，伴有剧烈疼痛，逐渐发展为水疱、溃疡，创面往往较深，呈中心性坏死，周边皮肤紫罗兰色改变。溃疡愈合后可见黑痂形成，触摸有皮下硬结。

3. *存在危险因素* 主要为终末期肾病、透析、原发或继发性甲状旁腺功能亢进，共患病（糖尿病、肥胖、自身免疫性疾病、骨代谢异常、高凝状态、酒精性肝病、恶性肿瘤、低蛋白血症、血清铝升高等），药物相关（华法林、钙剂、钙依赖的磷结合剂、维生素D类似物、铁剂、糖皮质激素、皮下注射胰岛素或肝素等）和感染，以及营养不良、体重下降等因素。

4. *实验室检查* 特别是检查甲状旁腺激素（PTH）、钙、磷酸钙产物、碱性磷酸酶及尿素/肌酐升高时应引起注意。

5. *组织病理* 血管中层钙化，内膜纤维化，伴有微小血栓形成及间质性炎症改变，病变血管往往累及中小动脉，但间质组织钙化也有报道。

【鉴别诊断】

见“血栓闭塞性脉管炎”部分表5-3。

【治疗】

1. *对因治疗* 主要为针对危险因素的治疗，维持血钙、血磷水平及钙磷乘积正常，合并甲状旁腺功能亢进的患者可行甲状旁腺切除术，或口服西那卡塞；透析管理，增加透析频率与时长以对抗终末期肾病相关的代谢紊乱；停用可能导致钙化防御的药物，如华法林、维生素D、铁剂、免疫抑制剂等。

2. *伤口处理* 钙化防御的主要死因为脓毒血症，治疗原则包括去除脓性分泌物、清除坏死组织、防治感染、促进伤口愈合，包括清创术、负压吸引、植皮、抗感染等。

3. *特殊药物治疗* 硫代硫酸钠（STS）治疗钙化防御已成为近年来最常见的治疗措施，其用法包括静脉用药和溃疡处用药。静脉用药常用剂量为STS 25g 溶于100ml生理盐水，在透析的最后30～60min滴完，3～5次/周。对于体重＜ 60kg 的患者可调整STS 剂量为12.5g。

4. *其他治疗* 包括疼痛管理、营养支持、高压氧疗、抗感染、扩血管等。

十、Degos 综合征

Degos 综合征（恶性萎缩性丘疹病）是一种以萎缩性丘疹样皮损为特征的疾病。其发病原因尚不明确，可能与免疫功能紊乱、高凝状态、纤维溶解蛋白异常、基因易感性、病毒和细菌感染有关。

【诊断要点】

1. 多发生于成人，男女发病比例为 1∶1.4。

2. 皮肤损害主要分布于躯干和四肢，特别是在背部和肢体近端。

3. 典型皮损以萎缩性瓷白色的丘疹为中心，外周由毛细血管扩张性红斑所围绕为特征，患者通常的表现是以皮肤病变为首发，皮损多发生于躯干，成批出现。

4. 皮肤以外脏器常累及胃肠道，可出现腹痛、腹泻、胃肠穿孔、弥漫性感染性腹膜炎等消化系统症状。

5. 组织病理检查表现为深部真皮血管内皮细胞增生，伴有部分或全部血管内血栓形成。免疫组化显示有特征性膜攻击复合物（C5b-9）、趋化因子 CXCL12（又称基质细胞衍生因子 1，SDF-1）的沉积。

【鉴别诊断】

见“血栓闭塞性脉管炎”部分表 5-3。

【治疗】

目前尚无有效的治疗方法，现多采用试验性治疗方案，包括抗血小板治疗、抗凝治疗、应用糖皮质激素、免疫抑制剂治疗、血浆置换等。

对于累及皮肤的良性萎缩性丘疹病变，早期药物疗效明显，抗血小板药物的应用可控制皮损的发展，因此，促进血液灌注性的药物，如阿司匹林、双嘧达莫、肝素等可作为一线疗法。另外，糖皮质激素联合免疫抑制剂环磷酰胺治疗良性萎缩性丘疹病变也有较好的疗效。而累及皮肤以外脏器的恶性萎缩性丘疹病变，药物疗效较差，特别是当频发胃肠穿孔、继发性腹膜炎、中枢神经系统受累等并发症时多采用外科手术治疗及对症治疗。有报道称利用单克隆抗体治疗危重症恶性萎缩性丘疹可有一定的疗效。

（编写：蔡　涛　吴伟伟　范　星）

（审校：耿松梅　陈　静）

第6章

会 阴 部

第一节 以糜烂、溃疡为主的皮疹鉴别

一、白塞病（会阴）

白塞病是一种多系统的炎性疾病，以复发性口腔溃疡、生殖器糜烂或溃疡、葡萄膜炎为特征。本病多见于中青年，发病率男性＞女性，除了口-眼-生殖器部位的病变之外，还可累及关节、中枢神经系统、血管、呼吸道、胃肠道及泌尿生殖系统。

【诊断要点】

1. 口腔溃疡最常见。

2. 生殖器溃疡发生率为 64%～88%，主要见于阴囊、阴茎、阴道和女性外阴。

3. 生殖器溃疡单发或多发，伴有疼痛，溃疡基底覆以黄色坏死痂，1～2 周可自愈，容易复发。

4. 常伴有眼部损害，其中以虹膜睫状体炎最常见。

5. 皮肤损害包括结节性红斑、血栓性静脉炎、痤疮样损害、毛囊炎、Sweet 样损害等，皮肤可有同形反应。

6. 实验室检查：无特异性，可有白细胞计数增高、贫血、血沉增快、血清球蛋白升高等。

7. 组织病理：缺乏特异性，可表现为不同程度的血管炎。

【鉴别诊断】

见表 6-1。

表 6-1 白塞病与其他皮肤损害与疾病的鉴别诊断

鉴别要点	白塞病	急性女阴溃疡	生殖器疱疹	溃疡性皮肤结核	软下疳	硬下疳	性病性淋巴肉芽肿	腹股沟肉芽肿	Reiter 综合征
病原体	—	粗大杆菌	单纯疱疹病毒	结核杆菌	杜克雷嗜血杆菌	梅毒螺旋体	沙眼衣原体	肉芽肿荚膜杆菌	衣原体、支原体或淋球菌
外阴部皮损特点	反复溃疡	下疳型者类似硬下疳	簇集性丘疱疹、水疱，后形成糜烂和溃疡	穿凿性、潜行性边缘的溃疡，多单发	多发的丘疹、脓疱，后形成溃疡	单个丘疹，后可破溃，表面清洁	一过性小水疱或浅表性糜烂、溃疡	慢性进行性的溃疡性肉芽肿，易出血	浅表溃疡，可相互融合形成多环状
自觉症状	疼痛	疼痛	痒痛	疼痛	疼痛	不痛	不痛	不痛	可有疼痛
触诊	不硬	不硬	不硬	不硬	柔软	软骨样硬度	不硬	不硬	不硬
腹股沟淋巴结肿大	可有	可有	有，伴压痛	可有	有，伴红肿疼痛，继而化脓溃破	有，不痛，不红肿，无粘连，不溃破	有，疼痛、粘连、溃破，可形成“槽形征和瘘管”	“假性横痃”	可有

【治疗】

1. *系统治疗* ①沙利度胺：能明显减轻严重的口腔及生殖器溃疡，剂量为 100～200mg/d，注意其致畸作用和神经系统的不良反应。②糖皮质激素：可以减轻各种症状，尤其能够改善黏膜溃疡和关节疼痛，对有眼部受损和中枢神经受损者应及时应用。开始剂量为泼尼松 1～1.5mg/（kg·d），病情控制 2 周后逐渐减量。病情危重者可进行冲击治疗。③免疫抑制剂：可用于糖皮质激素使用禁忌者、单独使用糖皮质激素不能缓解的患者或伴有严重系统并发症的患者（如伴有中枢神经系统或血管病变者）。可与糖皮质激素联合使用，以减少糖皮质激素的用量。常用环磷酰胺 8～12mg/（kg·d）、甲氨蝶呤每周 15～25mg、硫唑嘌呤 1～2mg/（kg·d）、环孢素 3～5mg/（kg·d）等。④TNF-α 阻断剂：对传统免疫抑制剂治疗无效者，可应用 TNF-α 阻断剂。英夫利昔单抗 5mg/kg 静脉滴注，分别在第 0 周、第 2 周、第 6 周使用；阿达木单抗 80mg 作为起始剂量，40mg 每周或每 2 周使用；依那西普 50～100mg 每周使用。⑤其他药物：秋水仙碱 0.6mg，每天 2～3 次，对黏膜溃疡有较好的疗效；氨苯砜可作为替代药物或同时使用以增强疗效，通常 100mg/d。阿司匹林 25～50mg/d、双嘧达莫 75～150mg/d 有抗血小板聚集作用，可用于有血栓形成者。

2. *局部治疗* 口腔溃疡疼痛剧烈者，可局部使用利多卡因凝胶，外阴溃疡者可给予高锰酸钾溶液局部清洗，外涂抗生素软膏。

二、急性女阴溃疡

急性女阴溃疡又称 Lipschütz 溃疡，由 Lipschütz 最先报道。其病因目前仍有争议，部分学者认为本病是一种独立的疾病，由病变局部分离的粗大杆菌导致，另一部分学者则认为它可能是白塞病、结节性红斑、生殖器疱疹的临床表现之一。

【诊断要点】

1. 好发于青年女性，起病突然，病程 3～4 周。

2. 溃疡好发于大、小阴唇的内侧和前庭的黏膜，部分也可发生于口腔，溃疡大小为 0.5～2cm。

3. 可伴有全身症状，如疲劳、乏力、发热、食欲减退等。

4. 病情轻重不一，可反复发作。轻者仅有少量浅表溃疡，可无全身症状；重者溃疡面积深，表面可覆坏死组织，伴有全身症状，附近淋巴结肿大，疼痛显著；全身情况差、合并代谢性疾病或免疫缺陷的患者还可发生坏疽型溃疡。

【鉴别诊断】

见“白塞病（会阴）”部分表6-1。

【治疗】

本病无特效治疗方法，部分患者病程有自限性，如有特殊病因可针对病因进行治疗。其他治疗包括局部给予糖皮质激素和抗生素软膏外用，重症患者可系统使用糖皮质激素和抗生素。

三、生殖器疱疹

生殖器疱疹是由单纯疱疹病毒（herpes simplex virus，HSV）引起的一种性传播疾病。根据血清学、流行病学的研究，HSV 可分为 HSV-1 及 HSV-2 两型。HSV-1 常引起口、咽、鼻、眼及皮肤感染，即单纯疱疹；而 HSV-2 则常引起生殖器疱疹，但生殖器疱疹也有部分是由 HSV-1 引起的。感染 HSV 后，HSV 可长期潜伏于宿主的神经节中（HSV-1 在三叉神经节，HSV-2 在骶神经节）。当宿主受外伤、细菌感染、月经来潮、精神创伤及处于免疫抑制状态等情况时，病毒可以复苏和再激活，由神经节返回经常受累部位的皮肤黏膜而出现感染的复发。

【诊断要点】

原发性生殖器疱疹诊断要点：

1. 潜伏期3～14d。

2. 外生殖器或肛门周围有群簇或散在小水疱，2～4d后破溃形成糜烂或溃疡，自觉疼痛。

3. 腹股沟淋巴结常肿大，有压痛。

4. 患者可出现发热、头痛、乏力等全身症状。

5. 病程2～3周。

复发性生殖器疱疹诊断要点：

1. 复发频率个体差异较大，3～4次/年，发作频繁者每年可超过10

次。

2. 起疹前局部有烧灼感、针刺感或感觉异常。

3. 外生殖器或肛门周围群簇小水疱，很快破溃形成糜烂或浅溃疡，自觉症状较轻。

4. 病程 7～10d。

【鉴别诊断】

见“白塞病（会阴）”部分表 6-1。

【治疗】

1. *抗病毒药治疗* 推荐采用的治疗方案包括：阿昔洛韦 200mg 口服，每天 5 次；或伐昔洛韦 500mg 口服，每天 2 次；或泛昔洛韦 250mg 口服，每天 3 次。疗程为 7～10d。频繁复发者则需以较低的剂量服用较长时间的疗程。

2. *其他治疗* 继发细菌感染者，可选用敏感的抗生素治疗。局部疼痛明显者，可外用 5%盐酸利多卡因软膏或口服镇痛药。

四、溃疡性皮肤结核

溃疡性皮肤结核又称为腔口皮肤结核或溃疡性粟粒结核，比较少见。生殖器的溃疡性皮肤结核多见于肠结核或泌尿道结核的男性患者，主要是肠道或泌尿道的结核杆菌经肛门、尿道或窦道排出后接种在肛门、生殖器部位引起感染，偶由外源性接种引起。

【诊断要点】

1. 初发为红色水肿性丘疹，逐步形成穿凿性、潜行性边缘的溃疡，溃疡基底凹凸不平，可见结核结节，溃疡表面有脓性分泌物或苔膜。

2. 溃疡疼痛，慢性病程，可有发热等全身症状，难于治疗，不易自愈。

3. 实验室检查：结核菌素试验可为阳性或阴性，溃疡分泌物分枝杆菌的镜检和培养可阳性。聚合酶链反应（PCR）检测结核分枝杆菌 DNA、干扰素 γ 水平检测、其他部位结核病的检测（如胸部 X 线片、痰培养、肠镜）等进一步辅助检查可帮助诊断。

4. 组织病理：多为结核性肉芽肿表现，可有明显的干酪样坏死，可查到大量的结核杆菌，抗酸染色可阳性。

5. 结合生殖器部位的溃疡，伴有内脏活动性结核、结核杆菌检查阳性及病理活检为结核性肉芽肿表现可诊断。

【鉴别诊断】

见“白塞病（会阴）”部分表 6-1。

【治疗】

1. 寻找体内的感染灶，按初始痰液涂片阳性的肺结核治疗方案治疗 6 个月。

2. 局部外用含 15%对氨基水杨酸、1%链霉素或 5%异烟肼的软膏。

五、软下疳

软下疳是一种主要通过性传播引起的急性细菌性化脓性传染病，由杜克雷嗜血杆菌感染所致。

【诊断要点】

1. 有不洁性交史。

2. 皮损出现于性接触后 3～14d，初起为生殖器部位的炎性丘疹或脓疱，迅速加重形成溃疡。溃疡可呈圆形或椭圆形，直径 0.2～2cm，境界清楚，边缘粗糙不整齐，周围可有卫星病灶和炎性红斑。也可相互融合扩大为巨大溃疡。常合并腹股沟淋巴结化脓性病变。

3. 合并症包括软下疳横痃、嵌顿包茎、尿道瘘、尿道狭窄等。

4. 涂片或培养可查到杜克雷嗜血杆菌。

【鉴别诊断】

见“白塞病（会阴）”部分表 6-1。

【治疗】

1. 应进行健康教育，提倡安全性行为。治疗期间避免性接触，患病前 10d 内的性伴侣同治。

2. 治疗原则为及时、足量、规则用药。

3. 可选择的抗炎治疗方案包括头孢曲松 250mg，单次肌内注射；或阿奇霉素 1g 单次口服；或环丙沙星 500mg 口服，每天 2 次，疗程 3d（孕妇及哺乳期妇女和小于 18 岁者禁用）；或红霉素 500mg 口服，每天

4 次，疗程 7d。

4. 在治疗开始后的 3～7d 应进行复查。

六、硬下疳

参见“梅毒”部分。

七、性病性淋巴肉芽肿

性病性淋巴肉芽肿又称腹股沟淋巴肉芽肿或第 4 病，是由 L1～L3 血清型的沙眼衣原体感染引起的一种性传播系统性疾病。好发于青年男性。热带、亚热带地区常见。

【诊断要点】

1. 潜伏期 3 周左右，分为三期。

2. 早期表现：生殖器部位直径 2～3mm 的小水疱或浅表性糜烂或溃疡。多为单个，少数多发，无疼痛，一过性，可自愈，不留瘢痕，此为初疮。

3. 中期表现：初疮后出现腹股沟淋巴结肿大，并形成槽形征和喷水葫芦状的瘘管，愈后留有瘢痕，甚至引起生殖器肛门直肠综合征，部分伴有发热、头痛等全身症状。

4. 晚期表现：出现慢性淋巴管炎和淋巴结炎，发生阴部象皮肿、直肠狭窄等后遗症。

5. 实验室检查：补体结合试验检测血清中衣原体抗体、微量免疫荧光法鉴别其他衣原体感染、沙眼衣原体培养。

6. 组织病理：溃疡为非特异性改变，坏死区处有上皮样细胞及富含胞质的肉芽组织围绕。

【鉴别诊断】

见“白塞病（会阴）”部分表 6-1。

【治疗】

1. 多西环素或米诺环素，每次 0.1g 口服，每天 2 次，疗程 21d。

2. 红霉素，每次 0.5g 口服，每天 4 次，疗程 21d。

八、腹股沟肉芽肿

腹股沟肉芽肿又称杜诺凡病，是由肉芽肿荚膜杆菌引起的一种主要通过性行为传播的以腹股沟肉芽肿为特点的疾病。通常累及生殖器、肛周和腹股沟。

【诊断要点】

1. 主要流行于热带和亚热带地区，好发于 20～40 岁，有不洁性交史，多见于男性同性恋者，常合并梅毒及艾滋病等其他性传播疾病。

2. 潜伏期为 1 周至 3 个月。患者常以肛周生殖器部位无痛性的、慢性进行性的溃疡性肉芽肿及腹股沟“假性横痃”为主要表现，溃疡呈牛肉红样外观，触之易出血。皮损形态可为结节型、增殖性溃疡型、瘢痕型、肥厚型等。

3. 该病经过很慢，甚至数年。其中也有未经治疗而自愈者，但有时再发。

4. 组织学检查、细菌培养、PCR 检测等发现肉芽肿荚膜杆菌或杜诺凡小体的证据。

【鉴别诊断】

见“白塞病（会阴）”部分表 6-1。

【治疗】

1. 应进行健康教育，提倡安全性行为。治疗期间避免性接触，患病前 60d 内的性伴侣进行预防性治疗。

2. 主要采用抗生素治疗。推荐使用的抗生素是多西环素，0.1g 口服，每天 2 次。其他可选择的抗生素有阿奇霉素、环丙沙星、红霉素或复方磺胺甲噁唑。抗生素的疗程至少 3 周，或直至所有皮损治愈。

3. 至少应随访至症状和体征全部消失，复发感染可能发生在治疗后的 18 个月，因此随访应长达 2 年或更长。

九、包皮龟头炎

包皮龟头炎系指龟头和包皮黏膜的炎症。它可由各种不同的原因引起，如包皮过长、包皮垢刺激、局部物理因素刺激、各种感染因素等。

【诊断要点】

1. 急性浅表性包皮龟头炎　①多由包皮过长或局部物理因素刺激引起。②临床表现为包皮和龟头的局部水肿性红斑、糜烂、渗液和出血，严重者可出现水疱。③继发细菌感染后可形成溃疡面，并有脓性分泌物。④自觉局部疼痛，炎症明显者可伴有疲劳、乏力、低热、腹股沟淋巴结肿大等全身症状。

2. 环状溃烂性包皮龟头炎　①临床上可独立存在，也可为 Reiter 病的黏膜症状。②临床表现为包皮及龟头的红斑，逐渐扩大，也可形成浅表的溃疡，可以相互融合呈环状或多环状。

3. 念珠菌性包皮龟头炎　①多在免疫力低下和使用广谱抗生素和激素的情况下发生。②临床表现为包皮和龟头的红斑，表面光滑，边缘轻度脱屑，并有卫星状分布的丘疱疹和小脓疱，缓慢向四周扩大，境界一般清楚。③急性发作期龟头黏膜红斑可呈水肿性，境界不清，有时糜烂、渗液；反复发生可引起包皮干裂、纤维化和龟头组织硬化性改变。④分泌物镜检和培养可找到白色念珠菌。

4. 细菌性包皮龟头炎　①龟头部瘙痒、烧灼或疼痛，局部充血水肿；重者表面糜烂、渗液或出血，甚至浅表溃疡。②脓液镜检和培养可见致病菌。

5. 滴虫性包皮龟头炎　症状与细菌感染相似，分泌物中可找到阴道毛滴虫。

【鉴别诊断】

根据典型的临床表现、实验室检查的结果可鉴别诊断上述各类型的包皮龟头炎。

【治疗】

1. 病因治疗　①念珠菌性包皮龟头炎局部用 1%～3%克霉唑或酮康唑霜。②滴虫性包皮龟头炎可口服甲硝唑。

2. 局部治疗　①保持局部清洁，避免刺激。②干燥脱屑为主要表现者，如排除感染可外涂皮质类固醇油膏；糜烂渗液为主者，局部可用 1∶5000 的高锰酸钾溶液浸泡或湿敷。③包皮囊内脓液引流不畅者，可行背部包皮纵行切开引流、清洗，待感染控制后行包皮环切术。

3. 全身治疗　感染明显伴有发热和淋巴结肿大者，可全身应用抗生素。

十、糜烂性包皮龟头炎

糜烂性包皮龟头炎是指不洁性交引起细菌等感染或因为包皮过长、清洁不够引起包皮垢堆积刺激所造成包皮和龟头的炎症。

【诊断要点】

1. 多见于包皮过长，不注意卫生的患者。

2. 轻者可见包皮内侧和龟头局部发红，自觉瘙痒。

3. 中度者可见包皮内侧和龟头黄色、乳酪样的分泌物，或有恶臭渗液伴潮红、糜烂、肿胀，甚至出现包茎。

4. 严重者可影响排尿。

5. 患处常可找到 Vincent 杆菌和螺旋体。

【鉴别诊断】

1. 念珠菌性包皮龟头炎　常与包皮过长或包茎有关，包皮龟头部位出现红斑、脱屑、糜烂，少数为丘疱疹及脓疱，皮损真菌镜检和培养可见念珠菌生长。

2. Reiter 综合征　以无菌性尿道炎、眼结膜炎、多发性关节炎和皮肤黏膜改变为主，龟头部位的皮损表现为围绕尿道口出现旋涡状或环状相互融合的糜烂、溃疡、结痂。皮肤可出现蛎壳样的类似于银屑病的皮疹。

【治疗】

1. 养成良好的卫生习惯，注意局部的清洁。

2. 外用稀释的高锰酸钾溶液浸洗，也可以酌情使用抗生素乳膏。

3. 反复发生者可考虑切除过长的包皮。

十一、坏疽性龟头炎

坏疽性龟头炎通常发生于有全身性代谢性疾病、免疫缺陷、年老体弱等患者。是由于各种原因造成局部血液供应障碍，加上继发性感染导致的。本病组织破坏广泛而严重，容易引起龟头、阴茎残毁。

【诊断要点】

1. 主要表现为龟头和包皮的溃疡，溃疡的边缘高起，质稍硬，基底为肉芽组织，易出血，溃疡表面有脓性分泌物，也可形成脓痂，附近淋巴结肿大。严重者可逐渐向阴茎体扩散，甚至可达阴茎根部、阴囊和下腹部，甚至引起阴茎坏死和脱落。

2. 严重者可伴有全身症状，如寒战、高热、恶心、呕吐、剧痛，还可发生尿痛和排尿困难。

【鉴别诊断】

1. 接触性皮炎　有明确的接触致敏物的病史，于接触部位发生境界清楚的急性水肿性红斑、水疱或糜烂。去除原因并治疗后，皮损可逐渐消退。

2. Fornier 坏疽　是一种快速进展的发生在男性阴茎、阴囊、会阴部位的坏死性筋膜炎，多见于糖尿病、生殖器部位手术后的患者。发病急，常伴有发热，皮肤上突然发生红肿，很快发展成中心暗红色斑块或溃疡。在病损处可检出大量革兰阳性菌、肠内杆菌和厌氧菌。

【治疗】

1. 一般治疗　纠正全身或局部不利因素，如支持治疗、治疗糖尿病、提高免疫力等。注意伤口局部清洁和引流通畅。

2. 抗感染治疗　可系统和局部使用抗生素。

3. 手术治疗　非手术治疗失败，长期不愈者，可考虑从坏疽部位的近心端做根治性切除。

十二、浆细胞性龟头炎

浆细胞性龟头炎是一种发生在龟头部位的浆细胞浸润性的良性炎症性损害，其特点为表皮增生，真皮内有大量浆细胞浸润，有时外形与龟头的增殖性红斑很相似。

【诊断要点】

1. 多见于中年患者。

2. 为单个或多个经久不退的局限性暗红斑块，经过缓慢。

3. 表面或光滑或脱屑或潮湿（似糜烂面）。边缘一般清楚，浸润较为明显，不形成溃疡。

【鉴别诊断】

主要与增殖性红斑鉴别，后者皮损表现为境界清楚的鲜红或淡红斑，多为单发，可稍隆起，也可出现灰白色不易剥离的鳞屑、糜烂、破溃、结痂等表现，进程缓慢，可发展成为鳞状细胞癌，进一步结合组织病理可鉴别。

【治疗】

见“包皮龟头炎”部分。

十三、假上皮瘤样角化性和云母性龟头炎

假上皮瘤样角化性和云母性龟头炎于 1996 年被描述，许多学者认为它是侵袭性疣状癌的一种。

【诊断要点】

1. 多发生在包茎后行包皮环切术后的 50 岁以上患者。

2. 龟头表面出现溃疡、皲裂和裂纹，角化性鳞屑呈云母状，也可出现鳞屑性疣状赘生物。

3. 尿道口角化过度可引起排尿分叉。

4. 组织病理：角化过度、角化不全和假上皮瘤样增生棘层肥厚，真皮乳头延长，轻度表皮发育不良。真皮层嗜酸性粒细胞和淋巴细胞炎性浸润。

【鉴别诊断】

1. *生殖器部位的反向银屑病*　生殖器部位出现红斑、斑块，表面有银白色鳞屑，可有薄膜现象和点状出血现象。常可见其他部位出现银屑病的皮损，指（趾）甲出现顶针样凹陷、甲肥厚等改变。

2. *疣状癌*　是一种可能因 HPV6 和 HPV11 感染而引起的高分化鳞状细胞癌亚型。生殖器部位出现边界清楚的外生性、疣状增生性肿块，表面可有破溃结痂。病理表现为角化过度、角化不全和棘层增厚，可见少许核异形、病理核分裂象，但无浸润边缘。

【治疗】

可使用 Mohs 显微外科手术切除皮损；外用氟尿嘧啶和放射治疗。

十四、念珠菌性外阴阴道炎

念珠菌性外阴阴道炎是指念珠菌在女性外阴和阴道生长、繁殖所导致的疾病，可以通过性接触传染，也可以通过接触念珠菌污染的物品而传染。

【诊断要点】

1. 主要临床表现为外阴瘙痒、灼痛，轻重不一，严重者可坐立不安，不可忍受。可伴有尿频、尿急、尿痛。白带增多，呈白色黏稠状、奶酪样或豆渣样，有臭味。可慢性反复发作。

2. 查体可见外阴出现肿胀性红斑，可有糜烂，甚至有水疱、脓疱，阴道壁黏膜上可见白色假膜，脱落后可有红斑或糜烂面。

3. 实验室检查主要是真菌检查阳性，真菌培养可见念珠菌生长。对反复复发的患者应做菌种鉴定和药敏试验。

【鉴别诊断】

主要与滴虫性阴道炎、尖锐湿疣、淋病性女阴阴道炎、固定性药疹、细菌性阴道炎等鉴别，根据其典型的临床表现及真菌检查结果可以明确诊断和鉴别诊断。

【治疗】

1. 注意去除易导致本病发生的全身因素，如糖尿病、恶性肿瘤或其他消耗性疾病。同时注意是否有长期应用抗生素、糖皮质激素、免疫抑制剂等情况。

2. 保持外阴清洁和干燥，对于患者的性伴侣应一同治疗，治疗期间禁止性接触。

3. 局部治疗包括 2%～4%苏打水阴道冲洗或坐浴，阴道用药可使用克霉唑、制霉菌素等阴道塞片或栓剂；外阴可以用抗真菌软膏或乳膏，疗程 1～2 周。

4. 单用外用药治疗效果不佳时可以口服抗真菌药物，如氟康唑 150mg，单剂量口服 1 次；或伊曲康唑 200mg，每天 2 次，一日疗法；或伊曲康唑 200mg，每天 1 次，连服 3d。但一些特殊菌种的感染如光滑念珠菌、克柔念珠菌，可能需要更大剂量、长疗程的治疗或者根据药敏结果选择药物。

十五、维生素 B_2（核黄素）缺乏症

维生素 B_2（核黄素）缺乏症是机体因维生素 B_2 缺乏而发生阴囊炎、舌炎、唇炎和口角炎的综合病症。

【诊断要点】

本病以阴囊炎和舌炎为主要特征，其他表现包括皮肤干燥、缺乏滋润感等，而唇炎和口角炎不具特异性，有辅助诊断价值。

1. *阴囊炎*　可分为单纯阴囊炎、湿疹型阴囊炎、红斑型阴囊炎、丘疹型阴囊炎。其中，湿疹型阴囊炎多继发于红斑丘疹型，在形态上与慢性湿疹类似，损害为弥漫性大片肥厚，可有糜烂、渗出、结痂和显著浸润，慢性经过，皮损可扩展至阴茎、会阴部，瘙痒较甚，如发生皲裂，则有痛感。

2. *舌炎*　早期舌面呈鲜红色，蕈状，舌乳头早期表现为成群的黄豆大小的肥厚丘疹，重者全舌青紫，显著肿胀。以后红肿渐消，舌萎缩，平滑乳头消失，舌中部呈深浅不一的裂隙，有痛感，对冷热及酸辣食物敏感。

3. *口角炎及唇炎*　口角炎呈口角对称性乳白色糜烂及裂隙，常伴有针尖大小脓疱和结痂糜烂，有烧灼感和痛感。唇炎主要见于下唇，表现为微肿脱屑和色素沉着，偶有发红、糜烂、裂隙、化脓或结痂。

【鉴别诊断】

应与阴囊湿疹相鉴别，后者不合并舌炎及口角损害，维生素 B_2 治疗不易收效。

【治疗】

本病治疗除调整饮食外，还可内服维生素 B_2（核黄素）40～50mg/d，直至症状消失。

十六、Reiter 综合征

Reiter 综合征又称尿道-眼-滑膜综合征。可能与衣原体、支原体感染或淋球菌有关。有遗传易感倾向，主要发生在 HLA-B27 阳性的青年男性。

【诊断要点】

1. 表现为表面潮湿的浅表溃疡，直径 2～4mm，可累及龟头、阴茎、尿道和女性外阴。男性患者的皮损可相互融合，形成多环状，称为环状龟头炎。

2. 口腔黏膜可有丘疹、水疱和糜烂，浅表溃疡。

3. 可出现尿道炎的尿痛、血尿、尿道脓性分泌物表现。

4. 眼部以双侧黏液脓性结膜炎最常见，偶尔发生复发性虹膜炎或虹膜睫状体炎、角膜炎。偶见角膜溃疡，甚至失明。

5. 多见承重关节和大关节病变，如膝、踝、趾间关节、骶髂关节。急性期表现为对称或不对称性关节炎，慢性期可致关节畸形。

6. 皮肤表现为蛎壳样银屑病样或角化性损害。多见于头部、会阴、躯干、脐和掌跖处。

7. 急性期可有发热、乏力、胸膜炎、心包炎、心肌炎等全身症状。常见体重下降。

8. 实验室检查有外周血象白细胞可升高，血沉增快，CRP 阳性，HLA-B27 部分阳性。尿常规可发现白细胞和红细胞，细菌培养阴性。

9. 组织病理：类似脓疱型银屑病。表皮有海绵状脓疱和微脓肿形成。

【鉴别诊断】

见“白塞病（会阴）”部分表 6-1。

【治疗】

1. *抗生素治疗*　主要在泌尿生殖道存在感染的情况下使用，如衣原体阳性或尿道炎。可用多西环素，0.1g 口服，每天 2 次，共 7～14d；或阿奇霉素 1g 顿服，7d 后可重复一次。如伴有淋球菌感染，可用头孢曲松 1g，单次肌内注射或静脉注射。

2. *解热镇痛药物*　吲哚美辛、保泰松、布洛芬治疗关节痛和发热。

3. *激素治疗*　多关节受累严重伴全身症状，泼尼松 10～25mg/d，好转后减量。

4. *免疫治疗*　严重的关节炎和皮肤损害可考虑使用免疫抑制剂，如甲氨蝶呤、硫唑嘌呤、环孢素、雷公藤类等。

5. *局部治疗*　皮肤损害可外用糖皮质激素乳膏，合并感染外用抗生素乳膏。

6. 物理治疗　适当配合。

第二节　以白斑为主的皮疹鉴别

一、外阴白色病变

外阴白色病变是指一组女阴皮肤、黏膜营养障碍而致的组织变性及色素改变。既往有广义和狭义两种诊断，前者是皮肤和黏膜变白、粗糙或萎缩的外阴病变的统称，后者是指具有不典型细胞增生的病变。后来统一命名为“慢性女阴营养不良”，包括增生型、硬化苔藓型和混合型。但是迄今为止，其分类和定义尚有争议。本病癌变率不高，仅 3%～5% 可能发展成癌。局部刺激、代谢异常、神经血管营养失调、感染及免疫异常等多种因素可能共同参与本病的发生。

【诊断要点】

1. 增生型女阴营养不良　外阴奇痒为主要症状，抓破后伴有局部疼痛，病变皮肤似皮革样隆起，呈慢性湿疹或苔藓样改变，表面呈暗红色，间以白色斑块，一般无萎缩或粘连。

2. 硬化苔藓型女阴营养不良　详见本节“硬化性苔藓”部分。

3. 混合型　外阴菲薄发白，邻近部位可伴局灶性皮肤增厚。

【鉴别诊断】

见表 6-2。

表 6-2　外阴白色病变与其他疾病的鉴别诊断

鉴别要点	外阴白色病变	白癜风	硬化性苔藓	炎症后色素脱失
瘙痒等症状	√	×	√	×
皮损微隆起	√	×	×	×
外阴以外皮损	×	√	√	√
合并其他疾病	√	√	√	×
基础疾病	×	×	×	√
可能癌变	√	×	√	×

【治疗】

1. 经常保持外阴皮肤清洁干燥，忌用肥皂或其他刺激性药物擦洗，避免抓伤，忌食辛辣刺激性食物。

2. 外用药治疗可局部使用糖皮质激素，常治疗有效，对于角化增生性病变可局部应用维 A 酸软膏。

对于长期不愈的病例，应做活检，有恶变倾向者应手术切除。

二、白癜风（会阴部）

参见“白癜风（面部）”部分。

【鉴别诊断】

见“外阴白色病变”部分表 6-2。

三、硬化性苔藓

硬化性苔藓是一种主要累及真皮浅层，具有典型临床特征的炎性疾病。好发于外生殖器部位。常伴有严重的持续性瘙痒及萎缩，甚至导致功能受损，包茎和阴道口瘢痕是常见的并发症。

【诊断要点】

1. 硬化性白斑伴萎缩。

2. 常见于妇女和男性外生殖器。

3. 发生于女性的硬化性苔藓又称为女阴干枯症，发病呈绝经期和青春期前的双峰特征，白斑常环绕肛门周围或外生殖器引起阴道口瘢痕，可呈“8”字形结构。

4. 发生于男性的硬化性苔藓又称为闭塞性干燥性龟头炎，可引起包茎。

5. 可发生不同程度的瘙痒及疼痛。

6. 有特异的组织病理学表现。

【鉴别诊断】

见“外阴白色病变”部分表 6-2。

【治疗】

局部外用糖皮质激素是硬化性苔藓的一线治疗方法，钙调磷酸酶抑制剂现已广泛用于外阴硬化性苔藓的治疗。口服维 A 酸类药物、外用维生素 D 衍生物类药物及光疗（包括光动力治疗）亦可选用。

四、炎症后色素脱失

许多皮肤病均可导致炎症后色素脱失，包括银屑病、特应性皮炎、慢性苔藓样糠疹等。

【诊断要点】

1. 色素脱失通常是局限的，可能与炎性皮损共存。
2. 白斑大小一般不发生变化。
3. 除了会阴部位，亦可发生于身体的其他部位。

【鉴别诊断】

见“外阴白色病变”部分表 6-2。

【治疗】

一般原有的炎症性疾病得以有效治疗，色素脱失斑亦可逐渐消退。对于治疗无效的皮损，UVB、表皮移植或黑素细胞移植亦可选用。

第三节　以丘疹、结节、斑块为主的皮疹鉴别

一、珍珠样阴茎丘疹

珍珠样阴茎丘疹是常见于龟头冠状沟的生理性变异，表现为整齐带状排列的、均匀扁球形粟粒大小的丘疹，偶尔呈丝状疣样改变，正常肤色。

【诊断要点】

1. 大小均一，类肤色扁圆丘疹。
2. 长期稳定存在。
3. 醋酸白试验阴性。

【鉴别诊断】

见表 6-3。

表 6-3 珍珠样阴茎丘疹与其他疾病的鉴别诊断

鉴别要点	珍珠样阴茎丘疹	扁平苔藓	尖锐湿疣	女阴假性湿疣	乳头状汗腺腺瘤	增殖性红斑	乳房外Paget病	阴茎硬化性淋巴管炎	鲍温样丘疹病	疥疮	血管角皮瘤
好发年龄	青春期后多见	成人	成人	中青年妇女	中年妇女	成人	成人，男性多见	中青年男性	中青年	各年龄段	各型不同
好发部位	龟头冠状沟	躯干、四肢、口腔及外阴	外阴	小阴唇内侧及阴道前庭	肛门及外阴	外生殖器及外阴	外生殖器、外阴及肛周	阴茎	外生殖器、外阴、腹股沟及肛周	指（趾）缝、手腕屈侧、腋下、耳后、腰部等，男性的阴茎和阴囊，女性的乳晕、乳头及外阴	各型不同
病程	慢性	慢性	易反复	慢性	慢性	慢性	慢性	自限性	慢性	病程不一	慢性
皮损分布	密集，不融合	散在可融合	单发或多发	均匀对称，不融合	单发多见	多为单发	多为单发，可分散	孤立	散在，可融合	对称，有明显部位分布特征	各型不同
皮损形态	光滑、圆形或椭圆形正常皮色丘疹	境界清楚的紫褐色多角形丘疹或增厚呈乳头瘤状	肉色疣状赘生物	对称均匀肉色群集性鱼子状小丘疹	皮下结节，常无感觉，活动度好	境界清楚的鲜红或淡红斑	缓慢延伸的红色斑块	皮下索状物	境界清楚的肤色、红褐色或黑色丘疹	小红丘疹及抓痕，水疱、结节、湿疹样和继发感染，可见特征性隧道	各型略有不同
自觉症状	常无	常见瘙痒	常无	常无	常无	常无	可有瘙痒或烧灼感	部分患者疼痛	常无	瘙痒明显	常无

续表

鉴别要点	珍珠样阴茎丘疹	扁平苔藓	尖锐湿疣	女阴假性湿疣	乳头状汗腺腺瘤	增殖性红斑	乳房外Paget病	阴茎硬化性淋巴管炎	鲍温样丘疹病	疥疮	血管角皮瘤
预后	良性	良性	良性	良性	良性	可进展为癌	低度恶性，易复发，但可能伴发其他肿瘤，需系统评估	良性	易复发，少数进展为癌	良性	弥漫性躯体血管角皮瘤需评估系统病情，其他型多为良性
组织病理	一般不需要	角化过度、颗粒层肥厚、棘层增厚、基底细胞液化变性、真皮上部带状浸润	表皮假上皮瘤样增生，可见空泡细胞，真皮上层炎症细胞浸润	一般不需要	腺样结构，囊壁可见大汗腺样分泌细胞	上皮内瘤样病变	表皮内可见Paget细胞	淋巴管纤维组织增生	表皮结构混乱，可见异型鳞状上皮细胞	表皮湿疹样反应，真皮血管周围炎症细胞浸润，有时可见虫卵或虫体	真皮毛细血管扩张，真皮深部也可见血管扩张，各型组织病理有所不同

【治疗】

本病无须治疗。

二、扁平苔藓（会阴）

参见“扁平苔藓（四肢）”部分。

三、尖锐湿疣

尖锐湿疣是人乳头瘤病毒感染皮肤黏膜出现疣状赘生物的感染性疾病。

【诊断要点】

1. 发病前多有冶游史。
2. 生殖器和肛周部位皮肤黏膜上大小不一疣状赘生物。
3. 反复发生，自体接种或传染倾向。

【鉴别诊断】

见“珍珠样阴茎丘疹”部分表 6-3。

【治疗】

激光或者冷冻、外涂药物、光动力治疗。

四、女阴假性湿疣

女阴假性湿疣为正常生理变异，多见于小阴唇内侧及阴道前庭。

【诊断要点】

1. 对称均匀的肉色群集性鱼子状小丘疹。
2. 无自觉症状。
3. 无传染性和自体接种趋势，无冶游史。

【鉴别诊断】

见“珍珠样阴茎丘疹”部分表 6-3。

【治疗】

无须治疗。

五、乳头状汗腺腺瘤

乳头状汗腺腺瘤多发生于中年妇女，是肛门生殖器部位的大汗腺良性肿瘤。

【诊断要点】

1. 肛门外生殖器皮下结节，常无感觉，活动度好。

2. 多见于中年妇女。

3. 病理见腺样结构，囊壁可见大汗腺样分泌细胞。

【鉴别诊断】

见“珍珠样阴茎丘疹”部分表 6-3。

【治疗】

必要时手术切除。

六、增殖性红斑

增殖性红斑是发生在黏膜上的上皮内瘤样病变，目前认为是一种黏膜上皮的癌前病变或原位癌。

【诊断要点】

1. 多见于男性患者，皮损多位于阴茎的龟头、尿道口、冠状沟、包皮部位，也可发生于女性患者外阴部位。

2. 皮损多表现为境界清楚的鲜红或淡红斑，多为单发，可稍隆起，也可出现灰白色不易剥离的鳞屑、糜烂、破溃、结痂等表现，进程缓慢，可发展成为鳞状细胞癌。

3. 原发皮损通常无明显自觉症状。

【鉴别诊断】

见“珍珠样阴茎丘疹”部分表 6-3。

【治疗】

可外科局部切除、局部冷冻或光动力治疗，也可考虑浅层 X 线照射治疗。

七、乳房外 Paget 病

乳房外 Paget 病是发生于顶泌汗腺部位的少见的上皮内腺癌，可能与内脏恶性肿瘤有关，因此系统评估是必要的。

【诊断要点】

1. 黄种人男性患者为多，白种人则以老年女性患者多见，男性患者的阴囊、阴茎、肛周是好发部位，女性患者皮损多位于外阴。

2. 表现为缓慢延伸的红色斑块，正常皮肤与受累皮肤界限清楚，分散的部位可出现白色鳞屑和糜烂，呈现“草莓和乳酪”样的外观，也可出现显著增殖性皮损。

3. 可能伴发瘙痒和烧灼感，或无症状。

【鉴别诊断】

见“珍珠样阴茎丘疹”部分表 6-3。

【治疗】

有必要进行系统评估，特别是肛周皮损，需要进行全身皮肤和淋巴结、结肠镜和膀胱镜检查。首选治疗方案为 Mohs 显微外科手术或扩大局部切除治疗，其他可选的治疗包括放射治疗、光动力治疗、二氧化碳激光消融，局部使用氟尿嘧啶或咪喹莫特。常用联合治疗的方式，并需要长期随访。

八、阴茎硬化性淋巴管炎

阴茎硬化性淋巴管炎是一种自限性皮肤病，可能与物理刺激、机械性损伤有关。

【诊断要点】

1. 好发于中青年男性，皮损主要位于冠状沟，也可见于阴茎背部。

2. 表现为弯曲的、蚯蚓状的、软骨硬度的索状物，不与表面的皮肤粘连。

3. 部分患者有轻度疼痛。

【鉴别诊断】

见“珍珠样阴茎丘疹”部分表 6-3。

【治疗】

无须特殊处理。

九、鲍温样丘疹病

鲍温样丘疹病是一种 HPV 感染性皮肤病，发生于性活跃青年人，组织学改变为高度分化的鳞状上皮内瘤样变或原位鳞状细胞癌，病程慢性，少数可进展为癌。

【诊断要点】

1. 男女患者均可见，好发于中青年，皮损多位于外生殖器、腹股沟及肛周。

2. 表现为多个或单个丘疹，呈肤色、红褐色或黑色。大小不等，呈圆形、椭圆形或不规则形。境界清楚，表面光滑，也可呈疣状，皮损通常散在或群集，可融合成斑块。

3. 一般无明显自觉症状，部分患者有瘙痒或烧灼感。

【鉴别诊断】

见“珍珠样阴茎丘疹”部分表6-3。

【治疗】

治疗可选择二氧化碳激光、电灼、冷冻、光动力治疗，外用咪喹莫特。需密切随访。

十、疥疮

疥疮是由宿主特异性的疥螨引起的寄生虫性皮肤病，通过与患者直接接触传播，媒介传播也可引生。

【诊断要点】

1. 任何年龄、种族、社会阶层的人群均易感。居住拥挤、早期病例治疗延误和公众缺乏警惕等环境因素会促进该病传播。

2. 皮疹对称性，常见皮损为小红丘疹及抓痕、水疱、结节，湿疹样和继发细菌感染也是常见皮损。特异性体征为雌螨为产卵挖掘的隧道，易受累的部位为指（趾）缝、手腕屈侧、腋下、耳后、腰部等，男性的阴茎和阴囊、女性的乳晕乳头及外阴也是易感部位。

3. 患者具有明显的瘙痒，典型的瘙痒在夜间和洗热水澡后加剧。

【鉴别诊断】

见“珍珠样阴茎丘疹”部分表6-3。

【治疗】

外用抗疥药，常用药物包括硫磺、克罗米通、扑灭司林、林旦（林丹）、苯甲酸苄酯等，可对症处理瘙痒或继发感染。

十一、血管角皮瘤

血管角皮瘤在临床上分为局限性和弥漫性两类，局限性血管角皮瘤为血管淋巴管畸形，弥漫性躯体血管角皮瘤是溶酶体贮积症所致，可伴有系统改变。

【诊断要点】

1. 阴囊和外阴血管角皮瘤好发于老年人；弥漫性躯体血管角皮瘤通常在童年后期或青春期开始出现；Mibelli 血管角皮瘤多在 10～15 岁时发生，最常见于手指和足趾的背侧和外侧；局限性血管角皮瘤常发生于婴儿或幼儿期，常发生于躯干、手臂或大腿部位。

2. 各型表现有所不同，阴囊和外阴血管角皮瘤表现为多发圆顶状丘疹，红色、暗红色、紫色乃至黑色；弥漫性躯体血管角皮瘤皮疹数量不等，多发，簇集分布；Mibelli 血管角皮瘤可表现为多发的大小不等的斑丘疹、丘疹、结节，部分表面角化或呈疣状；局限性血管角皮瘤表现为簇集不融合的丘疹，或融合的角化过度性丘疹和结节。

3. 皮损本身无继发改变时通常无自觉症状。

【鉴别诊断】

见“珍珠样阴茎丘疹”部分表 6-3。

【治疗】

激光、冷冻和电解等治疗。

（编写：苏惠春　雷　霞　李燕娜　李　琛　姚卫锋　陈　旭）

（审校：唐　慧　郑荣昌）

第7章

其他部位

第一节　以颈部皮肤改变为主的疾病鉴别

一、慢性单纯性苔藓

慢性单纯性苔藓又称神经性皮炎，是以阵发性皮肤瘙痒和皮肤苔藓化为特征的慢性皮肤病。病因不明，可能与大脑皮质功能失调、胃肠功能障碍、内分泌异常等有关。局部刺激、摩擦及搔抓均可促发本病。

【诊断要点】

1. 多见于成人，儿童一般不发病。
2. 先有剧烈瘙痒，后有皮损。
3. 皮疹为扁平多角形丘疹，苔藓样变，无渗出。多发于颈部、四肢伸侧、腰骶部、腘窝、外阴等。
4. 病程慢性，常反复发作。

【鉴别诊断】

1. *慢性湿疹*　多由急性、亚急性湿疹转化而来，在病程中有渗出倾向，皮疹表现为浸润肥厚性斑疹、斑块，苔藓化不明显，伴剧痒。

2. *扁平苔藓*　扁平丘疹较神经性皮炎大，为紫红色，有蜡样光泽，可见 Wickham 纹。可有同形反应和黏膜损害。组织病理有特异性。

【治疗】

治疗的目的主要是止痒，避免患者因瘙痒而搔抓从而进一步加重病情。

1. *系统治疗*　可选用抗组胺类药物、钙剂等对症止痒；瘙痒严重者可选用镇静剂；皮疹泛发者可给予普鲁卡因静脉封闭或联合使用雷公藤类药物。

2. *局部治疗* 可选用糖皮质激素软膏、霜剂或溶液外用，肥厚者可封包。难治性皮损可给予局部皮损内注射曲安奈德注射液。

二、小棘苔藓

小棘苔藓又称小棘毛囊角化病，为常发生于儿童的毛囊性角化丘疹性皮肤病。病因不清，可能与维生素 A 缺乏、感染或基因缺陷有关。

【诊断要点】

1. 多见于儿童的颈项、股臀、四肢伸侧等部位，颜面、掌跖较少累及。

2. 皮损为片状、密集、针尖大小的毛囊性角化丘疹，皮色，每个丘疹顶端有一纤细角质丝，触之粗糙刺手。损害可在短期内成批出现。

3. 一般无自觉症状或轻微瘙痒。

4. 组织病理可见毛囊口扩大，有角质栓形成，毛囊周围有轻度淋巴细胞浸润。

【鉴别诊断】

毛周角化症：为角化性丘疹，顶端无角质细丝，疏散分布，不密集成片。

【治疗】

常可自然消退。

1. 内服维生素 A、维生素 E。

2. 外用角质剥脱剂如 0.1%维 A 酸软膏、5%～10%水杨酸软膏或 20%尿素软膏等。

三、颈部菱形皮肤

颈部菱形皮肤为发生于中老年男性，因长期受过度的日光暴晒所致的物理性皮肤病。

【诊断要点】

1. 好发于中老年男性项部。其他如额、颊、肩胛部、前胸、前臂伸侧、手足背等日光暴露部位也可出现。

2. 无明显自觉症状。

3. 皮肤肥厚、柔软，皮沟深陷，皮蜡隆起，皮纹显著，纵横交错，形成菱形或三角形，表面干燥、粗糙，色素沉着呈黄褐色或红褐色。

【鉴别诊断】

无特殊鉴别。

【治疗】

无特殊治疗，避免长期日光暴晒。

四、弹性纤维假黄瘤

弹性纤维假黄瘤属于全身弹性纤维遗传缺陷所导致的皮肤病。可分为常染色体隐性遗传和常染色体显性遗传两种类型。

【诊断要点】

1. 常有家族史，一般发生在儿童期或青年期。

2. 皮疹对称，好发于颈部两侧、脐周、腋窝、腘窝和腹股沟等部位的皱褶处。

3. 皮肤增厚，弹性差，松弛。皮疹呈针尖到绿豆大，为淡黄色至橘黄色丘疹或小结节，多成簇分布或融合成网状，外观呈鹅卵石样。部分患者可表现为皮肤过度伸展。黏膜处也可见黄色浸润性斑片。

4. 无自觉症状。

5. 组织病理检查皮肤特征性的改变是真皮弹性纤维变性、肿胀、数量增多并发生钙化。

6. 眼部受累时可出现视网膜血管纹，为特征性改变。心血管受累包括周围血管病、高血压、冠心病和内膜纤维化与钙化。当肢体动脉受累时，可出现脉搏减弱或消失、间歇性跛行。

【鉴别诊断】

1. 播散性弹性纤维瘤　常见于面颊、颈部，对称性分布。皮肤增厚呈黄色斑块，边界清楚或不清楚。有时于鼻背部形成单一的黄色斑块。本病难以与弹性纤维假黄瘤相区别，但本病一般发生于暴露区域，受日光影响较明显，户外工作者多见，不伴有心血管和眼底改变。

2. 弹性假黄瘤样真皮乳头层弹性组织溶解症 皮疹与弹性纤维假黄瘤类似，但无眼底及心血管改变。组织病理检查可见真皮乳头层弹力纤维部分或完全消失，真皮网状层内弹性组织轻度减少，弹性组织一般不发生凝集、碎裂或钙化，胶原纤维正常。

【治疗】

本病无特效疗法，多采用对症治疗。过于广泛的皮肤皱褶，可行矫形术。

五、软纤维瘤

软纤维瘤又称皮赘，是一种表皮过度角化和真皮结缔组织增生性疾病。

【诊断要点】

1. 常见于中老年人，以女性多见，好发于颈、胸背部、腋窝、腹股沟皱褶处。

2. 单发袋状型：好发于躯干下部，为单个口袋状肿物，根部较细呈蒂状，触之柔软无弹性，正常皮色。

3. 多发丝状型：发于颈部或腋窝，为针尖至绿豆大的柔软丝状突起，呈正常皮色或淡褐色。

4. 组织病理：多发者表皮呈乳头瘤样增生，角化过度或棘层肥厚，真皮胶原纤维排列疏松，中央有毛细血管或充血。单发者表皮变薄，真皮内常有成熟的脂肪细胞。

【鉴别诊断】

1. 丝状疣 皮损呈细柱状，尖端为乳头瘤状。组织病理见表皮棘层肥厚，乳头瘤样增生，伴有角化过度和角化不全。

2. 脂溢性角化病 淡褐色斑疹或扁平丘疹，表面光滑或略呈乳头瘤状，有油腻性痂，痂容易刮除。病理表现为向外生长，角化过度，棘层肥厚，呈乳头瘤样增生，有假性囊肿。

【治疗】

手术或者电灼、冷冻、CO_2激光等手段去除。

六、隐翅虫皮炎

隐翅虫皮炎是由于皮肤接触隐翅虫强酸性毒液所引起的急性炎症反应。

【诊断要点】

1. 发生于夏秋季节，皮疹多出现在身体暴露部位。

2. 皮疹为点状、片状或条索状水肿性红斑、丘疹、水疱、脓疱，表面常有糜烂、坏死。

3. 自觉痒，伴有灼热疼痛感。

【鉴别诊断】

1. 接触性皮炎　有明确的致敏物接触史。皮疹境界清楚，形态较为单一。

2. 脓疱疮　多见于儿童，为细菌感染所致脓疱，好发于面部，尤其口周、鼻周，自觉瘙痒。

3. 急性湿疹　皮疹对称分布，多形性，瘙痒明显，有渗出倾向。

【治疗】

应及时用肥皂水清洗患处，外用炉甘石洗剂或糖皮质激素软膏。若红肿明显或有糜烂面，可用 1∶5000 高锰酸钾溶液冷湿敷。若有感染，行抗感染治疗。

七、放射性皮炎

放射性皮炎是由于放射线（主要是 β 射线、γ 射线及 X 线）照射引起的皮肤黏膜炎性损害，主要见于接受放射治疗及从事放射工作而防护不当者。临床上分为急性和慢性两种类型。

【诊断要点】

1. 有放射线接触史。

2. 急性放射性皮炎：可分成 3 度。①Ⅰ度：鲜红斑或暗红斑，或有轻度水肿。自觉灼热与瘙痒。3～6 周后出现脱屑及色素沉着。②Ⅱ度：水肿性红斑，表面紧张有光泽，有水疱形成，疱破后形成糜烂面。自觉灼热或疼痛。经 1～3 个月痊愈，留有色素沉着、色素脱失、毛细血管扩张和皮肤萎缩等。③Ⅲ度：红斑水肿后迅速出现组织坏死，以后形成顽固性溃疡。自觉剧痛。很难愈合，愈后形成萎缩性瘢痕、色素改变和毛细血管扩张。在溃疡和瘢痕上可继发癌变。

3. 慢性放射性皮炎：皮肤干燥、粗糙、皲裂，不规则的色素沉着或色素脱失，毛发脱落，累及甲者则甲色暗晦，出现纵嵴、色素沉着及增厚，甚至脱落。

【鉴别诊断】

无特殊鉴别。

【治疗】

1. *一般治疗* 及时停止放射线照射，并注意保护，避免外界刺激。

2. *局部治疗* ①急性放射性皮炎：红斑水肿明显时可用炉甘石洗剂或3%硼酸溶液湿敷。无水肿渗出的急性皮炎及慢性皮炎可选用温和无刺激性霜剂或软膏，如维生素E霜、皮质激素类霜剂或软膏。②溃疡性损害：可用抗生素软膏如莫匹罗星等，亦可配合氦氖激光照射，对顽固性溃疡可考虑手术切除并行植皮术。③癌前期或癌变早期损害：可用5%氟尿嘧啶软膏或行外科切除。

3. *全身治疗* 主要是加强支持疗法，给予高蛋白、高维生素饮食，输液、补充能量、改善循环。

第二节 以手足皮肤改变为主的疾病鉴别

一、遗传性掌跖角皮病

遗传性掌跖角皮病又称遗传性掌跖角化病，是以弥漫性或局限性的掌跖皮肤增厚和角化过度为临床特征的常染色体显性遗传病。临床常见类型有弥漫型掌跖角皮病、局灶型掌跖角皮病、点状掌跖角皮病等。

【诊断要点】

常见临床类型：

1. 弥漫性掌跖角皮病：包括弥漫性表皮松解性掌跖角化病和弥漫性非表皮松解性掌跖角化病。常在婴儿期发病，青春期后可缓解，持续终身。起初可为局灶性，6 个月至 1 岁后呈掌跖部弥漫分布。掌跖可单独或同时受累。皮损为境界清楚的淡黄色坚硬角化斑块，蜡样外观，边缘可呈淡红色。通常无自觉症状，有时可伴有瘙痒、触痛或疼痛性皲裂，冬季加重。常伴掌跖多汗和甲板浑浊、增厚，部分患者可合并鱼鳞病或其他先天性异常。

2. 局灶性掌跖角皮病：一般自婴幼儿发病，皮损多分布于摩擦和着力部位。主要表现为由手掌向手指呈辐射状、条纹状角化过度，可伴有皮肤脆性增加，颊黏膜乳头瘤样损害，角膜上皮点状浑浊甚至角膜溃疡。

3. 点状掌跖角皮病：常开始于 20～30 岁或更晚。典型皮损为掌跖部散发角化性丘疹，圆形或卵圆形，皮色或黄色，直径 2～10mm，散在分布，丘疹脱落后，呈现火山口样小凹陷。少数患者可累及手足背及肘膝部，不伴手足多汗，偶可见甲营养不良。

4. 组织病理示表皮角化过度、颗粒层和棘层增厚。

【鉴别诊断】

1. 分型诊断见表 7-1。

表 7-1　遗传性掌跖角皮病与其他角皮病的临床类型

鉴别要点	遗传类型	发病年龄	皮损特点	主要伴发缺陷
弥漫性掌跖角皮病	常染色体显性	婴儿期	弥漫性	鱼鳞病或其他
局灶性掌跖角皮病	常染色体显性	婴幼儿期	辐射状、条纹状	皮肤脆性增加，颊黏膜乳头瘤样损害、角膜上皮点状浑浊、角膜溃疡
点状掌跖角皮病	常染色体显性	20～30 岁	散在	可有甲变化

2. 获得性掌跖角化病：成年发病，无明显家族史。少数为特发性，多数为系统疾病或药物引起。

3. 症状性掌跖角化病：掌跖角化可作为某些疾病的皮肤表现，如角化型手足癣、慢性湿疹、银屑病、毛发红糠疹、毛囊角化病等，可根据病史及其他表现鉴别。

4. 点状掌跖角化病还应与砷角化病、病毒疣、汗孔角化病、持久性豆状角化过度病相鉴别。

【治疗】

治疗原则：减少角质层增厚，润滑皮肤，预防皲裂，减少压力和摩擦。

1. 局部治疗　外用20%尿素霜、0.1%～0.5%维A酸霜，或用15%水杨酸软膏封包软化角质，继之用糖皮质激素制剂提高治疗效果。

2. 系统治疗　严重者可口服异维A酸或阿维A酯。

3. 其他治疗　点状掌跖角化病可应用机械清除术和手术切除，以减少复发。

二、进行性对称性指掌角皮病

进行性对称性指掌角皮病又称肢端干燥症，病因不明，可能与性激素、遗传背景有一定关系。寒冷、干燥环境，特别是接触肥皂、洗涤剂等碱性物质常可加重病情。

【诊断要点】

1. 患者以年轻女性为主，病情呈慢性进行性发展，皮损好发于手指屈面及掌前部1/3，双侧发病，并缓慢向近心端扩展而达掌跖，或同时沿指侧缘向背侧蔓延。

2. 以皮肤干燥、起皱为突出症状。皮色淡红，带光泽，伴碎玻璃样浅表裂纹及少量角化性鳞屑。严重者可有指端绷紧变细，不能完全伸直，活动受限，部分甲皱襞轻度潮红、肿胀。

3. 自觉患处皮肤干燥，可有瘙痒，少数因皲裂而疼痛。

【鉴别诊断】

1. 慢性湿疹　可发生于任何年龄，常有急性湿疹史，局部瘙痒明显。

2. 手癣　皮损多不对称，蔓延迅速，可扩展至手背等处。边缘清楚，常有水疱，有瘙痒感，真菌检查可发现病原菌。

【治疗】

减少洗手次数，避免接触肥皂、洗洁精、洗衣液等碱性物质。

1. 局部治疗　外涂15%～20%尿素霜、5%水杨酸软膏、甲基硅油霜、20%鱼肝油软膏、维生素E霜、复发乳酸软膏及多磺酸多粘菌素乳膏等。

2. 系统治疗　可内服维生素A、维生素E，因性激素紊乱可能与本病有关，可试用雌激素治疗（己烯雌酚1mg，每晚1次）。

三、更年期皮肤角皮病

更年期皮肤角皮病是发生在更年期女性掌跖部位的局限性角化性皮肤病，也可发生于其他年龄段的男女性，尤其是肥胖患者。病因可能与内分泌改变有关。

【诊断要点】

1. 常见于更年期前后（40～60 岁）女性，尤其是肥胖患者。

2. 皮损为掌跖受压部位分散、边缘明显的圆形或椭圆形角化性扁平丘疹，无炎症表现，逐渐增大融合成片，最后蔓延至整个掌跖部。

3. 轻症仅表现为掌跖部鳞屑，严重者掌跖部可发生皲裂而易出现感染，可因局部疼痛而行走不便。

【鉴别诊断】

遗传性掌跖角皮病：有家族史，幼年发病。

【治疗】

无特效药。过度肥胖者应减肥。可外用 20%尿素霜、0.05%～0.1%维 A 酸霜、10%水杨酸等角质松解剂。

四、遗传性半透明丘疹性肢端角化病

遗传性半透明丘疹性肢端角化病是以肢端半透明角化性丘疹和家族性为特征的常染色体显性遗传病。摩擦、外伤等因素可诱发。

【诊断要点】

1. 常以手部对称或单发皮疹为主诉，可同时波及手足。

2. 皮损分布于双手指关节伸面，手掌、手背的移行部位，有的亦见于拇指球部、足底穹隆处。

3. 皮损表现为半透明水疱样皮色或黄白色扁平丘疹，直径为 0.5～5mm，表面光滑，质地较硬，无压痛，局部穿刺无液体，簇集但不融合，或部分融合。

4. 全身一般无皮疹，毛发、甲无异常。

【鉴别诊断】

肢端角化性弹性纤维病：皮疹可见于腕及下肢等部位，组织学可见真皮弹性纤维减少、断裂。

【治疗】

尚无满意疗法。

1. 局部治疗　20%尿素霜、5%水杨酸软膏、维 A 酸软膏。

2. 系统治疗　内服维生素 A、维生素 E。

五、砷角化病

砷角化病是慢性砷中毒的皮肤症状之一。本病可见于染料、农药、制革等工业工人中；某些地区是由于饮用高砷水引起；也可出现于服用含砷药物（如中药雄黄、砒霜）后。砷剂进入人体后与含硫基的蛋白质结合，表皮角蛋白因含较多硫基，故含砷量高，同时砷剂抑制硫基的活性而使酪氨酸酶的活性增加，因而可产生较多黑素。

【诊断要点】

1. 接触砷剂和含砷物质史。尿液、皮肤、毛发含砷量增加。

2. 主要表现为掌跖部角化异常。典型皮损为鸡眼状角化型，双侧掌跖部鸡眼样角化突起，中间略凹陷，并常融合成片。其他类型有点状角化型、疣状角化型、角皮样型等。

3. 躯干、四肢等处还可见到色素异常，常为色素沉着（弥漫性褐色斑），其间夹杂有雨滴样色素脱失（白斑），称为砷黑变病。头皮可有弥漫性脱发。

4. 脐部可有五彩纸屑样色素沉着，是慢性砷中毒的典型佐证。

5. 慢性砷中毒可引起的其他症状，如贫血、体重减轻、恶心、呕吐、腹泻等。

6. 持续多年者可继发癌变。

【鉴别诊断】

需与点状掌跖角化病、掌跖部汗孔角化症等鉴别，参见“遗传性掌跖角皮病”部分。

【治疗】

1. 停止接触砷剂，给予巯基络合剂如二巯丙磺酸钠等驱砷治疗。

2. 口服阿维 A 可减轻角化。

3. 皮损局部可外用糖皮质激素软膏。

六、剥脱性角质松解症

剥脱性角质松解症是掌跖部角质层浅表性剥脱性疾病，目前多认为它是一种遗传缺陷，可能是常染色体隐性遗传，多汗症可能是其诱因。

【诊断要点】

1. 好发于夏、秋季。掌跖部对称发生。

2. 开始为针尖大小白点，无炎症变化，逐渐向四周扩散，中央部分表皮破裂脱落，出现剥脱面。皮损不断扩大，互相融合，撕脱后呈薄纸状鳞屑。

3. 患者无瘙痒，常伴局部多汗。

4. 病程自限性，但易在湿热季节复发。

【鉴别诊断】

1. 汗疱疹　表皮深处小水疱、领圈状脱屑，多有手足多汗。

2. 接触性皮炎　有明确接触史，皮损界限较为清楚，多为单一形态，去除病因后可较快消退。

【治疗】

避免过度清洗，局部应用有滋润作用的防护霜。局部应用温和的软膏，如 0.05%维 A 酸软膏、10%尿素软膏等。

七、胼胝

胼胝系由手足部长期受压和（或）摩擦引起的角质过度增生。

【诊断要点】

1. 好发于掌跖受压或摩擦部位，常对称发生。

2. 皮损为淡黄至蜡黄色扁平或隆起的局限性角质增厚斑块，边缘较薄，质地坚实，境界不清。表面光滑，皮纹清晰。

3. 一般无自觉症状，严重时可有压痛。

【鉴别诊断】

见表 7-2。

表 7-2　胼胝与鸡眼和跖疣的鉴别诊断

鉴别要点	胼胝	鸡眼	跖疣
病因	长期压迫摩擦	挤压	HPV 感染
好发部位	足跖前部、足跟	足跖、趾、足缘	足跖
皮损形态	蜡黄色角质斑块，中央略增厚，边缘较薄、境界不清	圆锥角质栓，外围透明黄色环	圆形灰黄色角化斑块，中央凹陷、较软，外周角化环、可见出血点
皮损表面	皮纹清晰	表面光滑	表面粗糙无皮纹
数目	1～2 片	单发或数个	可较多
疼痛与压痛	无或轻微	压痛明显	挤压时明显

【治疗】

去除诱因，穿合适的鞋袜，避免摩擦、挤压等机械性刺激。足若有畸形应矫正。一般无须治疗，去除诱因后多能缓解。较厚皮损可外用角质剥脱剂，如 25%水杨酸或维 A 酸软膏，或热水浸泡后用刀修削。

八、鸡眼

鸡眼类似于胼胝，系长期压迫和摩擦诱发的角质层增厚。重力和摩擦是主要的诱发因素。

【诊断要点】

1. 好发于成人，长时间行走或长久站立者。

2. 多为双侧发病，常累及突出受力部位，如小趾外侧、踇趾内侧缘，也可见于趾背和足跟。

3. 皮损为针尖至蚕豆大小、淡黄或深黄色的局限性圆锥角质栓。境界清楚，表面光滑稍透明。

4. 站立或行走时，角质栓尖端可压迫真皮层内末梢神经，发生剧烈疼痛。

【鉴别诊断】

见“胼胝”部分表 7-2。

【治疗】

去除诱因，如穿合适的鞋袜，避免摩擦、挤压等机械性刺激。足若有畸形应矫正。可外用鸡眼膏、50%水杨酸软膏等角质剥脱剂，也可选用激光疗法或冷冻疗法或手术切除。

九、寻常疣、跖疣

寻常疣、跖疣是由人乳头瘤病毒（human papilloma virus，HPV），主要为Ⅰ型（HPV-1）、Ⅱ型（HPV-2）、Ⅳ型（HPV-4）等所引起的慢性感染性皮肤病。外伤和皮肤破损是HPV感染的重要因素，寻常疣可通过直接或间接接触传播，部分可有同形反应。其特殊类型有丝状疣、指状疣、甲下疣等。跖疣是发生在足底的寻常疣，与足部多汗、外伤和摩擦有关。病情发展缓慢，约65%的病例可在2年内自然消退。

【诊断要点】

1. 儿童、青壮年多见。好发于易受外伤、摩擦处，如手指、手背、足缘等。

2. 皮损初起为单发或多发的丘疹，逐渐扩大，呈乳头瘤样增生，数个损害可融合成片。

3. 表面粗糙，灰黄色或污褐色，角化明显，触之坚硬。

4. 跖疣可与胼胝共同存在，其表面可有小黑点，为延伸的真皮乳头毛细血管破裂所致，周围绕以稍高增厚的角质环。周围可有卫星灶。

5. 一般无自觉症状，部分有压痛。

【鉴别诊断】

1. 疣状皮肤结核：为不规则的疣状斑块，四周有红晕，组织病理有肉芽肿样改变。

2. 跖疣与鸡眼和胼胝的鉴别见“胼胝”部分表7-2。

【治疗】

治疗方法根据疣体部位、数目、大小、有无继发感染而定。治疗以破坏疣体、纠正局部角质形成细胞异常增殖和分化为主，主要应用物理治疗如冷冻疗法、激光疗法等。单一较大者可外科手术切除。

十、手足皲裂

手足皲裂是指各种原因引起的手足皮肤干裂。本病是由于皮脂腺及汗腺分泌减少，皮肤干燥引起的物理性疾病，常发生在冬季，也可出现于多种皮肤病，如慢性湿疹、慢性接触性皮炎、手癣、足癣、掌跖角化病、鱼鳞病等。本病与职业有明显关系，长期受摩擦等机械刺激，接触有机溶剂、各种粉尘等皆易发生。

【诊断要点】

1. 好发于成年手工劳动者的掌跖或长期摩擦牵拉部位，冬季常见。

2. 皮损多沿皮纹方向发生，表现为皮肤干燥、粗糙增厚、裂隙。

3. 根据裂隙深浅程度可分为三度：一度仅达表皮，无出血、疼痛等症状；二度达真皮浅层而轻度疼痛，但不引起出血；三度由表皮深入真皮、皮下组织，常引起出血和疼痛。

4. 皮损疼痛可影响劳动和行走，裂隙易感染而引起丹毒、淋巴管炎或淋巴结炎等并发症。

【鉴别诊断】

需与手足癣、慢性湿疹等相鉴别。

【治疗】

尽量减少或避免接触化学品、摩擦刺激的机会。应经常应用有滋润作用的防护霜。局部应用温和的软膏，如0.05%维A酸软膏、10%～30%尿素软膏、10%鱼肝油软膏等。10%硝酸银溶液涂在裂口内，可形成保护膜而防止继发感染。

十一、手癣、足癣

足癣是皮肤癣菌病中最常见的浅部真菌病，按主要临床表现可分为水疱型、浸渍糜烂型及鳞屑角化型，往往同时有甲癣。手癣常因足癣或甲癣传染手部而引起，常与前两者同时存在，主要是皮肤癣菌感染手掌、掌侧、指尖所致。其症状与足癣相似，但分型不明显。病原菌主要为红色毛癣菌、须癣毛癣菌等。

【诊断要点】

1. 足癣多为双侧，手癣常为单侧，夏季加重。

2. 皮损境界清楚，可有水疱、领圈状或叶状脱屑、角化过度、浸渍糜烂等。

3. 瘙痒明显，搔抓后可继发感染或湿疹化改变。

4. 损害部位真菌镜检及培养多阳性。

【鉴别诊断】

1. 慢性湿疹　皮损多种形态，有不同程度的渗出，边界不清。真菌镜检及培养阴性，抗真菌药物治疗无效。

2. 汗疱疹　皮损为表皮深处小水疱，一般不会自行破裂，干涸后形成衣领状脱屑。真菌镜检阴性。

3. 掌跖脓疱病　皮损为红斑基础上成批发生的水疱或无菌性脓疱，多对称发于掌跖部，尤其是手足鱼际和足弓部，一般不发于趾间。常伴有甲受损。

【治疗】

手足癣应及时、彻底地治疗，合并甲癣者应同时治疗甲癣。治疗以外用药治疗为主，疗程一般为 1～2 个月，坚持用药非常重要。顽固性感染可考虑系统药物治疗。合并细菌感染者应控制感染后再应用抗真菌药。生活中应注意保持手足清洁、干燥、透气。

1. 外用药　水疱型、浸渍糜烂型先以湿敷为主，干燥后外用抗真菌软膏；角化过度型、鳞屑型以外用抗真菌制剂及含角质剥脱剂的软膏为主。

2. 口服药　顽固性感染或合并甲癣者可考虑口服抗真菌药，如伊曲康唑 100mg/d，疗程 2～4 周；特比萘芬 250mg/d，疗程 2～4 周。

十二、癣菌疹

癣菌疹是由于原发真菌感染灶释放的真菌抗原经血流带至皮肤，在该处发生了抗原抗体反应，从而引起的多形性皮肤损害。其本质是机体对真菌或真菌代谢产物的一种变态反应，其严重程度多与身体原发相关感染灶的炎症程度成正比。

【诊断要点】

1. 存在活动性真菌感染灶，如足癣、体癣、头癣等。真菌镜检可阳性。

2. 好发于夏秋季节，常发生于各种皮肤癣菌病急性炎症期，以浸渍糜烂型足癣和足癣继发细菌感染最多见。

3. 皮损为多形性，可以局限或泛发，可以有汗疱疹样、毛囊性、苔藓性、鳞屑性、大疱样、结节性红斑样、远心性环状红斑样、丹毒样及荨麻疹样皮疹表现。

4. 自觉瘙痒明显，可伴有全身症状。

5. 原发灶真菌检查阳性。

【鉴别诊断】

1. *接触性皮炎* 有刺激物或致敏物接触史，发生于接触部位，皮损表现单一，多无全身症状。

2. *丹毒* 好发于足背、小腿、面部等处，多为单侧性。典型皮损为水肿性红斑，境界清楚，表面灼热，有压痛。多有不同程度的全身中毒症状和区域淋巴结肿大。

3. *类丹毒* 有接触家禽、鱼类或屠宰工作中受伤史，常见于手部，皮损为紫红斑。

【治疗】

1. 积极治疗原发灶。

2. 抗过敏治疗：瘙痒剧烈者口服抗组胺药物，如氯雷他定、西替利嗪等，如有发热、全身淋巴结肿大等全身症状者可酌情加用糖皮质激素如泼尼松 10～30mg/d 口服。

3. 局部治疗：治疗方法应当温和，以安抚、保护患处皮肤为主，可用硼酸溶液湿敷或外用炉甘石洗剂、糖皮质激素霜剂等。

十三、湿疹

参见“湿疹（躯干）”部分。

【鉴别诊断】

1. *手足癣* 手足湿疹应与手足癣相鉴别。后者好发于掌跖或指（趾）间，多单侧分布，常伴甲改变，真菌镜检阳性。

2. *接触性皮炎* 急性湿疹应与接触性皮炎相鉴别。后者有明确接触史，病变局限于接触部位，皮疹形态单一，易起水疱，境界清楚，去除病因后，多易治愈。

3. *神经性皮炎* 慢性湿疹应与神经性皮炎相鉴别。后者多为单侧发病，有典型苔藓样变，无渗出表现。

十四、手足口病

手足口病是以手、足和口腔发生水疱为特征，多发于儿童的一种病毒感染性皮肤病。引发手足口病的肠道病毒有 20 多种（型），其中以柯萨奇病毒 A16 型和肠道病毒 71 型最为常见。本病主要经粪-口途径传播，亦可通过飞沫经呼吸道传播，疱液、咽部分泌物和粪便中均可分离出病毒。

【诊断要点】

1. 春夏季节高发。多见于 2～7 岁的儿童，以 5 岁以下更常见。

2. 潜伏期 3～7d。发疹前可有不同程度的低热、头痛、食欲缺乏等前驱症状，1～3d 后出现皮肤损害。

3. 典型的手足口病皮损是手、足、口腔黏膜出现 0.2～0.4cm 大小的丘疹、丘疱疹，多数为淡红色、红色，疱液少，周围有红晕，水疱破溃后可形成灰白色糜烂或浅溃疡。少数不典型者可发生于臀部、四肢等部位。

4. 自觉疼痛或痒感。

5. 多数皮疹 7～14d 消退，不留瘢痕。如患者出现持续高热、抽搐、呼吸困难、四肢无力等，应警惕重症手足口病可能。

【鉴别诊断】

1. *多形红斑*　是一种急性炎症性皮肤病，有自限性。皮疹多形，有红斑、丘疹、风团、水疱等，特征性皮损为靶形损害即虹膜状皮疹，可有不同程度的黏膜损害。

2. *汗疱疹*　为对称发生在掌跖、指趾屈侧皮肤的复发性水疱性皮肤病，常伴手足多汗。无黏膜损害，缺乏全身症状。

3. *水痘*　由水痘-带状疱疹病毒感染引起。皮疹初为红色针尖大小的典型斑疹，迅速变为丘疹、水疱，周围有红晕。皮疹先发生于躯干，逐渐累及头面部及四肢，呈向心性分布。起疹前 1d 多有低热史。

【治疗】

1. 应注意隔离，防止本病在幼儿园内传播。

2. 本病以对症、支持治疗为主。手足皮损处外用炉甘石洗剂，口腔损害可外用口腔溃疡涂膜剂，也可应用利巴韦林等广谱抗病毒制剂治疗。

3. 出现重症手足口病表现时，应及时转入传染病专科医院诊治。

十五、摩擦水疱

摩擦水疱是因反复或长期摩擦而产生的水疱。由于手掌、足跖长久受到剧烈的摩擦和压迫，可导致局部形成水疱或大疱，其大小与受损部位有关，如穿不合脚的鞋走路或跑步。如果反复地做同一种动作，则可发生在手掌和手指。

【诊断要点】

1. 最常发生在角质层较厚的部位（足跖、足跟、手掌、手指），在摩擦剧烈而反复的区域尤为常见（如足部）。

2. 皮损最初为摩擦部位的红斑，然后发展为水疱、大疱，疱液清亮或血性。

3. 患者常有烧灼感或疼痛。

【鉴别诊断】

1. *糖尿病大疱病* 是糖尿病的一种少见并发症，特征性表现为肢端部位正常皮肤出现张力性水疱、大疱，常合并外周的神经病变。

2. *昏迷性大疱* 与失去意识或神经病变有关。昏迷的患者在正常皮肤上出现的张力性大疱，主要发生在受压部位。

3. *大疱性虫咬反应* 多见于儿童，临床表现为成群的瘙痒性丘疹，中央出现水疱、大疱。

【治疗】

1. 小水疱无须处理，常能自行吸收。大疱有不适或疼痛感时，可在疱顶开口排出疱液以减轻压力和不适。

2. 如继发感染者，可外涂抗生素软膏。

十六、冻疮

冻疮是由寒冷低温引起的末梢部位局限性、淤血性、炎症性皮肤病。长期暴露于寒冷潮湿的环境中，皮肤血管痉挛收缩，导致组织缺氧引起细胞损伤；血管麻痹扩张引起静脉淤血，毛细血管扩张、渗透性增加，血浆渗入组织间隙而引发本病。周围血液循环不良、手足多汗、贫血及鞋袜过紧等均可加重病情。

【诊断要点】

1. 易发于初冬、早春季节。多见于儿童、青年女性和末梢血液循环不良者。

2. 好发于手指、手背、耳郭及鼻尖等处。

3. 皮损表现为单个或多个红色至紫红色斑疹、丘疹或水肿性斑块，压之褪色，境界清楚，常对称分布。严重者出现水疱和溃疡。伴有瘙痒、灼热或疼痛感。

【鉴别诊断】

1. 冻疮样红斑狼疮　皮损表现为冻疮样的红色或暗紫红色丘疹、斑块，偶尔可伴中央糜烂或溃疡，光敏现象明显，并常有雷诺现象。实验室检查有抗核抗体阳性等血清学证据。

2. 多形红斑　是一种急性炎症性皮肤病，有自限性。皮疹多形，有红斑、丘疹、风团、水疱等，特征性皮损为靶形损害即虹膜状皮疹，有不同程度的黏膜损害。

【治疗】

1. 一般治疗　应注意保暖，保持干燥，促进局部血液循环，提高机体对寒冷的耐受性。

2. 外用药治疗　以消炎、消肿、促进循环为原则。可外用维生素 E 软膏和冻疮软膏、多磺酸粘多糖乳膏等。

3. 口服药物治疗　可口服烟酸、硝苯地平等扩张血管药物。

4. 物理治疗　可用红外线局部照射、He-Ne 激光等。

十七、掌跖脓疱病

掌跖脓疱病是局限于掌跖的慢性复发性皮肤病，皮损特点为在红斑基础上出现无菌性小脓疱，伴角化过度和鳞屑。其病因和发病机制尚不清楚。有学者认为掌跖脓疱病属于脓疱型银屑病的一个亚型。

【诊断要点】

1. 中年女性多见。

2. 皮损好发于手掌鱼际部和足跖中央部位，逐渐蔓延至掌跖及其侧面。

3. 皮损表现为在红斑基础上出现直径 2～5mm 的表皮内脓疱或水疱，脓疱干涸后结痂、脱屑。病程迁延，常呈周期性反复发作。

4. 自觉不同程度瘙痒，偶有灼热、干燥、疼痛感。

5. 实验室检查：脓液细菌和真菌培养均为阴性。

6. 组织病理：表皮内单房性脓疱，疱内含中性粒细胞，真皮浅层有不同炎性细胞浸润。

【鉴别诊断】

1. *连续性肢端皮炎*　常有局部外伤史或感染史；指、趾末端反复出现无菌性脓疱同时伴有甲改变，随着病情进展皮疹逐渐向上蔓延。病理可见 Kogoj 微脓肿。

2. *脓疱性细菌疹*　常对称性发生于手掌、足趾，与感染病灶相关，抗生素治疗有效；发疹期外周血白细胞数增高，中性粒细胞升高。

【治疗】

1. *局部治疗*　以局部治疗为主，全身用药需根据病情，权衡利弊，合理使用。

2. *外用药治疗*　外用各种糖皮质激素，封包可增加治疗效果。维 A 酸类软膏、他卡西醇软膏等可与糖皮质激素交替外用。PUVA 对少数患者有效。

3. *口服药物治疗*　米诺环素 100mg，一日 2 次，连用 1～2 个月，或雷公藤总苷 60mg/d。阿维 A 0.5～1mg/（kg·d）联合 PUVA 治疗效果较好。病情严重者，可酌情口服泼尼松、甲氨蝶呤、环孢素、伊曲替酸等。

十八、游泳池肉芽肿

游泳池肉芽肿是由海分枝杆菌（*Mycobacterium marinum*）感染导致的皮肤和皮下组织炎性疾病，占非结核分枝杆菌感染的 50%～80%。本病高危人群为渔民、加工海鱼的工人、海洋水族馆工作人员和免疫抑制者，也有家庭主妇因被鱼刺刺伤而感染者。

【诊断要点】

1. 可发生于各年龄段人群，无性别差异。患者多有感染部位外伤史，并接触过海水、热带鱼等。

2. 皮损好发于易受外伤的部位，如手、足、肘、膝、踝等处。潜伏期约3周。在病原菌侵入部位的皮肤发生红褐色小丘疹、结节或斑块，偶尔可软化或破溃而形成小溃疡。皮损常单发，偶有多发者。多无自觉症状，但有局部叩击痛。皮损在数月至数年可自愈，也可持续数年或十余年。

3. 组织病理特点为慢性肉芽肿改变，有时可见典型的结核样肉芽肿结构，但无干酪样坏死。

4. 本病确诊主要依靠对病原体进行培养鉴定，再行特异性PCR做进一步的分子鉴定。

【鉴别诊断】

1. 孢子丝菌病　临床表现与本病类似，但感染源多来自土壤，组织病理PAS染色可见4～6μm大小的圆形或椭圆形小体，有时可见到星状小体。真菌培养可分离出孢子丝菌。抗真菌药治疗有效。

2. 疣状皮肤结核　皮损多为单个，单侧分布。最好发于手指、手背，其次为足、臀、小腿等处。特征性皮损为中央网状瘢痕、疣状边缘和外周红色晕，形成“三廓征”。病程慢性，愈后留浅瘢痕。结核菌素试验阳性。

【治疗】

1. 以系统药物治疗为主。由于海分枝杆菌对各种药物敏感性不同，药敏试验有助于选择药物。米诺环素100mg每日2次能治愈大多数患者，多西环素、四环素、复方磺胺甲噁唑也有效。还有应用克林霉素、左氧氟沙星、卡介苗等治疗有效的报道。

2. 可联合局部热疗、外科切除等。

十九、化脓性肉芽肿

化脓性肉芽肿又称毛细血管扩张性肉芽肿，是一种常由轻微损伤引起的皮肤黏膜毛细血管和小静脉分叶状增生而形成的息肉状损害。本病为组织对创伤及感染的一种反应性病变。

【诊断要点】

1. 可发生于任何年龄。常好发于面部、手、足等暴露部位。发病前多有局部外伤史。

2. 皮损表现为红色半球形丘疹或结节，最初缓慢增大，一般直径5～10mm，有蒂或无蒂，表面光滑或疣状，质软，易碰破出血，似血管痣，难以自行消失。

3. 组织病理特点为病变基底处表皮向内侧呈领口状增生，瘤体内有大量新生的毛细血管和炎症细胞浸润。

【鉴别诊断】

与传染性软疣、角化棘皮瘤、基底细胞癌等鉴别，参见“传染性软疣”“角化棘皮瘤”“基底细胞癌”部分。

【治疗】

1. 首先去除刺激因素，可以选用微波、电灼、冷冻或激光治疗。

2. 不典型者最后可选择手术切除并做病理检查。

二十、足菌肿

足菌肿是指真皮和皮下组织的肉芽肿感染，可导致肌肉甚至骨骼感染。其临床上具有特征性的窦道排液（含有硬粒、硫黄样颗粒）及局部水肿。本病有三种不同的亚型：放线菌性足菌肿（由丝状需氧菌和厌氧菌引起，如诺卡菌、马杜拉放线菌）、真菌性足菌肿（由真菌引起）和葡萄状霉菌病（由细菌引起，如金黄色葡萄球菌、假单胞菌属细菌）。本病大多发生在户外活动者或农牧业劳动者，其接触土壤或被植物刺伤后致病菌从环境植入伤口。

【诊断要点】

1. 最常见于足部，其次为手部以及与土壤或腐生物相接触的身体其他部位，如肩背、颈部和头后部。

2. 虽然足菌肿有三型，但临床表现相似。典型皮损是初为单侧的无痛性丘疹、结节，后融合成斑块，一旦皮下组织感染，周围的组织就会随之出现肿胀，逐渐形成化脓性的窦道。流出的脓液中含有特征性的黄白色或黑色颗粒，实际上是病原菌的菌落，其大小可以从很小至直径1cm。随之出现深部组织的感染，有时出现骨骼的蛀蚀。

3. 镜下观察颗粒可提供病原菌的线索，但最终诊断需依靠培养及分子鉴定。

4. 组织病理示慢性化脓性肉芽肿改变。

【鉴别诊断】

1. *着色真菌病* 皮损多位于身体暴露部位，尤其是手足。初为粉红色丘疹，逐渐扩大形成角化性斑块或乳头瘤样增生，常有溃疡并结褐色痂，无瘘管形成或带颗粒的脓液。皮损涂片或病理切片检查发现厚壁、棕色硬壳细胞，培养有暗色真菌生长（需鉴定到种）可明确诊断。

2. *疣状皮肤结核* 皮损多为单个，单侧分布。最好发于手指、手背，其次为足、臀、小腿等处。特征性皮损为中央网状瘢痕、疣状边缘和外周红色晕，形成“三廓征”。病程慢性，愈后留浅瘢痕。结核菌素试验阳性。

【治疗】

1. 放线菌性足菌肿的治疗常联合 2 种药物，如复方磺胺甲噁唑加利福平。磺胺类或砜类药物可以代替复方磺胺甲噁唑，也可应用链霉素、青霉素、庆大霉素、阿米卡星，平均疗程约为 9 个月，直到疼痛和肿胀消失，分泌物和颗粒排出停止、窦道闭合；再继续维持治疗（可用阿莫西林和复方磺胺甲噁唑）相同时间，以确保疗效。

2. 真菌性足菌肿可使用两性霉素 B、酮康唑、伊曲康唑、氟康唑、特比萘芬和伏立康唑治疗，疗程 3 个月左右，但疗效差异较大，效果不理想者应手术切除病灶，必要时行截肢术。

二十一、黏液样囊肿

黏液样囊肿是指发生在指（趾）末端或末节指（趾）关节背面或侧面含黏液的囊肿。目前认为损伤和慢性压力与黏液样囊肿形成有关。根据形成机制的不同，本病分为黏液瘤型和腱鞘瘤型两种类型。

【诊断要点】

1. 多发生于中老年人，亦见于青年人，女性较多。

2. 皮损为表面光滑或轻度疣状增生的囊性结节，直径 3～15mm，肤色，半透明，质柔软或橡皮状韧度，刺破后流出黏液样物质。

3. 黏液瘤型好发于甲皱襞近侧，触之有波动感；腱鞘瘤型好发于手指或足趾末端，尤其好发于末节指（趾）关节背面。

4. 可有压痛或触痛感。

5. 组织病理特点为真皮上部可见局限或境界不清、大小不等的囊肿，囊腔内含黏液样基质。

【鉴别诊断】

1. 局灶性黏蛋白病　皮损为单个、直径约 2cm、肤色或淡红色丘疹或结节，表面光滑。好发于头面、颈、躯干和四肢，但不发生于手指关节。组织病理改变为真皮内基质疏松，内含大量黏蛋白，并见较多成纤维细胞。

2. 腱鞘囊肿　发生于关节部腱鞘内的囊性肿物，是由于关节囊、韧带、腱鞘中的结缔组织退变所致的病症。囊内含有无色透明或橙色、淡黄色的浓稠黏液，囊壁为致密硬韧的纤维结缔组织，囊肿以单房性为多见。多发生于腕背和足背部。

【治疗】

1. 可将囊肿内容物排出后行电灼、激光治疗或注入小剂量糖皮质激素，但易复发。

2. 手术完整切除囊肿，复发率相对较低。

二十二、汗孔瘤

汗孔瘤是指有“汗孔样”或终末导管分化的一组良性皮肤附属器肿瘤。在皮肤病术语中，“小汗腺”与“汗孔瘤”似乎有必然的联系，因此汗孔瘤经常被认为是“小汗腺”来源的。实际上，汗孔瘤既可以是顶泌汗腺来源，也可以是小汗腺来源，两者发生的概率相等。

【诊断要点】

1. 常为单发，也可多发和呈线状痣样皮损。好发于掌跖，也可发生在头皮、手指、大腿、胸部等处。

2. 典型皮损为圆顶状隆起性结节，但有的有蒂，在受压迫的部位可发生破溃，但通常表面光滑，或稍呈分叶状。皮损呈正常肤色、红色或紫红色，无压痛或自发痛。

3. 确诊依靠病理检查。基本组织病理特征为皮损由紧密排列的立方形角质形成细胞局限性增生形成，该细胞具有单一形态的核和淡嗜酸性细胞质，可见向导管分化。

【鉴别诊断】

1. 化脓性肉芽肿　见“化脓性肉芽肿”部分。

2. 皮肤纤维瘤　好发于成人四肢伸侧，常单发，偶见多发。表现为直径 0.5～1cm 的结节，棕褐色或黑褐色，质硬。表面多光滑，部分角化粗糙。组织病理改变为真皮浅中层大量成纤维细胞增生，排列紊乱，间杂增粗的胶原纤维，病变上方和两侧的表皮增生，皮突下延，色素增多。

【治疗】

汗孔瘤是良性皮肤附属器肿瘤，手术切除后预后良好。

第三节　以腋下、腹股沟皮肤改变为主的疾病鉴别

一、红癣

红癣是由棒状杆菌属的微细棒状杆菌引起的一种皮肤局限性浅表的感染，易发生于皮肤摩擦部位。微细棒状杆菌革兰染色阳性，常寄生于正常人的鼻部、咽部、眼结膜、外耳道及皮肤等处，在温暖潮湿及皮肤损伤等条件下，侵入角质层而引发本病。

【诊断要点】

1. 可发生于任何年龄，但以成年男性多见。
2. 多无明显自觉症状，受到摩擦后可有瘙痒。
3. 好发于大腿内侧、腋窝、臀沟及女性乳房下等皮肤皱褶易摩擦处。
4. 皮损开始多表现为针尖至手掌大小的红斑，境界清楚、边缘不规则，皮损颜色依据病程长短而不同，初起为红色，随后可变成褐色或棕红色，皮损表面可有皱褶或糠秕样鳞屑。
5. 皮损在伍德灯下呈珊瑚红色荧光，皮肤刮片革兰染色阳性。

【鉴别诊断】

见表 7-3。

表 7-3　红癣与其他皮肤损害的鉴别诊断

鉴别要点	红癣	股癣	间擦疹	花斑癣
好发性别	男性为主	男性		
好发人群	肥胖者、糖尿病患者等	多汗者	肥胖者	肥胖者、糖尿病患者等

续表

鉴别要点	红癣	股癣	间擦疹	花斑癣
好发部位	大腿内侧、腋窝、臀沟、女性乳房下、第 4、5 趾间等皱褶部位	大腿内侧、腹股沟、臀部	颈部、腋窝、乳房下、腹股沟、关节屈侧面及肛周	腋窝、乳房下、腹股沟、肛周、臀沟、会阴
好发季节			湿热季节	
红斑形态	境界清楚的红斑，可有苔藓样变	一侧或双侧的环状或半环状红色、暗红色斑片	肿胀性红斑，可有糜烂、渗出，甚至浅表溃疡	开始为红斑、丘疹或小水疱，破溃后形成边缘不整的糜烂面，边缘呈扇形
黏附鳞屑形态	糠秕样鳞屑	可有脱屑	少见	可有干燥、脱屑
自觉症状	部分可瘙痒	多有瘙痒	瘙痒和烧灼感	瘙痒
病原学检查	革兰阳性杆菌	真菌阳性	阴性	念珠菌阳性
伍德灯检查	珊瑚红色荧光			

【治疗】

1. 外用药治疗　外用抗生素和唑类抗真菌药物有效，如克霉唑或咪康唑乳膏、夫西地酸乳膏等，疗程 2 周左右。

2. 口服药治疗　对于红癣面积较大者可口服红霉素 0.25g，每日 4 次，共用 2 周，或口服克拉霉素、四环素等。泛发性红癣患者常合并糖尿病及其他消耗性疾病，需积极治疗原发病。

3. 预防复发　避免诱因，保持局部皮肤清洁、干燥，皱褶部位外用爽身粉。

二、股癣

致病性皮肤癣菌侵犯腹股沟、会阴、肛周和臀部所致环状或半环状皮损者统称为股癣，实际是体癣在阴股部位的特殊型。本病在我国主要由红色毛癣菌、须癣毛癣菌等所引起，通过直接或间接接触传染，或由原有的手癣、足癣、甲癣等蔓延而来。高温季节、湿热地区、肥胖多汗、免疫功能低下等是本病的诱发因素。

【诊断要点】

1. 男性多汗者、长期坐位者易发病。

2. 常伴瘙痒。

3. 皮损好发于腹股沟、臀沟皮肤的一侧或双侧，多呈环状或半环状红色斑片。其上可有丘疹、水疱、结痂、脱屑，病程较长者可有苔藓样变及色素沉着。

4. 真菌涂片镜检阳性。

5. 皮损好发于春夏季，冬季可减轻。

【鉴别诊断】

见“红癣”部分表 7-3。

【治疗】

参见“体癣”部分。

三、腋毛癣

腋毛癣是由纤细棒状杆菌引起的腋窝和阴部毛发的表浅感染。纤细棒状杆菌是类白喉杆菌的一种，革兰染色阳性，生长在毛小皮细胞内和细胞间，可侵及毛皮质，不侵犯毛根及皮肤，其不同菌株在不同的化学环境下可产生不同的色素从而形成不同颜色的结节或鞘状物。

【诊断要点】

1. 多汗者常见，发生于气候温热季节。

2. 仅感染腋毛和阴毛，以腋毛常见。

3. 多无明显自觉症状，常由汗液染色皮肤或衣被而被发现。

4. 腋毛或阴毛的毛干上出现黄色、黑色或红色的结节颗粒，以黄色最为常见。毛干失去光泽并变脆，易折断。

5. 毛发结节镜检，可见到较短而纤细的杆菌，革兰染色阳性。

【鉴别诊断】

1. 毛结节病　是毛干的真菌感染，外观是黑色或白色结节，被感染的毛干易折断，在滤过紫外线下不显荧光，而腋毛癣呈现荧光。毛干结节的真菌涂片镜检阳性。

2. 阴虱　患者或其配偶有不洁性接触史，或发病前在外住宿而患病。夜间瘙痒剧烈，除可见阴毛上黏附灰白色砂粒样颗粒（虱卵）和缓慢移动的阴虱外，皮肤可有抓痕及血痂，或散在片状蓝色出血瘀斑。镜检发现虱卵或成虫。

【治疗】

1. 剃去患部腋毛和阴毛。

2. 外用 5%硫黄软膏或抗生素制剂，如莫匹罗星软膏、红霉素乳膏等。

3. 注意局部皮肤清洁、卫生和干燥，如局部多汗，可予 1%的福尔马林溶液外用止汗。

四、Fox-Fordyce 病

Fox-Fordyce 病（福克斯-福代斯病）又称大汗腺性痒疹或汗腺毛囊角化病，仅发生在大汗腺分布的部位。本病病因尚不完全清楚，可能是在雌激素的影响下，大汗腺导管开口部位发生阻塞，导致大汗腺分泌物潴留、汗腺导管破裂后汗液外渗，继而真皮内继发炎症反应而形成皮损。

【诊断要点】

1. 女性多见，发病多在 13～35 岁，青春期前及绝经后罕见发病。

2. 瘙痒剧烈，慢性病程，部分患者月经期加重，妊娠期和绝经期后减轻。

3. 仅发生在大汗腺分布的部位，以腋窝为主，其次为乳晕、脐凹、阴阜等。

4. 皮损为圆形针尖至绿豆大小表面光滑的坚实性毛囊性丘疹，肤色或灰褐色，密集而不融合。局部毛发减少或缺乏。

5. 组织病理为顶泌汗腺导管角质栓塞及导管表皮内破裂，形成小水疱和棘层水肿，顶泌汗腺周围有炎性浸润。

【鉴别诊断】

本病应与局限性神经性皮炎、扁平苔藓鉴别。

【治疗】

本病治疗困难。

1. *外用药治疗*　可外用麻醉药、皮质类固醇制剂、止痒剂等，如 1%达克罗宁乳膏、哈西奈德霜、2%多塞平乳膏、0.010%～0.025%辣椒辣素霜等，也可外用维 A 酸类角质调节剂以改善导管上端角质阻塞。

早期皮疹面积不大者也可予以糖皮质激素局部注射治疗。

2. 口服药治疗　内服己烯雌酚 1mg，每天 1 次，也可试用女性避孕药，剂量和用法同避孕药的使用方法。此外，维 A 酸类有一定的改善作用，如异维 A 酸，10mg/次，每天 2 次，皮损好转后可以减量服用，消退后应小剂量维持治疗。

3. 其他治疗　对严重瘙痒或上述治疗效果不佳时可行液氮冷冻、电凝、CO_2激光、浅层 X 线放射治疗或手术治疗。

五、化脓性汗腺炎

化脓性汗腺炎是一种顶泌汗腺慢性化脓性炎症，主要发生于腋下、外生殖器及肛周等处。病原菌主要为金黄色葡萄球菌，也可有化脓性链球菌及其他革兰阴性菌。多发生于中青年妇女，可能与女性汗腺较发达有关。出汗较多、皮肤脏污及摩擦、搔抓等可为本病的诱因，其他诱因包括雄激素过高、内分泌疾病、免疫功能不全、肥胖、吸烟等。本症与聚合性痤疮、脓肿性穿掘性毛囊炎可同时存在，称为毛囊闭锁三联症，与毛囊异常角化有关，为常染色体显性遗传。

【诊断要点】

1. 中青年妇女多见。
2. 主要发生于腋下、外生殖器及肛周等处。
3. 慢性进程，时好时坏。
4. 开始为一个或多个小的硬性皮下结节，渐扩大、增多，融合后化脓，经数周后向表皮穿破形成潜行性溃疡、交通性瘘道，迁延反复者可导致局部硬化及瘢痕形成。
5. 自觉疼痛或压痛，偶有发热等全身症状。
6. 分泌物细菌学培养可呈阳性。

【鉴别诊断】

1. 皮肤瘰疬性结核　多见于儿童，黄豆大小的皮下结节除累及腋下、腹股沟等处外，在颈部、胸上部更为常见，形成的溃疡底小口大，分泌物为干酪样物质和稀薄脓液。结核菌素试验、病原学检查和组织病理可进行区分。

2. 性病性淋巴肉芽肿　主要发生于热带及近热带地区，多数既往曾有不洁性交史，主要见于男性。表现为腹股沟淋巴结肿胀、化脓，皮肤呈沟槽状，外生殖器及直肠肛门处极小的疱疹、水疱或溃疡、糜烂，无明显自觉症状，晚期可出现直肠周围脓肿、直肠阴道瘘和尿道、阴道、直肠等狭窄。血清学查沙眼衣原体抗体和鹦鹉热衣原体抗体、病原学检查和病检可进行区分。

3. 腹股沟肉芽肿　有性接触史，在接触后 8～84d 出现初发于外生殖器结节的特异性边缘隆起以及牛肉红色无痛性肉芽肿溃疡。病理组织切片在巨噬细胞内找到 Donovan 小体可确诊。

【治疗】

1. 口服药治疗　早期急性损害可使用短程抗生素治疗，如四环素 0.1g 口服，每天 4 次或米诺环素 0.1g 口服，每天 2 次，共 10d，可获得效果。严重患者可适当延长至 6 周。必要时可根据细菌培养及药敏试验选用敏感抗生素。炎症反应较重者，可联合使用小剂量糖皮质激素如泼尼松 20mg/d，疗程 1～2 周。对抗生素及糖皮质激素治疗无效的严重病例及不适于外科手术切除者，可试用复方甲羟孕酮或环丙孕酮治疗 2～3 个月。对上述药物治疗无效时可考虑使用异维 A 酸，剂量 0.5～1.0mg/(kg·d)，使用 4～6 个月，可使约 1/4 的患者病情缓解、好转。

2. 外用药治疗　保持局部皮肤干燥、清洁、卫生，有糜烂渗出者可用 0.1%～0.01%苯扎氯铵溶液、0.1%依沙吖啶溶液、0.5%新霉素溶液或马齿苋煎剂等，清洗或湿敷患处，每天 2～3 次。未破溃的较大硬结用 10%鱼石脂软膏封包，其他如莫匹罗星、夫西地酸等抗生素软膏亦可外涂。

3. 其他治疗　对已成熟的脓肿，可切开排脓。此外，亦可使用浅层 X 线放射治疗。对顽固性反复复发的病例，可行广泛手术切除病损处皮肤及皮下组织，并行植皮，但腹股沟及乳房下皱褶部位不主张进行手术治疗。光动力疗法也有一定疗效。

六、间擦疹

间擦疹又称为摩擦红斑、擦烂红斑，是皮肤的皱褶部位由于出汗、潮湿、摩擦等因素，致局部皮肤血管扩张充血引起的急性浅表性炎症反应。易继发真菌和念珠菌感染。

【诊断要点】

1. 好发于湿热季节，多见于肥胖婴儿或成人的皱褶部位。

2. 自觉瘙痒和烧灼感。

3. 皮损初起为境界清楚的肿胀性红斑，随后可出现糜烂、浸渍、渗出、浅表性溃疡、局部淋巴结炎等。

【鉴别诊断】

见“红癣”和“反常性银屑病”部分表 7-3，表 7-6。

【治疗】

1. 以保持局部清洁、干燥，避免摩擦，同时消炎止痒为原则。早期红斑阶段可外用硼酸滑石粉、爽身粉等，糜烂、渗出时可用 3%硼酸溶液湿敷，待干燥后改用霜剂。

2. 如继发细菌或真菌感染者，应给予抗生素或抗真菌药局部或全身治疗。

七、念珠菌病

念珠菌病是由念珠菌属，尤其是白色念珠菌引起的一种真菌病，在大多数患者中，为机会感染性疾病，与局部抵抗力下降或大剂量应用抗生素、糖皮质激素、免疫抑制剂等造成的机体抵抗力下降有关。念珠菌既可侵犯皮肤和黏膜，又能累及内脏，本节主要介绍的是皮肤病变——擦烂性念珠菌病。

【诊断要点】

1. 多见于糖尿病、肥胖或慢性酗酒外周血循环不佳者，或各种原因造成局部皮肤多汗、潮湿、通气不良者。

2. 常发生于腋窝、乳房下、腹股沟、肛周、臀沟、会阴等处。

3. 自觉瘙痒或灼痛感。

4. 开始为红斑、丘疹或小水疱，破溃后形成片状浸渍糜烂面，边缘呈扇形，有时也可干燥、脱屑。

5. 真菌检查阳性。

【鉴别诊断】

见“红癣”部分表 7-3 花斑癣。

【治疗】

1. 轻者以局部治疗为主，保持局部清洁、干燥，避免摩擦，外用制霉菌素乳剂、咪康唑散剂或霜剂，疗程一般为7～10d。

2. 积极控制血糖、控制体重，去除可引起本病的诱因。

八、黑棘皮病

黑棘皮病又称黑角化病或色素性乳头状营养不良，是指以皮肤颜色加深及乳头状或天鹅绒样增生为特征的一种少见的皮肤病。其病因尚不明确，可能与表皮内的酪氨酸激酶生长因子受体信号通道受到刺激有关，严重的胰岛素抵抗、高雄激素血症、肥胖与黑棘皮病关系密切。本病可分为不伴内脏肿瘤的良性黑棘皮病、与内脏腺癌相关的恶性黑棘皮病等。

【诊断要点】

1. 多见于颈部、腋窝、腹股沟、乳头下、脐窝、肛门外生殖器等皮肤皱褶部位。严重时可波及全身。

2. 早期皮肤呈黑色或灰棕色的色素沉着，表面粗糙，后逐渐形成典型的灰棕色或灰黑色乳头状或天鹅绒样增厚。

3. 可有掌趾角化过度，甲出现斑条状嵴突、增厚、变脆、白甲等。

【鉴别诊断】

1. 不同类型黑棘病的鉴别见表7-4。

表7-4 各型黑棘病的鉴别

型别	遗传方式	发病年龄	性别	伴发疾病	临床表现
良性黑棘皮病	常染色体显性遗传	婴儿及儿童	女＞男	无	皮疹轻，很少侵及四肢、黏膜，青春期后缓解
肥胖性黑棘皮病		成人（肥胖、黑皮肤者）	无差异	无	皮疹可见于任何皱褶部位，并见皮赘
症状性黑棘皮病	取决于综合征的遗传类型		无差异	A型、B型综合征及其他	皮疹轻，很少侵犯四肢和黏膜，常伴其他综合征表现
恶性黑棘皮病		中老年人	无差异	内脏恶性肿瘤	皮疹严重，四肢、黏膜常受累，色素深，常有瘙痒

续表

型别	遗传方式	发病年龄	性别	伴发疾病	临床表现
肢端黑棘皮病		成人	无差异	无	皮疹局限，好发于肘、膝、指关节背面和手足背
单侧性黑棘皮病	不规则常染色体显性遗传		无差异	无	皮疹如痣样，单侧分布
药物性黑棘皮病			无差异	无	皮疹轻，停药后皮疹可完全消退
混合性黑棘皮病			无差异	常伴发恶性黑棘皮病	两型特征同时存在

资料来源：赵辩. 中国临床皮肤病学[M]. 江苏：江苏凤凰科学技术出版社，2009：1346.

2. 高起性鱼鳞病：在出生后数小时至 1 周内，突然发生广泛的、以四肢屈侧分布为主的红斑和小的、黄色的、闪闪发光的鳞屑，以及广泛分布的大疱。从第 3 个月起在皱褶区，如腋窝、腹股沟、肘窝、颈部及手足背出现不规则的角化过度线形、疣样条纹，呈现刺猬刺状突起，如豪猪样表现，大多数随年龄增长，症状逐渐缓解。属于常染色体显性遗传病，染色体鉴别可区分。

3. Dowling-Degos 病：又称屈侧网状色素沉着症，一般从 20～30 岁开始发病，表现为皱褶部位深棕色平滑的网状斑，表皮不增厚，无黑棘皮病天鹅绒样的皱纹，颈部可见散在黑头粉刺样损害，口周围小凹陷，可伴有色素沉着，以口角最明显。

4. Haber 综合征：具有遗传性，除腋窝等出现散在高粱米大小暗褐色疣状角化丘疹外，颜面部泛发潮红，伴有丘疹鳞屑，睑缘红润形如面具。

【治疗】

1. 分型治疗　首先应判定临床分型，积极去除诱发因素。恶性黑棘皮病患者，需积极查找内脏肿瘤，早期进行干预治疗。对肥胖性黑棘皮病，应纠正肥胖、控制饮食，随着体重的下降，大多数黑棘皮病皮损也随之缓解。对药物引起者，应及时停用一切可疑的致病药物，停药后皮疹可以自愈。对不同综合征型，则以治疗综合征为主。

2. 外用药治疗　可以选用角质松解剂，如水杨酸、卡泊三醇、尿素、0.1%维 A 酸软膏、足叶草脂等。

3. 其他治疗　对良性型患者，可以做外科手术或电灼治疗等改善外观，也可试用连续波 CO_2 激光治疗。

九、阴虱病

阴虱病为虱病的一种，是由寄生于人体阴毛部和肛门周围体毛上的阴虱反复叮咬附近皮肤而引起的传染性皮肤病，主要由直接接触而感染，但也可通过间接接触（如被褥、衣物等）而传染。虱用口器刺入皮肤吸血时，其机械损伤和毒性分泌物刺激是致病因素。除阴毛外，阴虱也可在头发、睫毛、胡须和腋毛处寄生。

【诊断要点】

1. 有不洁性接触或间接接触史。

2. 阴毛部剧烈瘙痒，夜间为甚，其配偶或性伴侣可有类似症状。

3. 好发于阴毛部，其他长毛发的部位也可累及。

4. 皮损通常表现为抓痕、血痂或散在片状灰青色瘀斑，内裤上可见点状污褐色血迹或颗粒状虱粪。

5. 肉眼或放大镜下可发现阴虱的成虫或虫卵。

【鉴别诊断】

见表 7-5。

表 7-5　阴虱病与其他皮肤损害的鉴别诊断

	阴虱病	疥疮	外阴瘙痒症
发病部位	阴毛部，其他长毛发部位也可发生	指缝、腕曲侧、下腹部、股内侧、外阴	外阴皮肤，也见于全身皮肤
皮损特点	红斑、丘疹、抓痕、血痂或灰青色瘀斑	红色丘疹、丘疱疹、小水疱、结节、隧道	抓痕，无原发性皮损
病原学检查	肉眼或放大镜下可见阴虱的成虫或虫卵	显微镜下可见疥螨的成虫或虫卵	无病原体
传染性	有	有	无

【治疗】

1. 剃除所有阴毛。

2. 污染的衣物、床单、被套煮沸消毒。

3. 外用 30%百部酊、10%硫磺软膏、林旦软膏或 25%苯甲酸苄酯乳剂等，连续 1 周，有继发毛囊炎或疖者可外用莫匹罗星软膏等。

十、反常性银屑病

反常性银屑病又称反向银屑病或屈侧银屑病，是银屑病的一种特殊表现类型。相对于寻常型银屑病好发于四肢伸侧、头皮和背部，反常性银屑病则选择性发生于体表皱褶部位，如腹股沟、臀沟、生殖器、肘窝、腘窝、乳房下等，由于这些部位多富含毛囊、皮脂腺、汗腺，易形成多汗、温暖、潮湿的环境，在频繁摩擦后易出现浸渍、糜烂、渗出，故反常性银屑病通常无蜡滴现象、薄膜现象等银屑病典型皮损的特征。

【诊断要点】

1. 皮损表现为有光泽的红斑，边界清晰，表面潮湿、浸渍，甚至有渗液、糜烂和黄色油腻性痂皮，一般没有典型的干燥性鳞屑。

2. 好发于皮肤皱褶部位，如腹股沟、臀沟、生殖器、肘窝、腘窝、乳房下等。

3. 容易继发真菌感染。

4. 身体其他部位也可以见到典型的银屑病皮损。

【鉴别诊断】

见表 7-6。

表 7-6　反常性银屑病与其他皮肤损害的鉴别诊断

鉴别要点	股癣	反常性银屑病	家族性良性慢性天疱疮	增殖型天疱疮	间擦疹
家族史	无	不确定	有	无	无
发病部位	股部、臀部	皱褶部位，可泛发	皱褶部位，可泛发	皱褶部位，可泛发	皱褶部位
口腔损害	无	无	无	可有	无
增生性皮损	无	无	可见	可见	无
水疱	无	无	有	有	无
真菌检查	常见皮肤癣菌	可合并念珠菌	可合并念珠菌	可合并念珠菌	可合并念珠菌
组织病理	不需要	符合银屑病	表皮内裂隙	表皮内裂隙	不需要
直接免疫荧光	阴性	阴性	阴性	棘细胞间网状荧光	阴性

【治疗】

1. 保持局部干爽，减少摩擦，注意局部清洁卫生。

2. 系统治疗同寻常型银屑病。

3. 外用尽量选用温和药，在消除阶段首选低、中效糖皮质激素，钙调磷酸酶抑制剂、维生素 D_3 衍生物也可选择性使用，在维持治疗阶段可选用弱效糖皮质激素、他克莫司、吡美莫司等，如合并感染可加用抗生素软膏。局部使用凡士林、甘油、尿素等润肤剂可起到滋润皮肤、增强皮肤屏障功能的作用。避免应用强效糖皮质激素、维 A 酸类、煤焦油等刺激性强的药物。

4. 可以结合局部窄谱 UVB 照射。

十一、家族性良性慢性天疱疮

家族性良性慢性天疱疮又称 Hailey-Hailey 病，以持续性、复发性水疱与大疱为特征性损害，是一种显性遗传性皮肤病。其致病基因为编码新型钙离子泵基因 *ATP2C1*，该基因突变导致表皮角质形成细胞之间黏附障碍，在摩擦、感染等外界刺激后发生棘层松解。由于棘层松解和角化不良出现于该病，故家族性良性慢性天疱疮被认为与毛囊角化病存在某种关联。

【诊断要点】

1. 常在青春期发病，可有家族史。

2. 皮损表现为外观正常皮肤或红斑基础上出现成群松弛性水疱或大疱，尼氏征阳性，疱壁薄易破裂，形成糜烂、渗出或结成厚痂，或因反复发作形成颗粒状赘生物，可有类似湿疹样改变。自觉瘙痒、疼痛，有腥臭味。冬季能缓解，夏季常加重。

3. 好发于对称性皱褶部位，如腹股沟、会阴、肛周、颈部、腋窝等，病变可局限或泛发。

4. 组织病理示基底层上形成裂隙、水疱或大疱，在钉突部位表皮组织的不规则组合形成塌墙样外观。

5. 直接免疫荧光检测阴性。

【鉴别诊断】

见“反常性银屑病”部分表 7-6。

【治疗】

避免不良刺激，减少病情复发或加重。

1. 系统治疗　在急性期皮疹严重时可口服四环素类抗生素，如米诺环素、多西环素等，如继发感染，根据药敏试验选择抗生素种类。因本病属于良性病变，可自行缓解，一般不主张口服糖皮质激素，但对于严重病例可选用中小剂量糖皮质激素，如泼尼松0.5～1.0mg/（kg·d）。其他药物如氨苯砜、维A酸等对于部分患者有效。

2. 外用药治疗　局部外用皮质类固醇制剂，钙调磷酸酶抑制剂亦被报道治疗有效。如有糜烂、渗出，应先湿敷以促进创面干涸。如有感染，应加用抗生素软膏。

3. 物理治疗　局部照射窄谱UVB或浅层X线有一定作用。

十二、增殖型天疱疮

增殖型天疱疮是寻常型天疱疮的良性型。轻型者皮损轻微，可自愈；严重者可形成乳头瘤状斑块。病程慢性，预后较好。

【诊断要点】

1. 皮损主要表现为红斑、薄壁松弛性水疱，尼氏征阳性，疱破后基部发生乳头状增殖，表面覆以黄色厚痂及渗出物，如继发细菌感染，可有腥臭味。

2. 好发于头面部及皮肤皱褶部位，如腋窝、乳房下、腹股沟、外阴、肛周、鼻唇沟等。口腔亦可受累，舌面可出现脑回状改变。

3. 组织病理可见表皮内水疱及棘层松解细胞，真皮炎症浸润明显，有较多嗜酸性粒细胞浸润。

4. 直接免疫荧光显示角质形成细胞间IgG、IgA、IgM或C3呈网状沉积。血清中存在针对桥粒成分的天疱疮抗体。

【鉴别诊断】

见“反常性银屑病”部分表7-6。

【治疗】

治疗原则同寻常型天疱疮，预后相对较好。

十三、多汗症

多汗症是指局部或全身皮肤出汗量异常增多的现象。按出汗部位分为局限性多汗症和全身性多汗症，全身性多汗症少见，即使是全身性疾病所致的多汗症也主要发生在某些部位。局限性多汗症多与精神紧张、交感神经失调有关，全身性多汗症多与某些内科疾病如发热性疾病（退热期）、甲状腺功能亢进（甲亢）、中枢神经系统疾病、低血糖等有关。

【诊断要点】

1. 局限性多汗症常见于掌跖和腋窝。

2. 局部表现为汗液增多、潮湿浸渍，掌跖部位可能发生窝状角质层松解症，也可伴有恶臭。

3. 可能伴有内分泌失调和激素紊乱的疾病，也可能伴有精神紧张、情绪激动、愤怒、恐怖及焦虑等症状。

【鉴别诊断】

多汗症特点明显，临床容易诊断。重点在于诱发因素的排查，如内分泌因素或精神因素等。

【治疗】

全身性多汗症主要治疗与之有关的内科疾病，局限性多汗症以局部处理为主。

1. *外用药治疗*　常用的止汗剂包括 20%～25%氯化铝溶液、0.5%醋酸铝溶液、3%～5%甲醛溶液、5%明矾溶液、5%鞣酸溶液。

2. *口服药治疗*　抗胆碱能药物因其副作用明显，趋向淘汰。对于有明显精神症状的患者可以口服镇静药、抗焦虑药，如苯巴比妥、地西泮、多塞平等。

3. *物理治疗*　离子电渗疗法和浅层 X 线照射可用于局部药物治疗失败的患者。

4. *局部治疗*　肉毒杆菌毒素 A 局部注射可以减少出汗，但是治疗后握力下降、疼痛以及费用高等不利因素限制了它的使用。

5. *手术治疗*　仅腋窝多汗者，选择性切除分泌最活跃的汗腺部分有肯定的疗效。选择性切除第 2 至第 4 对胸交感神经，对手掌、腋窝、胸部及面部多汗症均有显著效果。

十四、臭汗症

臭汗症是指分泌的汗液有特殊的臭味或汗液经细菌分解后产生臭味，多见于多汗、汗液不易蒸发和大汗腺所在的部位，如腋窝、腹股沟、足部、肛周、外阴、脐窝等。细菌与大汗腺的分泌物发生作用产生不饱和脂肪酸导致特殊臭味的形成。

【诊断要点】

1. 青春期活跃，老年减轻或消失。

2. 多见于汗液不易蒸发和大汗腺所在部位，如足部、腋窝、腹股沟、肛周、外阴、脐窝等，夏季可加重。

3. 表现为局部多汗，伴有刺鼻的臭味。

【鉴别诊断】

臭汗症特点明显，容易诊断。

【治疗】

1. 一般治疗　勤洗澡，勤换内衣、袜子，洗后用扑粉，保持局部干燥。

2. 外用药治疗　以减少汗液、抑制细菌滋生为目的，可外用20%～25%氯化铝溶液、1%聚维酮碘溶液、1∶8000高锰酸钾溶液等，抗生素制剂如0.5%新霉素溶液或乳剂等也可外擦局部。

3. 手术治疗　腋臭严重者可以考虑手术或激光治疗。

十五、色汗症

正常汗液是无色的。因各种原因导致汗液着色，称为色汗症。色汗以黄色最多见，此外蓝、绿、棕、紫及黑色也可见到。大汗腺色汗症可能因为产色素细菌分解脂质引起。小汗腺色汗症可能由于服用某些药物或疾病引起。而皮肤表面的染料将汗液染色称为假性色汗症。

【诊断要点】

1. 发生于汗腺密集区域，如腋窝，也可见于会阴部和腹股沟。

2. 汗液可呈现黄、蓝、绿、棕、紫、黑等颜色，以黄色多见。

3. 可以没有原因，也可能存在服药史或患肝胆系统疾病。

【鉴别诊断】

色汗症特点明显，容易诊断，重点在于查找可能的诱发因素，排除假性色汗症。

【治疗】

尚无特效治疗方案。药物导致的色汗症，停用药物。疾病所致者，主要治疗原发疾病。对假性色汗症，主要是避免接触着色物质。

第四节　以臀部皮肤改变为主的疾病鉴别

一、疣状皮肤结核

疣状皮肤结核是结核杆菌侵入有较高免疫力患者而引发的一种皮肤病。痰液吞入肠道的肺结核患者或肠结核患者，其粪便中的结核杆菌可引起臀部感染。病程可达数年甚至数十年。

【诊断要点】

1. 皮损初起为黄豆大小紫红色丘疹，质硬、单侧分布，丘疹逐渐向周围扩大形成斑块，表面角质增厚，粗糙不平，以后呈疣状增生。

2. “三廓征”：中央网状瘢痕、疣状边缘、四周红晕。

【鉴别诊断】

1. 疣状寻常狼疮　有特殊的狼疮结节，质软，有“探针贯通现象”，用玻片压诊有苹果酱色结节。

2. 着色真菌病　好发于四肢，多有外伤史，损害为斑块、疣状增生，炎症明显，真菌或组织病理学检查能查到真菌。

【治疗】

1. 全身应用抗结核药物，如异烟肼、利福平等。药物和疗程根据是否伴有内脏结核而定。

2. 早期小的皮损可手术切除。

二、褥疮

褥疮又称压力性溃疡，见于由于身体局部长期受压，影响血液循环，导致皮肤和皮下组织营养缺乏，引起的局部组织坏死。

【诊断要点】

1. 常见于昏迷、瘫痪等长期卧床患者。

2. 好发于受压的骨突部位，如骶尾骨、股骨粗隆及足跟等。

3. 受压后局部皮肤苍白、灰白或青红色，轻度水肿，有麻木感。

4. 病情迅速发展，表皮紫黑色，出现水疱，破溃形成溃疡、坏死。

【鉴别诊断】

冻疮：好发于冬季，儿童及妇女或末梢血循环不良者易发病。皮损好发于四肢末梢及暴露部位，临床表现为紫红色肿块，皮温低，易形成水疱、溃疡等。

【治疗】

1. 重视护理，尽早发现，及时处理。

2. 避免受压，定时翻身，每隔1～2h变换一次体位。

3. 初期可热敷或用50%乙醇涂擦。小溃疡外用0.5%硝酸银溶液湿敷，大溃疡则需手术。微波照射也可促进溃疡愈合。

三、尿布皮炎

粪便中有一种细菌，名为氨生产菌，该菌在尿湿的尿布或尿不湿上分解尿产生氨，氨刺激局部皮肤而发生尿布皮炎。常见于婴儿。

【诊断要点】

1. 常见于用尿布或尿不湿的婴儿。

2. 阴部、臀部红斑、丘疹，严重时可发生水疱、糜烂，甚至脓疱、溃疡。

3. 有时可蔓延至下腹部、腹股沟及大腿。

【鉴别诊断】

1. 股癣　初为丘疱疹，逐渐增多扩大，在上股部近腹股沟处形成弧形损害，多见于成年男性。

2. 念珠菌性间擦疹　在腹股沟皱褶、臀沟、肛周及腋窝、乳房下部、脐窝等间擦部位皮肤潮红，有针尖大小丘疹、丘疱疹、水疱或脓疱，继之糜烂、渗液、结痂，边缘有片状鳞屑翘起。可继发于尿布皮炎，真菌镜检可见孢子和菌丝。

【治疗】

1. 预防为主，应勤换尿不湿，保持婴儿局部皮肤干燥。

2. 外用扑粉、氧化锌油或炉甘石洗剂，有溃疡或糜烂时可用3%硼酸溶液湿敷，以温和保护为主，切勿热水洗烫。

四、萎缩纹

萎缩纹又称膨胀纹，是凹陷的线状或薄的条带状损害。常见于妊娠期妇女、过度肥胖人群或生长过快的少年儿童。

【诊断要点】

1. 呈境界清楚的波浪形条带状萎缩，初起皮肤发红，然后变白，平滑，有光泽，并出现凹陷。
2. 无自觉症状，不会自行消退。
3. 好发于妊娠期妇女、过度肥胖人群或生长过快的少年儿童。亦可见于库欣综合征患者。

【鉴别诊断】

萎缩性瘢痕：有局部外伤或手术史。

【治疗】

1. 尚无特效药。脉冲染料激光有一定改善。
2. 可局部外用维 A 酸类。

第五节　以唇、口腔黏膜改变为主的疾病鉴别

一、剥脱性唇炎

剥脱性唇炎常被用来描述一种原因不明的唇部原发性脱屑和轻度炎症。可继发于脂溢性皮炎、特应性皮炎、习惯性舐唇等。患者可能伴有情绪方面的变化。

【诊断要点】

1. 多见于女孩和青年妇女，上下唇均可累及。
2. 可有烧灼感、瘙痒或紧绷感。
3. 皮损为红斑、鳞屑、结痂，唇部表皮反复发生脱落，可形成光滑的皮面，也可出现裂隙。

【鉴别诊断】

见表 7-7。

表 7-7　剥脱性唇炎与其他皮肤损害的鉴别诊断

鉴别要点	剥脱性唇炎	腺性唇炎	光化性唇炎	接触性唇炎	肉芽肿性唇炎	浆细胞性唇炎	口角炎	盘状红斑狼疮	扁平苔藓	皮脂腺异位症	口唇单纯疱疹	固定型药疹
病因	不明，可继发于其他皮肤疾病	不明，可继发于其他皮肤疾病	常年过度日晒	接触刺激物或致敏物	不明	不明，可由某些病理性刺激引起	多种，包括机械因素、感染因素、营养缺乏等	结缔组织病，与自身免疫有关	不明，与精神因素、免疫因素、某些系统疾病等有关	不明，可能与青春期内分泌刺激、局部创伤或吸烟有关	单纯疱疹病毒感染引起	药物诱发的Ⅳ型变态反应
好发部位	仅累及唇部，上下唇均可受累	仅累及唇部，上下唇均可受累	仅累及唇部，下唇为主	与接触部位一致	仅累及唇部，上下唇均可受累	仅累及唇部，下唇为主	双侧或单侧口角	除唇部外，尚可累及全身其他部位皮肤	除唇部外，尚可累及全身其他部位皮肤	好发于上唇和颊黏膜，也可发生于外阴部位	好发于皮肤黏膜交界处	好发于皮肤黏膜交界处
皮损特点	唇部干燥、皲裂、鳞屑、结痂，表皮剥脱	唇部表面有多数界限清楚的黏液腺管口，可挤压出黏液样物质	急性期为唇部肿胀、充血、糜烂、结痂。慢性期为鳞屑、肥厚、皲裂等	急性期为唇部肿胀、水疱、糜烂、结痂。慢性期为浸润、肥厚、皲裂等	唇部肿胀，发作与缓解交替，缓解期肿胀不完全消退	唇部肥厚浸润、溃疡结痂，后期可出现萎缩	湿润的裂隙自口角处向下、向外辐射	界限清楚的红色、鳞屑角化性、浸润性丘疹及斑块	白色或灰白色网纹状皮损，与周围组织界限不清	针尖大小、略高起皮面的、黄白色小丘疹，可孤立存在，也可融合成片	簇集状分布的针尖大小水疱，可单簇或多簇，破溃后有糜烂、渗液、结痂	局限性圆形或椭圆形水肿性红斑，愈后留色素沉着

续表

鉴别要点	剥脱性唇炎	腺性唇炎	光化性唇炎	接触性唇炎	肉芽肿性唇炎	浆细胞性唇炎	口角炎	盘状红斑狼疮	扁平苔藓	皮脂腺异位症	口唇单纯疱疹	固定型药疹
斑贴试验	－	－	－	＋	－	－	－	－	－	－	－	－
病理特点	湿疹-皮炎改变	腺体增生、腺管扩张	湿疹-皮炎改变	湿疹-皮炎改变	慢性肉芽肿性炎	浆细胞弥漫性浸润	湿疹-皮炎改变	角化过度、毛囊角质栓、基底细胞液化变性	苔藓样界面皮炎	小的成熟的皮脂腺小叶包绕着皮脂腺导管	表皮细胞水肿、气球样变性、网状变性、水疱形成	界面皮炎，可见角化不良细胞及嗜酸性粒细胞

【治疗】

1. 去除能够发现的致病因素，稳定情绪。

2. 润唇。

3. 短期局部外用糖皮质激素软膏、钙调磷酸酶抑制剂等。

4. 口服维生素类，如维生素 B_2、维生素 B_1、复合维生素 B 等，严重者可试用氨苯砜等。

二、腺性唇炎

腺性唇炎又称口唇黏液腺炎，是一种累及小涎腺的炎症性疾病。本病原因不明,可能与先天性因素有关,也可能是由于慢性刺激如特应性、人工性或光化性损害而引起的口唇强烈反应。

【诊断要点】

1. 上下唇均可累及，好发于下唇。

2. 皮损表现为唇部肿胀，晨起时上下唇可因较多黏液性分泌物而出现粘连，在下唇唇红缘及齿面部有多数界限清楚的黏液腺管口，像筛孔似地散布在黏膜表面，挤压后有黏液样物质从管口流出。根据临床表现可分为三型，即单纯型、浅表化脓型和深部化脓型。单纯型挤压时可从管口排出黏液样物质，化脓型挤压时可排出脓性液体。

3. 组织病理表现为棘层肥厚，表皮不规则增生，伴海绵形成。黏膜下腺体增生、腺管扩张，扩张的腺管内含嗜伊红性黏蛋白物质，形成囊肿或肉芽肿改变，腺体周围有淋巴样细胞、组织细胞和浆细胞浸润。

【鉴别诊断】

见“剥脱性唇炎”部分表 7-7。

【治疗】

1. 对单纯型腺性唇炎可局部试用糖皮质激素软膏或内服 10%碘化钾 1～2 个月。

2. 对炎症性、化脓性唇炎，可局部或系统应用抗生素。有脓肿和窦道时，应切开引流。

3. 外科手术切除或损害内注射糖皮质激素对部分病例有效。

三、光化性唇炎

光化性唇炎又称光线性唇炎、日光性唇炎，是常年过度日晒引起的一种唇部炎症反应。多见于农民、渔民及户外工作者，以男性为主。

【诊断要点】

1. 以下唇受累为主。

2. 根据临床表现和经过可分为两型，急性光化性唇炎与慢性光化性唇炎。急性型以唇部肿胀、充血、小水疱、糜烂为主。慢性型以粗糙、鳞屑、浸润肥厚、皲裂为主。

3. 慢性日久，可出现细胞的异形性，表现为黏膜白斑，甚至演变成鳞状细胞癌。

4. 自觉灼热感或伴有疼痛。

5. 有明显的季节性，春末和夏季加重，秋冬季减轻或消退。

【鉴别诊断】

见“剥脱性唇炎”部分表 7-7。

【治疗】

1. 注意防晒，去除诱因。

2. 局部外用糖皮质激素或钙调磷酸酶抑制剂。

3. 口服羟氯喹及非特异性抗炎药物。

4. 对于局限性损害，可试行冷冻治疗。

5. 对任何可疑的持久性肥厚区域，均应进行活检及组织病理检查，以明确有无恶变。

四、接触性唇炎

接触性唇炎为唇部接触某些物质后引起的非感染性炎症反应，包括变应性和刺激性两种。常见的接触物包括唇膏、外用药、牙膏、牙科金属及其他牙用制剂、多种水果（如芒果、橘子等）、橡胶等。职业性因素也可导致本病，如单簧管或萨克斯管吹奏者对乐器的变态反应。

【诊断要点】

1. 有明确接触史，病变部位与接触面积大体一致。

2. 可有烧灼感、瘙痒或紧绷感。

3. 皮疹初为急性状态，表现为唇黏膜充血肿胀、水疱，渐发糜烂、渗液、结痂。接触物反复刺激，可使唇部皮疹呈慢性改变，可见口唇肿胀、浸润、肥厚、干燥、皲裂等。

4. 斑贴试验有助于找出接触致敏物。

【鉴别诊断】

见“剥脱性唇炎”部分表7-7。

【治疗】

1. 去除病因，避免接触刺激物。

2. 局部应用糖皮质激素或钙调磷酸酶抑制剂。

3. 必要时短期口服抗组胺药或糖皮质激素。

五、肉芽肿性唇炎

肉芽肿性唇炎又称巨唇，为唇部反复或慢性肿胀肥厚所致。本病病因不明，病理上为肉芽肿样改变。

【诊断要点】

1. 多在青年或中年发病，上下唇均可受累。

2. 可有刺麻、疼痛等不适感。

3. 皮损早期表现为唇部突发性弥漫性水肿，可累及颊部，早期阶段肿胀可完全消退。以后反复发作，或发作与缓解交替，缓解期肿胀不完全消退。有时可伴有粗糙、脱屑、渗液、结痂。

4. 组织病理为慢性肉芽肿性炎症改变。

【鉴别诊断】

见“剥脱性唇炎”部分表7-7。

【治疗】

1. 可口服中小剂量糖皮质激素，暂时有效，停药后常复发。

2. 皮损内注射糖皮质激素对部分患者有效。

3. 氯法齐明对多数患者均有效，剂量为每次100mg，每天2次，10天后改为每次100mg，每周2次，连服4个月。

4. 病情稳定者，可考虑手术修复。

六、口角炎

口角炎是口角部位皮肤及邻近黏膜的急性或慢性炎症，表现为湿润的裂隙自口角处向下、向外辐射。主要致病因素：①机械因素，如中老年患者牙齿脱落或假牙位置不合适，致使上唇压叠于下唇，口角发生褶皱，经常处于浸渍状态；②某些病理情况增加了黏膜的脆弱性，如核黄素等营养缺乏；③某些皮肤病，如特应性皮炎、脂溢性皮炎等常合并口角炎；④感染因素，如口腔念珠菌感染，常伴复发性或顽固性口角炎。

【诊断要点】

1. 通常对称分布，少数为单侧性。

2. 张口时有裂痛感。

3. 皮损为口角部位皮肤红斑、水肿、渗液、结痂。慢性期该处皮肤粗糙、皲裂、脱屑，可见从口角向外向下的辐射状皱纹。

4. 营养缺乏引起者常伴有光面舌；特应性皮炎或脂溢性皮炎引起者还具有这两种病的其他表现，使用假牙者皮损处及假牙下常有念珠菌感染。

【鉴别诊断】

见“剥脱性唇炎”部分表 7-7。

【治疗】

1. 寻找致病原因，针对病因进行治疗，如补充所缺维生素等营养物质、改进假牙的嵌合等。

2. 合并念珠菌感染者外用制霉菌素乳膏等抗真菌药物，合并细菌感染者可外用莫匹罗星。

3. 有糜烂渗出者先湿敷，无糜烂渗出者可短期外用中弱效糖皮质激素软膏。

七、浆细胞性唇炎

浆细胞性唇炎为某些病理性刺激后引起的一种免疫反应，系对多种不同刺激所发生的共同反应。特征性皮损为发生于下唇的界限清楚、暗红色、有漆样光泽的浸润性斑块。

【诊断要点】

1. 以下唇受累为主。

2. 皮损初始为糜烂溃疡面或水肿性斑块，黏膜肥厚浸润，表面结痂脱屑。后期可有萎缩性改变，或肥厚及萎缩性病变可在不同部位同时存在。

3. 组织病理为慢性炎症伴弥漫性浆细胞浸润。

【鉴别诊断】

见“剥脱性唇炎”部分表 7-7。

【治疗】

1. 局部外用糖皮质激素软膏等。

2. 皮损内注射糖皮质激素对部分患者有效。

八、复发性阿弗他口腔炎

复发性阿弗他口腔炎是一种较常见的口腔溃疡性疾病，病因不清，可能与感染、过敏、内分泌及精神因素、遗传等有关。临床表现为口腔黏膜疼痛性、复发性、单发或多发性浅表溃疡，形态为圆形或卵圆形，一般 1～4 周可自愈。偶尔也可发生于生殖器部位的黏膜。

【诊断要点】

1. 好发于黏膜角化较差的组织，如唇内侧、颊黏膜、舌尖、舌缘、软腭、腭弓等部位。

2. 皮损特点为圆形或卵圆形、疼痛性溃疡，直径常小于 5mm，表面有乳白色或淡黄色假膜覆盖，外周有红晕。严重者可有发热、乏力、食欲减退、淋巴结肿大等全身症状。

3. 反复发作。

【鉴别诊断】

见表 7-8。

表 7-8　复发性阿弗他口腔炎与其他皮肤损害的鉴别诊断

鉴别要点	复发性阿弗他口腔炎	复发性坏死性黏膜腺周炎	白塞病（口腔黏膜）	鹅口疮	溃疡性皮肤结核
好发人群	20～30 岁	儿童及年轻人	20～30 岁	新生儿和免疫功能低下的成人	有内脏活动性结核者

续表

鉴别要点	复发性阿弗他口腔炎	复发性坏死性黏膜腺周炎	白塞病（口腔黏膜）	鹅口疮	溃疡性皮肤结核
好发部位	唇、颊黏膜、舌、软腭	常侵犯腺体	唇、颊黏膜、舌、软腭	舌、软腭	常见于口腔，尤其是舌
皮损特点	单发或多发性浅表溃疡，形态为圆形或卵圆形	深在性、坏死性溃疡，愈合后常留有瘢痕	单发或多发性浅表溃疡，形态为圆形或卵圆形	一层乳白色膜，揭去后可留下红色渗出性基底	具有潜行性边缘的溃疡，不易愈合
病程	反复发作	有复发倾向	反复发作	×	×
自觉症状	疼痛	疼痛难忍	疼痛	×	疼痛
实验室检查	×	×	×	真菌镜检或培养阳性	结核杆菌检查阳性
组织病理	坏死性炎症	坏死性炎症	血管炎	一般不需要	结核性肉芽肿

【治疗】

治疗的主要目的是减轻疼痛、加速愈合和避免复发。可用康复新液含漱，局部外用或皮损内注射糖皮质激素，他克莫司软膏亦可外涂。局部麻醉剂如 2%丁卡因外敷可减轻疼痛。对于严重病例可口服沙利度胺、氨苯砜或秋水仙碱。

九、复发性坏死性黏膜腺周炎

复发性坏死性黏膜腺周炎又称口腔黏膜坏死性溃疡、阿弗他腺周炎、米库利奇阿弗他。临床特点为复发性、疼痛性、深在性、坏死性溃疡，愈合后常留有显著瘢痕。

【诊断要点】

1. 多见于儿童及年轻人。

2. 皮损初起时为直径 2～5mm、界限清楚、表面光滑的红色小结节，以后直径逐渐增大到 1～2cm，深达黏膜下层，波及腺体。3～4d 后损害可自行破溃，排出黄白色坏死组织，并形成疼痛性、漏斗状溃疡，边缘不整，增殖明显，高于黏膜面， 7～10d 后愈合，并留下柔软的淡灰色瘢痕。

3. 自觉疼痛难忍，影响进食。

4. 损害往往只有1个，有的患者可能同时发生2～3个。

5. 皮损常见于口唇、颊黏膜或舌、咽等部位，偶可发生于龟头或女阴黏膜。

6. 本病有复发倾向，病程迁延可达数年。

【鉴别诊断】

见“复发性阿弗他口腔炎”部分表7-8。

【治疗】

局部可用糖皮质激素软膏或1%硝酸银、铬酸烧灼。采用激光或微波治疗可促进溃疡愈合。复发频繁者可试用干扰素、白介素等免疫调节药物。长期不愈的溃疡或疑有癌变时，可以考虑手术切除送病理检查。

十、白塞病（口腔）

参见“白塞病（会阴）”部分。

十一、鹅口疮

鹅口疮是由念珠菌芽孢和菌丝组成的乳白色薄膜，黏附在口腔黏膜上，严重时可蔓延至气管或食管，有时并发口角炎。

【诊断要点】

1. 常见于新生儿和免疫功能低下的成人。

2. 好发于舌、软腭等部位。

3. 皮损表现为一层乳白色膜，可分散、融合或成片附着于黏膜上，揭去后可留下红色渗出性基底。严重时可致黏膜溃疡及坏死。

4. 真菌镜检或培养阳性。

【鉴别诊断】

见“复发性阿弗他口腔炎”部分表7-8。

【治疗】

可用 1%甲紫液或 1%克霉唑外涂，亦可用克霉唑片口含，每次250mg，每日3次，或0.02%氯已定（洗必泰）漱口。

十二、溃疡性皮肤结核

溃疡性皮肤结核又称腔口皮肤结核，为发生在口腔、外生殖器及肛门等黏膜部位的溃疡性损害，通常为自身接种结核杆菌的表现，是结核杆菌直接接种或经淋巴结或血液播散到机体开口部的结果。

【诊断要点】

1. 皮损初期为水肿性红色丘疹，逐渐形成具有潜行性边缘的溃疡。
2. 溃疡疼痛，难于治疗且不易愈合。
3. 常见于口腔，尤其是舌。
4. 常伴有内脏的活动性结核。
5. 组织病理为结核性肉芽肿，可查见结核杆菌。

【鉴别诊断】

1. 见“复发性阿弗他口腔炎”部分表 7-8。

2. 一期梅毒（硬下疳）：90%以上发生于外生殖器，少数发生于口腔、肛门、直肠、宫颈和阴道。表现为边缘突起的溃疡，触之质硬，基底有坏死组织及树胶样分泌物。梅毒血清反应阳性。病理改变为梅毒性肉芽肿伴闭塞性血管内膜炎。

【治疗】

积极寻找体内的感染灶，全身抗结核治疗。

十三、干燥综合征

干燥综合征是一种自身免疫病，主要影响外分泌腺，特别是泪腺和唾液腺。经典的三联征为干燥性角结膜炎、口干和关节炎。可分为原发性干燥综合征和继发性干燥综合征，后者指某些弥漫性结缔组织病（如类风湿关节炎、系统性红斑狼疮、系统性硬化症等）所引起的干燥综合征表现。

【诊断要点】

1. 大多数患者为女性，多发生于 30～50 岁。
2. 最常见的特征是口干、眼干和关节炎。
3. 皮肤表现包括干燥、紫癜、荨麻疹性血管炎和环状红斑等。

4. 检测到自身抗体（如抗 Ro 抗体、抗 La 抗体）。
5. 组织病理表现为唾液腺淋巴细胞浸润。

【鉴别诊断】

见表 7-9。

表 7-9 干燥综合征与其他皮肤损害的鉴别诊断

鉴别要点	干燥综合征（口腔黏膜）	扁平苔藓（口腔黏膜）	盘状红斑狼疮（口腔黏膜）	固定型药疹
好发人群	大多数患者为女性，多发生于30～50岁	30～60岁，男女无差异	女性占优势	有用药史
好发部位	外分泌腺	常累及黏膜，以口腔黏膜损害最为多见	黏膜病变以下唇多见	口腔和生殖器的皮肤黏膜交界处
皮损特点	口唇干燥、口腔黏膜可出现溃疡	颊黏膜网状白斑或口唇黏膜红斑糜烂	红斑、糜烂和溃疡	境界清楚的水肿性暗紫红色斑疹，可出现水疱或大疱
病程	慢性	慢性	慢性	再次服药可出现
自身抗体	有	无	有或无	无
组织病理	唾液腺淋巴细胞浸润	颗粒层楔形增厚、基底细胞液化，真皮浅层密集、带状分布的淋巴细胞浸润	角化过度、毛囊角质栓、表皮萎缩、基底细胞液化。真皮血管和附属器周围有灶性淋巴细胞浸润。胶原束间可有黏蛋白沉积	一般不需要

【治疗】

以对症处理为主，眼干者可应用不含防腐剂的人工泪液治疗。口干者可给予枸橼酸或柠檬酸汁以解渴，避免应用减少唾液腺分泌的药物。有皮肤血管炎或神经系统和内脏器官损害的患者，可系统应用糖皮质激素或免疫抑制剂（如甲氨蝶呤、硫唑嘌呤、环磷酰胺、来氟米特等）及羟氯喹等。

十四、扁平苔藓（唇、口腔黏膜）

参见“扁平苔藓（四肢）”部分。

十五、盘状红斑狼疮（唇）

参见“盘状红斑狼疮（脱发）”部分。

十六、固定型药疹

固定型药疹的皮损发生于初次接触致敏药物后 1～2 周，若再次接触致敏药物，皮损可在 24h 内出现。

【诊断要点】

1. 常由磺胺类、解热镇痛类、巴比妥类、四环素类和硝基咪唑类药物引起。
2. 好发于口腔和生殖器的皮肤黏膜交界处，可累及躯干、四肢。
3. 典型皮损为圆形或类圆形境界清楚的水肿性暗紫红色斑疹，严重者红斑上可出现水疱或大疱。消退后可遗留持久的炎症后色素沉着。
4. 再次服药可在同一部位出现类似皮疹。
5. 有刺痒或灼痛感。

【鉴别诊断】

见“干燥综合征”部分表 7-9。

【治疗】

停用一切可疑致敏药物，停药后皮损多可自愈。可外用糖皮质激素及口服抗组胺药物、维生素 C 等，局部若以红斑为主可外用炉甘石洗剂或糖皮质激素霜剂，以糜烂渗出为主可用 0.1%依沙吖啶或 3%硼酸溶液湿敷。必要时可系统应用糖皮质激素，皮损停止发展后逐渐减量、停药。

第六节　指（趾）甲病的鉴别

一、甲银屑病

累及甲的银屑病占银屑病患者的 50%～78%，而 80%～90%的银屑病患者一生中会累及甲一次以上。少数患者仅有甲银屑病而无皮肤表现，容易造成诊断困难。

【诊断要点】

1. 大部分甲银屑病患者伴有全身银屑病表现。

2. 出现或部分出现甲凹点、甲板不平、甲纵嵴、横沟、浑浊、肥厚、白甲、红色甲半月、甲毁损、三文鱼斑、甲下角化过度、甲分离、甲半月点状红斑。

3. 物理伤害后可加重或增加甲银屑病（同形反应，Koebner 现象）。

4. 病理检查（需取足够甲母质）示不同程度的银屑病样增生、海绵水肿，甲母质和甲床出现颗粒层、角质增厚甚至甲板出现海绵水肿性脓疱（Kogoj 微脓肿），伴中性粒细胞的角化不全（Munro 微脓肿）。

【鉴别诊断】

1. *甲真菌病* 真菌镜检/荧光镜检、真菌培养可帮助区分。甲真菌病病理检查可能会出现和甲银屑病相似的镜下表现，可予 PAS 染色以区分。临床鉴别见表 7-10。

表 7-10 甲银屑病与甲真菌病的鉴别

鉴别要点	甲银屑病	甲真菌病
发病率	高，为常见皮肤病的甲累及	非常高，占甲病的 30%～40%
过程	慢性，常反复	慢性，病情进展
体征	因受累解剖结构不一而异	因本病分型和病原不一而异
凹点	常见，大小和形状一致	少见，不规则
甲分离	常见	常见
甲异色	无异色到黄色	黄色到褐色
孢子和菌丝	可查见少量孢子	常见孢子、菌丝
身体其他部位皮疹	常见	常伴手足癣
创伤	可引出 Koebner 现象	为本病的常见诱发因素

2. *单纯甲分离* 无甲银屑病甲的其他临床体征，身体其他部位无银屑病表现。可行病理检查，往往没有特异的病理特点。

3. *甲湿疹* 无甲银屑病甲的其他临床体征，身体其他部位无银屑病表现，可有甲周或肢端湿疹样皮损，活检可有一定帮助。

【治疗】

1. 健康教育　注意向患者解释易复发和症状长期存在；吸烟、肥胖和饮酒可引起更高的发病率，需注意避免；注意清洁保护，避免创伤。

2. 局部治疗　外用药治疗难以达到目标层次，所以疗效有限。可剪去与甲床分离的甲板；使用激光、环钻等方式增加甲板可透过性，增加外用药疗效。强效激素、钙泊三醇、卡他西醇、他克莫司、他扎罗汀可每天 1～2 次用于近端甲皱襞处，封包可能增加疗效。

3. 系统治疗　伴有全身银屑病皮损的患者常在全身症状消失后，甲损害也得到改善。不建议系统使用激素治疗甲银屑病。甲氨蝶呤可口服也可局部注射，剂量逐渐达到每周 10～20mg。环孢素 3～5mg/（kg · d），治疗时间少于 6 个月或 12 个月。阿维 A 0.5～1mg/（kg · d），高剂量维 A 酸类药物有引起甲变形的作用，故不再作为一线药物。

4. 生物制剂治疗　如英夫利昔单抗、赛妥珠单抗、利妥昔单抗、苏金单抗等均有报道有确切疗效，但需更多研究数据。价格昂贵影响了生物制剂在甲银屑病中的应用。

5. 物理治疗　放射治疗、紫外线照射、IPL（强脉冲光）、PDL（脉冲染料激光）、DPL（精准脉冲光）、光动力治疗均可用于甲银屑病治疗。

二、甲扁平苔藓

甲扁平苔藓是累及甲单位的界面性皮炎。甲扁平苔藓伴发皮肤黏膜病变者较少，这一点与银屑病不同，不能以皮肤黏膜的病变来帮助诊断，所以活检尤为重要。

【诊断要点】

1. 甲变薄、纵脊、远端甲裂、甲板萎缩、瘢痕形成（胬肉），尤其多指趾突然出现以上症状，高度提示甲扁平苔藓。

2. 由于扁平苔藓可能造成甲板永久破坏，对怀疑为甲扁平苔藓的患者提倡尽早活检。

3. 有研究表明对甲扁平苔藓活检时，甲母质阳性率最高（20/24）。

【鉴别诊断】

1. *甲银屑病*　以甲板增厚、角化过度为主，有特征性皮损（见“甲银屑病”部分），组织病理检查可帮助诊断。

2. *咬甲癖*　长时间咬甲可造成甲消失、甲层裂、甲周组织炎症。患者有咬甲习惯，控制咬甲习惯后可自愈。

【治疗】

1. 糖皮质激素是首选治疗，至少 3 个月后评判疗效。可局部外用、皮损内注射及系统使用。

系统使用：①口服或肌内注射，如曲安奈德肌内注射 0.5～1.0mg/kg 每月，治疗 3～6 个月。口服泼尼松 0.5mg/kg，3 周。②皮损内注射，曲安奈德 2.5～10mg/ml，每月 1 次，3 个月后观察。③局部外用，很少起效，强效、超强效激素封包可增加药物渗透。

2. 外用药治疗，如他克莫司、他扎罗汀、补骨脂加 PUVA 有报道治疗有效。

3. 治疗的同时患者教育非常重要，有报道称该病 5 年内复发率大于 40%。

三、甲湿疹

湿疹是一系列表现为皮炎，组织病理表现为炎症和表皮海绵水肿的疾病。急性湿疹常表现为红斑、水肿，甲周组织水疱。

【诊断要点】

1. 近端甲皱襞受累可表现为近端甲沟炎，进而造成脱甲症。Beau 线和不规则的甲凹陷常在近端甲皱襞炎症数周后出现，是甲母质受损的表现。慢性湿疹常累及近端甲皱襞和甲下皮，形成慢性甲沟炎，表现为近端甲皱襞肿胀，甲小皮消失。甲板常因为甲母质损伤，生成凹点、Beau 线等甲板浅表异常。微生物在甲板下继发性定植，甲板下尤其两侧可呈黄色或绿色。甲湿疹累及甲下皮可产生甲下角化过度，远端甲分离（常与指端脱屑共同存在）。凹甲是甲湿疹常见表现。

2. 有手足湿疹病史，或伴有手足湿疹。

3. 伴有急性或慢性甲沟炎。

【鉴别诊断】

1. 甲银屑病　身体其他部位可有银屑病表现；无三文鱼斑、Koebner 现象等甲银屑病特征表现。病理检查可鉴别。

2. 甲扁平苔藓　甲板产生竖形条纹，逐渐变薄；可形成瘢痕造成永久性甲消失。病理检查可鉴别。

【治疗】

1. 避免可能的局部刺激或致敏因素，必要时可戴手套保护（里层棉手套、外层橡胶手套）。

2. 甲板周围使用激素软膏或他克莫司软膏。可局部使用保湿霜。

3. 有继发感染者可使用抗生素。

4. 如有严重皮肤湿疹表现，需要按照湿疹系统治疗。

四、甲分离

甲分离又称甲脱离，指甲板从远端或远端两侧开始与其下或周围支撑结构（甲床、甲下皮、侧面甲皱）分离的现象。对指甲来说，引起甲分离的最主要原因是创伤、过度修剪、职业性或自发行为如用小棍或纸片剔甲下空隙等。最常引起甲分离的疾病是银屑病，药物（如四环素类及补骨脂）引起的光敏性皮炎也是甲分离的常见原因。另外，化脓性肉芽肿、卟啉病、天疱疮、甲下肿瘤、甲下血肿、美甲的部分操作和外用制剂都可引起甲分离。

【诊断要点】

1. 分离的边缘向近端延伸，与甲半月平行，形成半月形。甲床下进入空气可使患者已分离的甲板看起来呈白色；若分离的甲床角化过度，甲板和甲床之间形成角化物质堆积、继发真菌感染可使甲板外观呈黄色；继发铜绿假单胞杆菌感染后甲板外观可呈绿色。

2. 单纯性甲分离的诊断是排除性诊断，指甲板和甲床分开，且除外其他疾病引起的可能。

3. 女性多于男性。主妇、过多美甲者、园丁、汽修及餐厅从业人员发病率较高。

【鉴别诊断】

1. 甲银屑病　见甲银屑病部分及表 7-10。

2. 甲扁平苔藓 见甲扁平苔藓部分。

3. 甲真菌病 甲真菌病中可以出现甲分离，一般还伴有甲板不透明、浑浊、污秽、增厚、分离、变色、萎缩、表面凹凸不平及甲沟炎等表现。真菌镜检和培养阳性。

【治疗】

1. 单纯性甲分离治疗目前缺少统一标准。2周剪一次指甲，剪取分离的甲板。保持甲床干燥，洗手后可用电吹风吹干甲床。防止创伤、过度清洗和清理甲下碎屑。戴手套，推荐内层棉手套，外层橡胶手套。甲分离改善后3个月内避免美甲。

2. 局部使用广谱抗生素软膏防止感染，有文献报道可口服抗真菌药物，但也有学者认为只能治疗继发的感染，对甲分离本身无效。

3. 如甲床已经表皮化，甲板将无法回贴到甲床上，这时需要行手术将表皮化的甲床剔除，以创造甲板回贴的条件。

五、脆甲症

甲脆性增加几乎只出现在手指甲。可以是先天性的，也可以是后天各种因素对已生成甲板的破坏（如创伤、化学损伤、皮肤疾病、全身疾病、营养缺失、药物作用等）。影响甲脆性的因素有潮湿的工作环境、微小创伤、过度美甲等。

【诊断要点】

1. 甲板变薄、分裂、剥脱、破碎、变软和失去弹性。

2. 排除其他有明确病因的甲脆性增加。

【鉴别诊断】

本病需与甲扁平苔、甲分离相鉴别。

【治疗】

1. 一般治疗：减少损伤和减少接触水及洗涤剂；手工操作时戴手套（内层棉质，外层橡胶）；洗手后对指甲外用保湿霜；保持指甲较短；不做美甲。

2. 寻找病因，如与皮肤疾病或全身疾病相关，应积极治疗原发疾病。

3. 口服维生素（尤其是生物素）、微量元素、氨基酸（尤其是半胱氨酸)，可以增加甲板硬度。

4. 涂膜剂可用于治疗脆甲症。

六、良性纵行黑甲

良性纵行黑甲指甲母质上色素细胞激活或增生造成甲板形成褐色或黑色的条带，主要包括甲母痣、甲雀斑样痣、甲下细胞色素活化。

【诊断要点】

1. 甲呈黑色条带甚至全黑甲，色素沉着位于甲板，部分可见色素颗粒。

2. 皮肤镜观察对纵行黑甲的诊断有帮助。用皮肤镜观察黑色条带时，灰色背景常提示甲母质色素细胞活化的可能性大，棕色背景则提示色素细胞增生的可能性更大。

3. 组织病理检查是判断纵行黑甲种类、良恶性的金标准。

【鉴别诊断】

1. *甲黑素瘤* 甲条带常宽于 5mm、色素条带不规则、哈钦森征阳性、平行嵴模式的色素沉着，组织病理检查可帮助诊断。活检时提倡全切色素病灶。

2. *鲍温病* 部分甲下鲍温病可呈纵行黑甲样，观察甲板游离缘，可见甲下有角化物，色素可能不在甲板内。

【治疗】

1. 儿童纵行黑甲中甲母痣占多数，一般成人前可定期随访观察，部分病例可自行消退。但病灶进行性发展可与家属商议决定是否手术。成人纵行黑甲以色素细胞活化为主。中老年新生甲黑线提倡切除后活检。

2. 手术切除时常向边缘扩大 1～2mm，以确保切除干净。当纵行切除（类似于梭形切除）缺损宽于 3mm 以上，直接缝合不能很好闭合时，可以向创缘两端在骨平面上游离，增加甲床的可移动度。薄层切削是一个选择，但厚度不好把握。由于手术会切除部分甲母质，可能出现甲板毁损，如甲裂。

七、甲下黑素瘤

甲下黑素瘤在高加索人种中占所有黑素瘤的 0.7%～3.5%，在东亚人中，这一比例则为 17%～23%。可在任何年龄发病，但儿童发病极少。拇指（踇趾）最常累及，患者常提供发病前出现过外伤的病史，但外伤和黑素瘤的确切关系不明确。甲母质或甲床的黑素细胞正常情况下不产生色素，而甲下黑素瘤来源于这些部位，其中 25%为无色素黑素瘤。甲床来源黑素瘤主要表现为无色素的甲下结节，与化脓性肉芽肿类似，伴甲分离。肿瘤生长时可见溃疡形成和出血。

【诊断要点】

1. 组织病理检查是金标准。对色素细胞来源的病例，活检时提倡将色素皮损全切后送病理检查。

2. 甲下黑素瘤的 ABCDEF 诊断原则：①A（age），50～70 岁为发病高峰期。②B（band），条带黑色到褐色，宽度大于 3mm，边界不清楚。③C（change），条带变宽、变黑。④D（digit），拇指（踇趾）最易受累，优势手容易受累，单指（趾）常见。⑤E（extension），色素扩展到周围组织（哈钦森征阳性）。⑥F（family），有家族史或个人曾患黑素瘤。

【鉴别诊断】

1. 良性纵行黑甲　见“良性纵行黑甲”部分。

2. 化脓性肉芽肿　无色素性甲下黑素瘤常表现为化脓性肉芽肿样，常经久不愈，难以解释。化脓性肉芽肿常有外伤史、慢性炎症或长期小创伤史。

3. 甲下出血　呈斑片状，不形成纵行条带。颜色为紫红色或黑色，斑片边缘为紫红色。斑片可能随指甲生长向前移动。皮肤镜下两者区别更明显。

【治疗】

1. 可依据活检肿瘤侵及的最大深度（Breslow 深度）选择手术方式。对原位肿瘤，切除宽度可为边缘外 5mm，深达骨膜。切除范围扩大，未见生存率增加。对侵袭性甲下黑素瘤，采用远端指（趾）骨截除。术后可加干扰素治疗。

2. 生物制剂有效，但我国目前临床应用有限。

八、甲下出血

甲下出血指甲床小血管破裂出血，在甲板与甲床之间形成血肿或血痂，是甲下最容易出现的甲异色原因。临床上患者常因为突然出现色甲，怀疑黑素瘤到医院就诊。患者就医时常不能提供明确的外伤史。在甲下出血量较多时，压力增高可引起局部疼痛，引流积血后，疼痛迅速缓解。

【诊断要点】

1. 常有外伤史，但也可以没有明确外伤史。

2. 斑片呈紫红色，出血较多时也可呈黑色，但斑片边缘多呈紫红色碎片样。

3. 大部分斑片可随时间颜色淡化，并向远端移动。

4. 打开甲板可见血痂，刮除血痂可见正常甲床。

【鉴别诊断】

1. *甲下黑素瘤*　见“甲下黑素瘤”部分。

2. *甲真菌病*　外伤后，甲板可能变形、出血而造成甲异色。甲真菌病甲板污秽、不透明、边缘呈锯齿状，可出现黄色到黄绿色甲异色、甲分离等症状，真菌镜检及培养阳性。

【治疗】

1. 避免创伤，特别是一些患者不在意的反复小创伤。

2. 一般不需要治疗，皮损可能自行消退或随甲板生长向远端移动并被剪除。

3. 当形成甲下血肿，患者疼痛明显时，可使用刀片、激光或烧红的针尖刺破甲板，引流血液。

4. 对需要去除甲下斑片或要求活检的患者，可用二氧化碳激光按斑片形状对甲板开窗，将开窗获得甲板送组织病理检查，刮除甲床上的血痂。此方法不会对甲板形态产生影响。

九、甲真菌病

甲真菌病指甲单位被皮肤癣菌、念珠菌和非皮肤癣菌性霉菌感染而引起的疾病。甲真菌病约占所有甲病的50%。诱发原因包括糖尿病、免疫抑制、肥胖、吸烟和衰老。另外，运动过多、不合适的鞋子、不当的美甲造成的甲损伤都可以增加甲真菌病的发病率。

【诊断要点】

1. 临床常表现为甲板不透明、混浊、污秽、增厚、分离、变色、萎缩、甲分离、表面凹凸不平及甲沟炎等。

2. 真菌镜检和（或）培养阳性，荧光染色真菌镜检可以提高真菌检测的准确率。

3. 病甲的组织病理切片中发现真菌菌丝或孢子也可诊断甲真菌病，嗜银染色和PAS染色可使孢子和菌丝更易被发现。

【鉴别诊断】

本病需与甲银屑病、单纯性甲分离鉴别，见“甲银屑病”“甲分离”部分。

【治疗】

1. *外用药治疗* 局部药物治疗甲真菌病的指征为远端受损甲＜30%、无甲母质受累、受累指（趾）少于4个、不能耐受口服药物治疗者。外用药治疗周期取决于甲的生长速度，一般采用阿莫罗芬甲涂膜剂，每周1～2次，连续48周。10%特比萘芬甲搽剂，每天应用，连续48周。1%联苯苄唑霜封包，指甲治疗12～16周，趾甲20～24周。

2. *系统治疗* 伊曲康唑200mg每天2次，连续服用1周后停药，3周为1疗程，指甲2～3个疗程，趾甲3～4个疗程。服用药物使用牛奶或肉汤送服，服药期间定期监测肝功能是否正常。特比萘芬250mg每天1次，指甲治疗6～9周，趾甲12～16周。

3. *局部物理治疗* 拔甲术及病甲清除术可以配合外用药及口服药物使用。Nd：YAG激光对局部甲板的加热作用和CO_2激光增加甲板药物渗透的作用对甲真菌病有效。光动力治疗可用于对甲真菌病的治疗。

十、疣

甲周疣或甲下疣为生长在甲周或甲床的寻常疣，由多种人乳头瘤病毒（HPV）引起，皮肤屏障的破坏有利于病毒的侵入，外伤、咬甲、剔甲、吸吮手指等动作易诱发。

【诊断要点】

1. 甲周疣状丘疹、斑块，易复发。甲下疣可造成甲板形态异常。

2. 部分患者有咬甲、剔甲等损伤甲及甲周组织的习惯。

3. 对常规治疗无效，病变迁延者行组织病理检查。

【鉴别诊断】

1. 甲鲍温病　可表现为甲下新生物，常无渗出，疼痛不常见。甲下疣多伴有甲皱襞寻常疣，活检可帮助诊断。

2. 甲下骨疣　可表现为甲下结节、上抬甲板，与甲下骨疣类似。甲下骨疣结节质硬，彩超或 X 线可发现骨性增生。

【治疗】

1. 甲周疣、甲下疣治疗后容易复发，可行冷冻、激光等物理治疗。物理治疗后可外用干扰素、咪喹莫特软膏。

2. 手术刮除疣体后，行光动力治疗。

3. 甲下疣常需要掀开甲板，充分暴露病灶再给予治疗。

十一、甲下外生骨疣

甲下外生骨疣是一种骨松质外覆纤维软骨帽的增生性良性肿瘤。部分学者认为甲下外生骨疣为甲下骨软骨瘤的另一种类型。但由于甲下骨软骨瘤外覆的是透明软骨帽，且骨软骨瘤常有蒂，硬度更低，也有学者认为甲下外生骨疣是不同于骨软骨瘤的一类独立的肿瘤。

【诊断要点】

1. 青年患者，大多为爱好体育活动者，部分有明确外伤史。

2. 甲板被瓷白色瘤体掀起、甲板变形、甲分离、瘤体较硬。

3. X 线、彩超可以观察到骨的增生物。

【鉴别诊断】

1. 甲下化脓性肉芽肿　质地较软，常有渗出。有外伤或慢性炎症史。

2. 甲下鳞状细胞癌　鳞状细胞癌可形成结节，顶起甲板。但常伴有渗出、溃疡。X 线、彩超可以帮助诊断。

【治疗】

一般采用手术治疗。切开甲床后，充分暴露肿瘤，在肿瘤的基底部用咬骨钳或止血钳咬除肿瘤，创面可二期愈合。部分学者提倡尽量保留甲床，去除肿瘤后，缝回甲床。

十二、嵌甲

嵌甲指甲板侧缘或远端长入附近的软组织，当甲侧缘或远端游离缘刺入甲周皮肤组织（甲皱襞）时，可引起炎症反应和继发感染，形成局部红肿热痛、破溃、肉芽组织增生，导致甲嵌入更明显，进一步加重炎症的恶性循环。在诸多嵌甲的影响因素中，甲板修剪不当，尤其修剪甲板两侧角过多过深最为常见。过度修剪使周围软组织失去甲板的支撑从而向失去甲板的部分生长靠拢。待甲板再次生长到原位置时，空间已被增生组织占据，进而插入组织，形成嵌甲。

【诊断要点】

1. 青年人、运动较多人群多见。部分患者反复拔甲。

2. 甲板嵌入周围组织，周围组织出现红肿、分泌物、软组织增生和肉芽组织。

【鉴别诊断】

1. 化脓性肉芽肿　嵌甲可形成化脓性肉芽肿，但嵌甲引起者可发现甲板在软组织内，并往往在化脓性肉芽肿中心。

2. 甲下鳞状细胞癌　鳞状细胞癌可引起甲沟炎，但一般很少疼痛，按嵌甲和甲沟炎治疗往往无效。

3. 钳甲　表现为甲嵌入甲周皮肤组织，但甲板横切面曲度大，甚至达到“Ω”形或闭合圆形。常伴有骨或关节的病变，非手术治疗无效。

【治疗】

1. 非手术治疗　可用于1～2级较轻时的嵌甲。包括使用保湿霜或激素软膏向甲板相反方向按摩甲皱襞；使用弹力自粘胶带拉开甲皱襞；使用塑料管套住甲边缘；在两侧甲外侧角塞入棉花等方法。其原理是将增生尚不明显的皮肤组织和甲板分离开，减少刺激，等待组织炎症消退，使甲外侧角生长出甲皱襞后甲板不再嵌入甲皱襞。有时也使用牙科金属线或其他材料安置于甲板，使甲板横截面曲度减少，从而终止甲板嵌入。

2. 手术治疗　嵌甲治疗术式多样。部分术式只切除增生的甲皱襞，但结合切除嵌甲侧最外甲母质，以减少甲板宽度，嵌甲复发率将更低。缺点是甲板会永久性缩窄。

十三、甲沟炎

甲沟炎是累及近端和两侧甲皱襞的炎性疾病。常损害甲小皮，导致甲板和甲皱襞之间的屏障破坏，微生物、过敏原、刺激物可以突破屏障，造成炎症反应。分为急性甲沟炎和慢性甲沟炎。

【诊断要点】

1. 急性甲沟炎　指（趾）红肿、疼痛，可伴有近端和（或）两侧甲皱襞溢脓；感染扩散到甲下，可导致甲床抬高；炎症影响甲母质后可出现 Beau 线和脱甲症。

2. 慢性甲沟炎　近端和（或）两侧甲皱襞中度红斑水肿。可出现 Beau 线，脱甲症出现较少。可伴发感染，产生绿甲或急性炎症。

【鉴别诊断】

1. 甲银屑病　可出现甲皱襞炎症，但会有其他甲银屑病临床表现，部分患者其他部位可出现银屑病皮损。

2. 甲扁平苔藓　可以导致甲皱襞炎症，但常伴甲板进行性变薄和甲板纵脊。较少皱襞下溢脓，活检常可以帮助诊断。

3. 甲下鳞状细胞癌　常可表现为甲皱襞红肿溢脓，肿瘤可在甲下长期不被肉眼发现，但无明显诱因，长期治疗无效的慢性甲沟炎需要排除鳞状细胞癌的可能，活检可以帮助诊断。

【治疗】

1. 一般治疗　避免局部环境潮湿、慢性微创伤；避免与刺激物、致敏物接触；从事手工操作时戴内层棉外层橡胶手套；不做美甲；治疗病因如药疹、嵌甲。

2. 急性甲沟炎　引流脓液，必要时可以拔甲，清洗创面后，每天消毒液消毒或浸泡创面。局部早上外用莫匹罗星软膏，晚上外用激素软膏。感染较重时可系统使用抗生素。积极治疗原发疾病，如嵌甲、接触性皮炎。

3. 慢性甲沟炎　中效以上激素软膏，每天晚上外涂，为增加疗效也可封包。也可使用他克莫司软膏每天2次作为替代。炎症严重时可酌情内服泼尼松或者局部注射曲安奈德注射液。

十四、甲下血管球瘤

甲下血管球瘤是来源于血管球体的良性、血管性增生物。血管球瘤病因不明，可能与性别、年龄、创伤和遗传有关。有学者认为血管球体非常脆弱，遭受创伤后的异常增生可能是其发病原因。甲下血管球瘤占发生在手部的软组织肿瘤的1%～5%，其中有75%都发生在甲下。

疼痛的原因不明，可能与局部空间有限，压力增高；释放肝素、组胺、5-羟色胺可导致患者对压力和温度敏感增加；还有过多无髓神经纤维进入瘤体等因素有关。

【诊断要点】

1. 女性多见，发病前可有外伤史。

2. 患者疼痛、压痛明显，遇冷疼痛加重。

可采用多种辅助检查：①Love 试验，用针头压迫甲板，找出压痛点。②Hildreth 试验，对患指上止血带后疼痛消失或 Love 试验转阴。③冷敏感（cold sensitivity）试验，冷水或冰块作用于患指，疼痛加重。④彩超检查，可明确观察到甲下结节。⑤X 线检查，可能看到被侵蚀的骨。⑥MRI，当结节＜2mm，或者需要为手术后复发病例提供影像学支持时采用。

【鉴别诊断】

1. 甲下疣　可产生疼痛，但常位于甲板远端游离缘或侧面甲皱襞，无遇冷疼痛加重症状，彩超可帮助鉴别。

2. 甲下外生骨疣　可产生疼痛，多青少年发病，可有外伤史，足趾常见。常有甲板向上翻起，无遇冷疼痛加重症状。X 线检查有利于鉴别。

【治疗】

手术是本病唯一治疗方法。一般手术方法为掀开甲板，暴露甲床，切开甲床，完整剥离瘤体，再回植甲板。剥离不完整可能造成复发，需二次手术。

十五、甲下鲍温病与甲下鳞状细胞癌

甲下鲍温病即原位鳞状细胞癌。甲下鲍温病与鳞状细胞癌在甲病教科书中常合为一节，原因是原位癌的侵袭性很难明确，即使活检为鲍温病，也不能排除未活检的其他皮损存在侵袭性癌。鳞状细胞癌是甲部最常见的恶性肿瘤之一，可能与 HPV 感染有关。

【诊断要点】

1. 病理学检查为金标准。

2. 甲下出现角化过度，乳头状瘤；甲板开裂、变薄、脱落；甲床可见增生物或溃疡，可伴有渗出。

3. X 线检查可明确是否骨累及。

【鉴别诊断】

1. *甲下疣* 可表现为甲下新生物，常无渗出，疼痛常见，多伴有甲皱襞寻常疣，活检可帮助诊断。

2. *甲沟炎* 鳞状细胞癌可表现为甲皱襞红肿，甲下溢液易与甲沟炎混淆。甲沟炎一般有明确病因，如全身疾病、嵌甲、接触性皮炎等。无明显诱因，长期不愈，治疗无效的甲沟炎应活检，以排除甲下鳞状细胞癌的可能。

3. *纵行黑甲* 需要与纵行黑甲表现的鲍温病相鉴别。纵行黑甲色素来源于甲母质的色素细胞，甲板本身无异常，甲下无角化物质增生。

【治疗】

1. Mohs 显微外科手术切除治愈率高，如无条件开展，可对病灶边缘冰冻切片或充分扩大切除范围，离肿瘤边缘 0.5～1.0cm 切除。皮瓣或植皮修复，部分病例可二期愈合。

2. 有切除或激光烧除病灶，加用 5-氨基乙酰丙酸光动力治疗有效的报道。

3. 如远端指（趾）骨受累，需要截指（趾）。

十六、获得性指（趾）纤维角化瘤

获得性指（趾）纤维角化瘤又称指状纤维瘤、甲周纤维瘤、甲纤维角皮瘤，是一种获得性、良性、自发性、无症状的良性肿瘤。其发病原因不明，目前认为外伤可能为诱因。肿瘤可以来源于近端甲皱襞的腹侧、甲母质下的真皮或甲床。如出现多指（趾）、多处该肿瘤同时出现需注意排除患者有无结节性硬化症，此时的多发性纤维角化瘤被称为 Koenen 瘤。

【诊断要点】

1. 从近端甲皱襞下伸出的细长、粉红色瘤体。
2. 肿瘤前方的甲板常被压出一条纵行凹槽。
3. 顶部角化明显。
4. 如果多发，可能为结节性硬化症的表现。

【鉴别诊断】

1. *假性黏液囊肿*　皮损包含黏液样物质，触诊柔软，破溃后有透明黏稠液体流出，可反复再发，彩超检查可与获得性指趾纤维角化瘤相鉴别。

2. *寻常疣*　可长于近端甲皱襞处，也可压迫甲板形成凹槽。但可多处发病，表面角化明显，没有伸向甲根方向的蒂。

3. *瘢痕疙瘩*　一般没有蒂伸向甲根，常有外伤史。

【治疗】

手术切除为唯一治疗方法。治疗应切除肿瘤根部及周围皮肤，常需从骨上分离。

十七、Beau 线与脱甲症

Beau 线是甲暂时延缓或停止生长或者甲板角质沉积减少造成的甲板横向压迹或沟槽。其常见但确切病因不明。目前认为近端甲皱襞的创伤如反复挤压可以造成 Beau 线，在严重全身疾病、高热、药物反应、大疱类皮肤病、严重心理应激时也可出现。当指甲生长被延缓 1～2 周以上时，Beau 线深度逐渐加深，从而产生脱甲症。脱甲症临床可表现为甲板完全脱落，也可因为沟槽前旧甲未脱落，新生甲已萌出，造成新甲在旧甲下，旧甲近端与甲床分离在新甲之上的叠瓦状表现。小儿手足口病后也可形成 Beau 线和脱甲症。

【诊断要点】

1. 有近端甲皱襞创伤史或全身疾病史。

2. 甲板呈横向压迹或沟槽，甲呈叠瓦状或甲脱失。

3. 诊断需注意排除其他疾病。

【鉴别诊断】

1. 甲银屑病　脱甲症无甲银屑病特征性临床表现，身体其他部位无银屑病皮损。

2. 咬甲癖　咬甲癖可产生的甲毁损，甲层裂一般从甲远端开始，有咬甲习惯。

3. 甲扁平苔藓　脱甲症脱甲后可见新生甲萌出，而出现扁平苔藓的甲消失后则可逐渐再发展而来，未经治疗难见新生甲板。

【治疗】

保护近端甲皱襞免受进一步创伤，可自愈。

（编写：黄永初　万　川　伍洲炜　徐　丹　崔　凡
孙晓冬　李圆圆　于晓静　薛斯亮）
（审校：陈宏翔　赖　维　李恒进）

第二部分

▶ 诊断治疗方法

第 8 章

皮肤科常用诊断技术

第一节 皮 肤 试 验

一、斑贴试验

【原理】

根据Ⅳ型皮肤变态反应原理，将可疑致敏物质敷贴于患者皮肤上，重复诱发皮损的再发生，以帮助寻找过敏原。

【适应证】

适用于接触性皮炎、湿疹、职业性皮肤病等因接触引起变态反应发生的皮肤病。

【方法】

根据受试物性质选择与之相适应的赋形剂配制适当浓度的浸液、溶液、软膏或直接用接触物作试剂，并将其置于 4 层 1cm×1cm 大小纱布上，贴于前臂内侧或大腿内侧正常皮肤上，然后用蜡纸或塑料薄膜盖于受试纱布上，用绷带加以固定后进行观察（现已有皮肤斑贴试验诊断试剂盒出售）。于 24h、48h、72h 或更长时间观察并记录结果。

【结果判定】

根据反应的强度，用以下标志记录：

“–”阴性：敷贴部位无任何反应。

“±”可疑：自觉瘙痒或轻微发红。

“+”弱阳性：单纯红斑，自觉瘙痒。

“++”阳性：红肿，丘疹。

“+++”强阳性：红肿显著，并有丘疹、水疱。

“++++”极强阳性：显著红肿、水疱及糜烂。

【注意事项】

1. 不宜在皮肤病急性发作期做试验，应在疾病痊愈 2 周后进行。

2. 受试期间服用糖皮质激素、抗组胺类药物均可出现假阴性。

3. 受试物的浓度必须由低浓度到高浓度，所用浓度必须对正常人无反应。

4. 必须做对照试验，对照试验物与受试物的溶媒浸液、赋形剂应为同种物质。

5. 受试部位剧痒或刺痛，应立即除去受试物，并用清水冲洗，及时对症处理。

【临床意义】

阳性反应表示对该受试物过敏，但须注意原发刺激或其他因素所引起的假阳性，如果受试物除去后，反应很快消退则为假阳性。

二、点刺试验

【原理】

根据 I 型变态反应的原理，测定机体对某种变应原（过敏原）是否发生变态反应。

【适应证】

适用于过敏反应发生在真皮内的皮肤病。

【方法】

常规消毒前臂内侧健康皮肤，将点刺液体滴在皮肤表面（比针尖大即可），用一次性消毒点刺针垂直点在每一滴点刺液中，轻压刺破皮肤（以不出血为度，仅用示指即食指顶住针尾，向下轻压刺破皮肤），不可用力过猛，以防出血而影响结果。1s 后提起弃去，2～3min 后将全部液滴擦去，15～20min 后观察并记录皮肤反应。以同样的方法在距离变应原 3cm 处做一个阴性对照并在变应原下方 3cm 处做一个阳性对照。阴性对照用生理盐水，阳性对照一般用组胺液。

【结果判定】

以组胺为标准，组胺引起的皮丘不论大小定为“+++”，比组胺大的皮丘为“++++”，与组胺一样大的皮丘为“+++”，比组胺小的皮丘为“++”和“+”。

【注意事项】

1. 宜在病情稳定期进行。

2. 应设生理盐水及组胺液分别作为阴性对照及阳性对照。

3. 结果为阴性时，应继续观察 3～4d，必要时 3～4 周后重复试验。

4. 有过敏性休克史者禁用。

5. 应做好抢救准备，以应对可能发生的过敏性休克。

6. 受试期间服用糖皮质激素、抗组胺类药物均可出现假阴性。

7. 妊娠期应尽量避免检查。

【临床意义】

阳性者表示对该物质过敏，需注意原发刺激引起的假阳性反应。

三、划痕试验

【原理】

同“点刺试验”。

【适应证】

同“点刺试验”。

【方法】

常规消毒前臂内侧健康皮肤，若同时做多种变应原试验，可选择上臂外侧皮肤，用无菌针尖划 1cm 的条痕，以不出血为宜，然后将受试物滴于划痕上稍擦之。同时做几种试验时，每两处之间应有 4cm 距离。用生理盐水做对照试验。

【结果判定】

变态反应常于 10～30min 达到顶点，高度敏感者，反应可发生得更快，反应一旦出现，立即将受试物用消毒棉签拭去。阳性者以所测定红斑或风团的大小，决定其阳性程度。

“±”可疑：风团微有红晕，直径小于 0.5cm。

“+”弱阳性：风团有明显的红晕，直径约 0.5cm。

“++”阳性：风团有显著红晕，但无伪足。直径 0.5～1.0cm。

"+++"强阳性：风团有显著红晕及伪足，直径 1cm 或更大。

【注意事项】

同"点刺试验"。

【临床意义】

阳性者表示对该物质过敏，需注意原发刺激引起的假阳性反应。

四、皮内试验

【原理】

根据Ⅰ型速发变态反应或Ⅳ型迟发变态反应原理，测定机体对某物质的致敏性和免疫力。

【适应证】

同"点刺试验"。

【方法】

1. 常规消毒前臂内侧皮肤，若同时做多种变应原时，可选择上臂外侧皮肤。

2. 将欲试的抗原用生理盐水稀释为不同浓度，用皮试注射器吸取 0.1ml 注射于受试部位皮内，产生直径 0.3～0.4cm 大小的皮丘。同时做多个抗原试验时，每 2 个试验横距约 2.5cm，纵距约 5cm，一般最多做 10 个，并做好标记。

3. 另取注射器吸取 0.1ml 生理盐水注射前臂内侧，作为对照。

【结果判定】

注射后，每隔 20～30min 观察 1 次，以后分别于 24h、48h、72h 各观察 1 次。可分为速发反应和迟发反应两种。

1. *速发反应*　注射 20min 后出现反应，如有风团发生，即为阳性。

"–"阴性：红晕、风团的直径＜0.5cm。

"±"可疑：红晕、风团的直径 0.5～1.0cm。

"+"弱阳性：红晕直径 1～2cm，风团直径 0.5～1.0cm。

"++"阳性：红晕直径 2～3cm，风团直径 0.5～1.0cm。

"+++"强阳性：红晕直径 3cm～4cm，风团直径 1cm，有伪足。

2. *迟发反应*　注射几小时后，乃至 24～48h 才出现反应。如浸润结节，即为阳性。

"–"阴性：局部无红晕，硬肿。

"±"可疑：红晕及硬肿直径＜0.5cm。

"+"弱阳性：红晕及硬肿直径 0.5～1.0cm。

"++"阳性：红晕及硬肿直径＞1cm。

"+++"强阳性：除红晕及硬肿外，伴有水疱或坏死。

【注意事项】

1. 5 岁以内的儿童和对某种物质高度敏感的患者，并有过严重过敏反应者，不宜做该试验。

2. 皮肤划痕症阳性反应者不宜试验。

3. 若出现局部或全身强烈反应，应立即根据情况进行救治。

【临床意义】

1. *速发反应* 显示患者对该物质过敏，临床多用此法做青霉素皮试。

2. *迟发反应* 结核菌素试验是临床最常用的方法，可协助临床诊断。还可用于测定某些皮肤病的细胞免疫功能。

第二节 细胞学检查

一、细胞学检查法

细胞学检查是指检查某些皮肤病病变处细胞成分的特殊变化，常刮取皮损处细胞做涂片检查，是某些皮肤病的诊断方法之一。

【适应证】

适用于大疱性皮肤病的诊断和某些上皮性皮肤肿瘤的辅助检查。

【方法】

1. *刮片法* 即从水疱的底面、糜烂面或溃疡面用无菌钝刀轻轻刮取组织后，均匀涂在消毒清洁的载玻片上。如水疱未破，应用乙醇溶液消毒，剪破疱壁，吸取内容物后，再刮取。

2. *压痕法* 用无菌的载玻片在水疱或脓疱的糜烂面或溃疡面，紧压一下即可。

3. *印片法* 取下的皮损活检组织以盖印章的方式轻印于载玻片

上，标本不能挤压，勿带血液。

4. *穿刺法* 常用于未破溃的肿瘤、结节或其他一些肿块。用干燥注射器垂直刺入损害的深部，然后抽取内容物涂片。

采用上述方法涂片，载玻片在空气中自然干燥后，即可染色。

【标本染色】

1. *苏木精-伊红染色* 同组织病理染色法。

2. *瑞特（Wright）染色法* 同血片染色，对皮肤涂片染色效果较好。

3. *Pappenheim 法* 染色质量较稳定，多用于上皮性肿瘤。

4. *吉姆萨（Giemsa）染色法* 常用于辨认肥大细胞颗粒或病毒包涵体。

5. *Tzanck 改良法* 多用于识别棘突松解细胞。

【镜下观察及临床意义】

1. *天疱疮* 各型天疱疮均可见到天疱疮细胞，细胞圆形或卵圆形。细胞间桥消失，可独立存在，无棘突，细胞核大，胞质均质化，核周淡染呈透明晕状。此外，可见多数多核巨细胞，并可见有丝分裂及大的嗜碱性核仁。

2. *病毒性疱疹类皮肤病* 细胞显著水肿，变性成为气球状，胞体呈圆球形，无棘突，有一个或多个胞核，呈圆形，染色质嗜酸性，淡染，有时可见核内嗜酸性包涵体。

3. *基底细胞癌* 癌细胞结合较紧密，常多个密集成团，胞质少，碱性淡染，胞核大小不一，呈肾形或卵圆形。染色质呈粗粒状或条块状，浓染，核仁小，可见核分裂象。

4. *鳞状细胞癌* 癌细胞大小、形状不一，胞质染为淡青绿至深绿色，呈层状结构。角化部分橙黄至橙红色，核质比例小，胞核多形，核仁大。

二、红斑狼疮的细胞学检查法

【原理】

系统性红斑狼疮患者血浆中有一种自身抗核抗体，它是一种特殊类型 IgG，可使中性分叶核粒细胞和淋巴细胞的细胞膜损伤，核溶解而成为一种染色均匀的物质，此物质被多形核白细胞吞噬形成一种均质性体细胞，称为红斑狼疮细胞。未被吞噬的核物质被中性粒细胞围绕，成为花瓣形细胞簇。检测到红斑狼疮细胞即可诊断。

【适应证】

临床疑为红斑狼疮的患者，均可进行检查。

【方法】

常用方法有数种，如血凝块法、去纤维法、Snapper 法等。其中，Snapper 法方法较简便，时间短，易观察结果。具体做法如下。

1. *底物片的制备*　用直径 3～5mm，高 2～3mm 的乳胶管（自制）或橡皮圈置于载玻片中心，用吸管吸取正常人耳垂血、粒细胞白血病患者或鸡、马、犬血 20μl 置于乳胶管（橡皮圈）内，再将此载玻片放入带盖湿盒内，37℃孵育 1h 后去掉乳胶管，载玻片上即留下一层血膜，制成底物片，干燥后备用。

2. *红斑狼疮细胞学检查*　将塑料圈放在底物片干血膜上，取被检者耳垂血 1 滴滴于圈内干血膜上，再将载玻片置于带盖湿盒内，37℃孵育 1～2h 后取出，去掉塑料圈及血块，如血块未去净，可加正常人血清 1～3 滴滴于玻片上轻轻摇动玻片，使血块松解，然后将玻片倾斜，用滤纸吸去含有红细胞的血清，干燥后做瑞特染色并镜检。

【镜下观察】

阳性结果可见到以下现象。

1. *红斑狼疮细胞*　中性多核粒细胞的胞质中吞噬有一个或数个染成浅紫色的无结构的均质体，细胞核被挤至一侧，整个细胞较正常多形核细胞大。

2. *游离的均质体*　部分均质体未被活的白细胞吞噬，单独游离在血清中。

3. *花簇现象*　部分均质体被周围聚集的中性粒细胞包围，形如花朵，构成花瓣形细胞簇。

【注意事项】

1. 血液标本不宜在室温放置过久。
2. 孵育时间 2h，温度 37℃为宜。
3. 血液凝固有关的因素可增加阳性结果。
4. 用抗凝剂的标本不能做此检查。

5. 涂片时，可同时做3～4张片，以提高阳性率，注意观察片的末端和边缘部分。

【临床意义】

系统性红斑狼疮急性活动期阳性率高，而在缓解期或激素治疗后，阳性率下降。

除红斑狼疮外，在某些疾病如类风湿关节炎、皮肌炎、系统性硬皮病的患者中也有这种细胞，所以不能单凭此阳性结果作肯定或排除本病的诊断。

第三节　皮肤组织病理检查

皮肤组织病理检查是皮肤病诊断极为重要的手段之一，对于理解病因和发病机制以及疾病的转归判断具有重要的意义。

一、组织病理检查

【适应证】

皮肤病理的变化有其特点，组织病理检查对于肿瘤性皮肤病、大疱性皮肤病、炎性皮肤病、感染性皮肤病、结缔组织病等疾病的诊断具有重要的意义。

【皮损选择】

1. 一般应选择充分发育的原发性损害，同时切取一部分皮损周围正常皮肤做比较。

2. 环状损害取活动性边缘部分；浸润性损害如肿瘤、结节病、麻风等，取材组织块要够深够大，部分特殊疾病取材要取到脂肪、肌肉和筋膜。

3. 水疱、脓疱及含有病原体的损害应选择早期皮损，并切取完整的水疱和脓疱。

【取材方法】

1. 手术切除　是最常用的方法，适用于各种疾病。常规消毒后，用 1%～2%盐酸利多卡因局部麻醉，尽量选取与皮纹一致的梭形切口，深度一般包括全层皮肤及部分皮下组织，切取组织，止血后缝合切口。

2. 环钻　此法简单易行，可多处进行，适用于较小的损害及病变较表浅的疾病。常规消毒后，1%～2%盐酸利多卡因局部麻醉，用环钻垂直皮肤钻透皮肤全层，镊子夹起组织，剪刀剪断基底，创口缝合。

3. 刀片　适用于较表浅的病变。将有弹性可弯曲的刀片用手指夹持，弯曲成一定弧度，剜取部分组织，创面压迫止血。

4. 匙刮　适用于非常表浅的病变，如脂溢性角化病、疣、黏膜疾病等。用刮匙刮除增生组织，创面压迫止血。

【注意事项】

1. 取材的大小、深浅要适宜，有些病变取材需深达皮下组织。
2. 有些疾病的确诊可能需多次及多处活检。
3. 尽量选择原发性皮损进行取材。
4. 切口尽量避开关节部位、重要的大血管和神经。
5. 取材于面颈部等暴露部位时需考虑到患者美容的要求。
6. 取材操作时避免过度钳夹标本造成组织变形。
7. 若患者有血液系统疾病如血友病、维生素 K 缺乏病等，需要谨慎评估操作的风险。

二、免疫病理检查

【适应证】

天疱疮、类天疱疮、红斑狼疮、皮肌炎、皮肤血管炎等免疫性皮肤病。

【皮损选择与取材方法】

与组织病理检查基本相同。

【标本处理】

1. 将需要的皮肤标本用手术或钻孔取下后，立即用最佳切割温度（optimal cutting temperature，OCT）复合物包埋剂包埋固定或将标本用湿润的生理盐水纱布包裹，4℃下保存，24h 内用 OCT 复合物包埋剂包埋。

2. OCT 复合物包埋剂包埋的标本，经速冻后在−25～−22℃条件下将组织切成厚度为 4～6μm 的薄片，置于玻片上。

【检查方法】

1. 直接免疫荧光法（direct immunofluorescence，DIF）　将冷冻切片用 0.01mol/L、pH 7.4 的磷酸盐缓冲液（PBS）清洗 10min，晾干后滴加适当稀释的荧光标记的抗人免疫球蛋白抗体，在 37℃湿盒中孵育 30～60min，再用 0.01mol/L、pH 7.4 的 PBS 洗涤 3 次后晾干，用碳酸甘油缓冲液封片，置于荧光显微镜下观察。

2. 间接免疫荧光法（indirect immunofluorescence，IIF）　标本来自正常人皮肤或动物组织（如鼠肝印片）。首先将灭活的适当稀释的患者血清滴于标本上，置于 37℃湿盒中 30～60min，再用 0.01mol/L、pH 7.4 的 PBS 洗涤 3 次，晾干，后续步骤同直接法。

3. 盐裂皮肤免疫荧光法（salt-split skin immunofluorescence）　取患者的皮损处或正常人皮肤标本，置于 1mol/L 的 NaCl 溶液中，放在 4℃冰箱中用磁力搅拌器低速搅动，每 24h 换液 1 次，经过 72h 左右，表皮与真皮分离，再用 OCT 复合物包埋进行 DIF 或 IIF 检查。

第四节　真 菌 检 查

真菌检查分为显微镜镜检与培养检查。常规镜检的步骤见图 8-1。

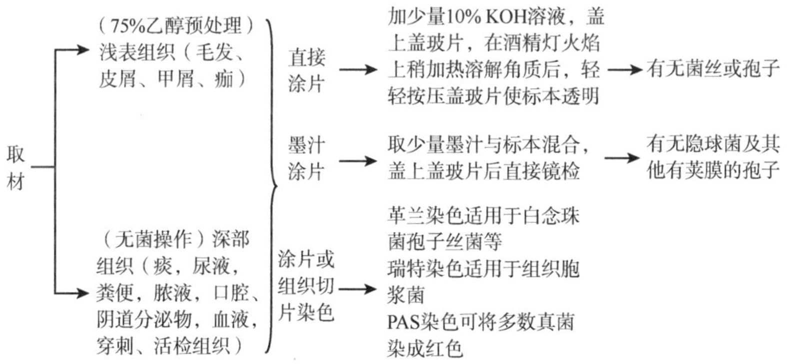

图 8-1　真菌镜检常规操作流程

培养检查可提高真菌检出率，并能确定菌种。将标本接种于葡萄糖蛋白胨琼脂培养基上，置室温或 37℃培养 1～3 周，必要时可行玻片小培养协助鉴定。菌种鉴定常根据菌落的形态、显微镜下形态进行判断，对于某些真菌，有时尚需配合其他鉴别培养、生化反应或分子生物学方法确定菌种。

第五节　寄生虫检查法

一、疥虫检查法

疥虫身体扁平略呈椭圆形且有皱纹，有 4 对足。

疥虫的检查应选择柔嫩、潮湿、皱褶部位的皮肤，以新鲜、未处理过的皮损为佳。可选择指缝、手腕的屈侧等处未经搔抓的丘疱疹、水疱或隧道进行检查。

针挑法最常用。方法是用消毒针头挑出隧道盲端灰白色小点置载玻片上。

矿物油刮检法：用蘸有矿物油的消毒手术刀轻刮皮损 6～7 次，刮下整个丘疹顶部，移至载玻片上。重复操作 4～5 个丘疹，将收集的丘疹放在同一玻片上。滴少量生理盐水后盖上盖玻片，在油镜下进行显微镜镜检。检查有无虫体、虫卵、碎片或粪便。

二、毛囊虫检查法

人体毛囊虫分为毛囊蠕形螨与皮脂腺蠕形螨，有 4 对足。

毛囊虫检查：在皮脂分泌旺盛的部位，选取毛囊口取材。

挤刮法：最常用。其方法是在扩张的毛囊口用消毒刮刀挤压，取皮脂或皮屑，将挤出物置于载玻片上。滴一滴生理盐水，盖上盖玻片并轻轻压平，显微镜下检查有无蠕形螨。

透明胶带法：适用于皮损不典型或对挤刮法有抵触的患者。将透明胶带贴于毛囊口扩张部位，数小时或过夜后，取下胶带贴于载玻片上镜检。

三、阴道毛滴虫检查法

阴道毛滴虫虫体呈卵圆形或纺锤形，前端有 4 根游离鞭毛，另有波动膜，边缘有第 5 条鞭毛。检查方法主要包括直接显微镜镜检、培养、免疫学及分子生物学方法。

最常用的方法为取阴道后穹窿分泌物、尿道分泌物涂片后直接镜检。

1. *悬滴法*　涂片上加 1 滴生理盐水后加盖玻片，在高倍镜镜下，可见原虫鞭毛波动膜活动；如果在生理盐水中加 5%的中性红，可见粉红色背景下有白色的原虫游动，滴虫不死亡则并不着色。

2. *涂片染色法*　将分泌物涂在载玻片上，待自然干燥后可用不同染液染色，如革兰染色、瑞特染色、吉姆萨染色、PAS 染色和利什曼染色，高倍镜下观察。这种方法不仅可看到滴虫的形状和内容物，还能同时看到阴道内存在的其他微生物。也可用吖啶橙染色，荧光显微镜检查。

3. *培养法*　是诊断的金标准。将阴道后穹窿分泌物或尿道分泌物加入培养基内，置 37℃温箱中培养 48h，每隔 72h 接种 1 次，取培养混匀液 1 滴涂片，以染色法镜检。

四、虱检查法

人虱是无翅的 6 腿昆虫，包括头虱、阴虱、体虱。

检查分别剪取相关部位可疑的毛发、贴身衣物、被褥的纤维，以 75%乙醇溶液或 5%～10%甲醛溶液固定后置于载玻片上，滴一滴 10% KOH 溶液，在低倍镜下进行显微镜镜检，寻找虫体、虫卵或碎片。

第六节　滤过紫外线检查

滤过紫外线（伍德灯）即高压汞灯发射的光线，通过含氧化镍的滤玻片，可获得波长为320～400nm的长波紫外线，适用于某些皮肤病的检查及疗效判断。检查时将患处置于暗室，以伍德灯直接照射，观察荧光变化。相关检查要点及意义见表8-1。

表8-1　不同皮肤病伍德（Wood）灯下表现

疾病分类	疾病名称或病原体	灯下表现
真菌性疾病	黄癣	暗绿色荧光
	铁锈色小孢子菌、羊毛状小孢子菌	亮绿色荧光
	马拉色菌	棕黄色荧光
	紫色毛癣菌、断发毛癣菌	无荧光
细菌性疾病	红癣	珊瑚红荧光
	假单胞菌属	绿色荧光
	腋毛癣	暗绿色荧光
卟啉病	先天性卟啉病	牙、尿、骨髓发出红色荧光
	红细胞生成性原卟啉病	发出强红色荧光
	皮肤迟发性卟啉病	尿、疱液为明亮的粉红、橙黄色荧光
皮肤肿瘤	鳞状细胞癌	鲜红色荧光
	基底细胞癌	无荧光
色素性疾病	白癜风	脱色区加强
	贫血痣	苍白斑消失
	色素增加性疾病	色素增多明显
	不明显的色素减退斑	色素减退斑可见
其他	皮肤上附有发荧光性的物质	可见分布轨迹

第七节　皮肤镜检查

皮肤镜（dermoscopy，dermatoscope）又名皮肤透光式显微镜。该镜能放大数倍至数十倍，可观察皮肤表面及其下亚微观结构和病理变化的相关表现。根据皮肤镜所观察到的色素及血管等结构的形态和模式变化，可辅助多种皮肤疾病的诊断。

1. 皮肤镜观察图像的基础知识　皮肤镜图像观察的要点见表8-2。

表8-2　皮肤镜图像观察的要素及特点

观察要素	形成原因	特　点
色调	黑素、血液、脂质、纤维化、钙沉着等构成不同的基本色调	不同的物质：表现出原有的颜色，如黑素显示黑色、深褐色、浅褐色、灰色、青色；皮肤中其他组织呈红色、白色、黄色等 同样的物质：量和所在皮肤位置的深浅，表现的颜色亦有差异
形状	因表皮的结构与增殖细胞产生的色素、沉着物质分布而形成	线、块（或称小球）、点、环、伪足、无结构
血管形态与排列	血管的分布与排列形成	血管形态：线状、块状、点状、盘绕扭曲圈、圈状或发夹状、蛇行状、螺旋状、弯曲或逗号状；血管形态可为单一型或多形型 血管排列：放射形或花冠状、匐行或串珍珠状、分支或树枝状、成簇、中心圆点或靶形血管
模式	上述不同色调、不同形状以及血管形态与排列组成的特殊图像	有25种模式：色素网、假网状模式、鹅卵石模式、伪足、星爆模式、均匀模式、平行沟模式、平行嵴模式、网格模式、纤丝状模式、粟丘疹样囊肿、粉刺样开口、指纹模式、脑回样模式、树枝状条纹、枫叶样结构、辐轮眼结构、蓝灰卵形巢、蓝白幕、草莓状模式、虫蚀状边缘、腔隙、均质区、果冻样征、晶状体模式

2. 皮肤镜临床应用　通过对皮肤表面形态的图像学观察，皮肤镜可辅助用于皮肤黑色素疾病、浅部肿瘤、炎症性皮肤病、感染性皮肤病、毛发疾病的诊断与鉴别诊断。

（1）皮肤黑色素疾病及皮肤浅部肿瘤的观察思路：2010年Braun提出的2步7层次的诊断流程图（不包括毛发和指甲）应用最广，见图8-2。

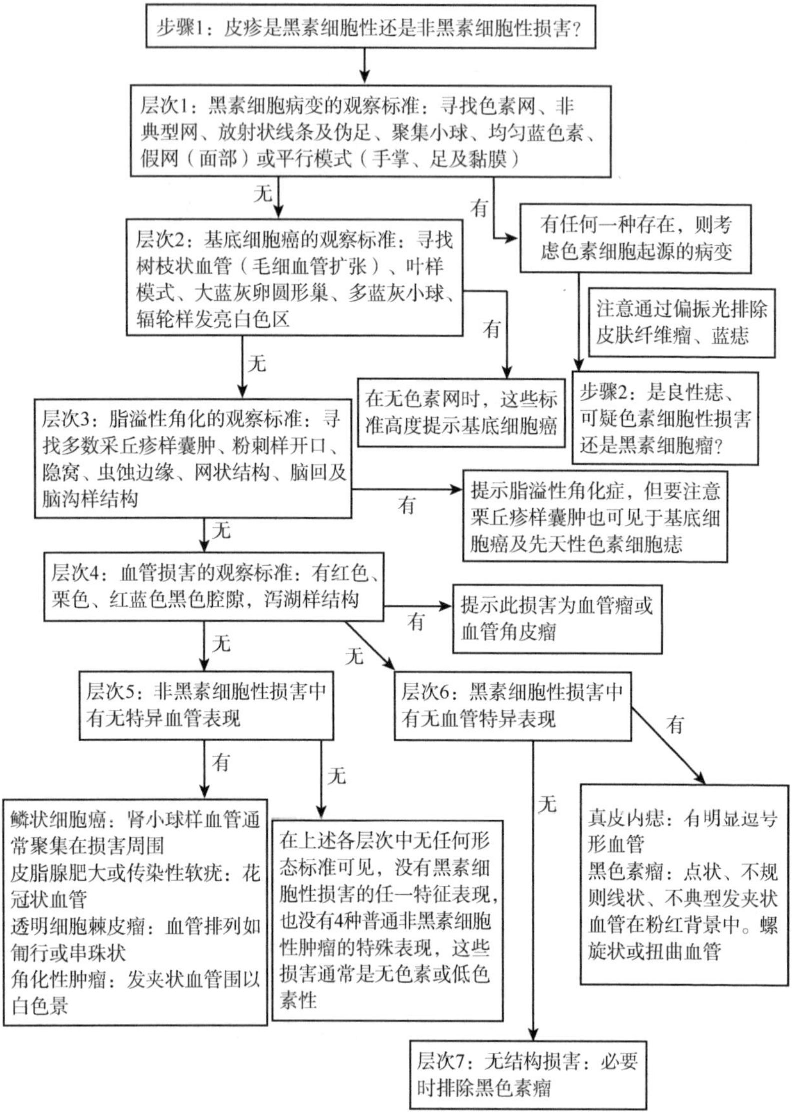

图 8-2　2 步 7 层次的诊断流程图

（2）常见皮肤病的皮肤镜下表现：见表 8-3。

表 8-3　常见皮肤病皮肤镜下的图像特点

疾病名称	皮肤镜下的图像特点
银屑病	规则分布的点状血管、白色鳞屑
皮炎	斑片状分布的点状血管、黄色痂鳞屑
扁平苔藓	白色线纹，周围点状、线状血管
盘状红斑狼疮	早期损害为毛囊周围白晕、毛囊栓塞、白色鳞屑；晚期损害为毛细血管扩张、色素沉着结构及白色无结构区
硬化性苔藓	外阴损害为白色/黄色无结构区、线状血管；外阴外损害为白色/黄色无结构区、黄色假粉刺
硬斑病	白色纤维梁、线状血管
汗孔角化症	白-黄或棕色周围环状结构，中央见棕色色素、点状/线状血管，或白色无结构区
疥疮	隧道如三角翼喷气飞机凝结尾流状结构
虱病	可见幼虱、未孵化的虱卵圆形、棕色，孵化后的卵则为透明结构
跖疣	黄色乳头状皮损，有明显的出血，该界面表面上皮纹中断
传染性软疣	为中心孔或脐凹、白色至黄色无定形结构，周围有线状或分支血管（红冠）
斑秃	黄点征、黑点征、感叹号发和短毳毛
雄激素性脱发	毛干粗细不一，直径变细的毛干增多。早期病变可见毛囊周征，进展期时可见黄点征
急性休止期脱发	无毛干的毛囊开口，同时有大量短新生毛发，呈上细下粗、色素上浅下深的锥形短毛，直径变细的毛干小于 20%
拔毛癖	黑点征、断发、毛干断端有分裂和卷曲、无毛干的毛囊开口
头癣	头发多为断发，呈逗号状发
梅毒脱发	可见黄点征、黑点征和断发，但无感叹号发，脱发斑小，数量多
瘢痕性脱发	毛囊开口消失，头皮表面光滑平展、皮肤萎缩变薄，其下毛细血管显露

第八节　性病实验室检查

一、梅毒实验室检查

（一）梅毒螺旋体暗视野显微镜检查法

【原理】

非染色的梅毒螺旋体在暗视野显微镜下，当光线从暗视野聚光器边缘斜射到标本中时，螺旋体呈现发光的螺旋状及特征性运动方式。

【方法】

1. 取材　先在载玻片上加无菌盐水 1 滴，用棉拭子擦去皮损部位污物，如有痂皮，可用钝刀除去，嘱患者用手挤压皮损周围，使组织液渗出，用钝刀轻轻刮取组织液（避免出血），将组织渗出液与载玻片上无菌盐水混合，加盖玻片后镜检。

2. 显微镜检查

（1）打开暗视野显微镜，在聚光器上加 1 滴蒸馏水（湿式）。

（2）将载玻片置于载物台上。

（3）上升聚光器使蒸馏水接触载玻片的底部，先用 10 倍物镜调焦，再用 40 倍物镜观察。

【结果判定】

在暗视野显微镜下，如有发光的典型螺旋状梅毒螺旋体及特征性运动方式（旋转运动、伸缩移行、弯曲前行）为阳性结果。

【临床意义】

1. 暗视野检查可作为梅毒诊断的确证试验。若发现梅毒螺旋体，即可确诊为梅毒感染。

2. 此法特别适用于血清学试验阴性的早期梅毒诊断。

（二）梅毒螺旋体抗体血清学检查（初筛试验）——不加热血清反应素试验

【原理】

不加热血清反应素试验（USR）是一种改良的性病研究实验室试验（VDRL）方法，将配制的 VDRL 抗原（主要为心磷脂）经离心后的沉淀物悬于乙二胺四乙酸（EDTA）、氯化胆碱及磷酸盐缓冲液中。EDTA 可稳定 VDRL 抗原使其不易变性，氯化胆碱可将血清灭活。当抗原与梅毒血清中的抗体（主要为 IgG、IgM）混合时，可产生非特异性抗原抗体反应形成肉眼可见的凝集颗粒，即为阳性反应。

【方法】

1. 定性试验　吸取 50μl 血清放入反应板圈内，并均匀涂布整个圈。将 USR 抗原轻轻摇匀，用标准针头吸取抗原，每个标本中加 1 滴抗原液。将反应板置旋转器旋转 4min，（180±5）r/min。然后立即用肉眼或显微镜观察结果。

2. 定量试验　在反应板圆圈内加入 50μl 等渗盐水（一般做 6 个滴度，有必要者应继续稀释）。吸取 50μl 血清加到第一孔混匀后，再吸取 50μl 至第二孔稀释，依此做倍比稀释（1∶64～1∶2），最后所稀释的圆圈内应弃去 50μl 混合液。每个圆圈内加 1 滴抗原混匀，将反应板置旋转器旋转 4min，（180±5）r/min。结果观察同定性试验。记录出现 1+阳性反应（+）的最高血清稀释倍数，即抗体效价。

【结果判定】

根据凝集反应絮状物大小判断阳性程度。

“+++～++++”强阳性：大或中等大小的絮状物，溶液清亮。

“++”阳性：絮状物比较小，悬液较清亮。

“+”弱阳性：絮状物比较小，均匀分布，液体混浊。

“±”可疑：抗原颗粒较粗一般属于阴性反应。

“–”阴性：抗原颗粒均匀，针状细小。

（三）快速血浆反应素环状卡片试验

【原理】

快速血浆反应素环状卡片试验（RPR）是 VDRL 试验的一种改良方法。该试验是在 USR 抗原中加入碳颗粒作为指示物，特制的白色纸卡替代了玻璃反应板。血清不需灭活，肉眼观察结果。

【方法】

1. 定性试验　吸取 50μl 血清或血浆放在白色卡片圈内，并均匀涂布整个圈内（每张卡片有 10 个或 12 个反应圈）。将 RPR 抗原轻轻摇匀，用标准针头吸取抗原，每个标本中加 1 滴抗原。将卡片置旋转器旋转 8min，（100±5）r/min。立即在明亮光线下观察结果。

2. 定量试验　在纸卡圆圈内加入 50μl 等渗盐水（一般做 6 个滴度，超过者应继续稀释）。吸 50μl 血清或血浆系列稀释（1∶64～1∶2），最后所稀释的圆圈内应弃去 50μl 混合液。滴加 1 滴抗原混匀，旋转时间、速度、结果观察同定性试验。记录出现 1+阳性反应的最高血清稀释倍数，即抗体效价。

【结果判定】

阳性：圆圈内出现小至大的黑色絮状物为阳性，不分其阳性的程度。

必要时可以依絮状物的大小和多少，用“+”号表示。

阴性：圆圈内仅见碳颗粒集于中央一点或均匀分散为阴性。

（四）甲苯胺红试验

【原理】

甲苯胺红试验（TRUST）原理与 RPR 试验原理相同，唯 TRUST 抗原中加入甲苯胺红染料颗粒代替碳颗粒作为指示物，使阳性结果出现红色絮状凝集现象，阴性结果为甲苯胺红颗粒聚集于中央一点或均匀分散。

【方法】

试验方法同 RPR 试验。

【结果判定】

试验结果判断同 RPR 试验。

【临床意义】

初筛试验是非特异性抗原抗体反应，早期梅毒硬下疳出现 1～4 周后可呈阳性，经治疗后血清抗体滴度下降并可转阴性，故可以作为疗效观察、判定复发或再感染的指征。

（五）梅毒螺旋体抗原血清学试验（确证试验）：梅毒螺旋体明胶凝集试验（TPPA）

【原理】

用超声裂解的梅毒螺旋体为抗原，致敏红色明胶颗粒与人血清或血浆中的梅毒螺旋体抗体结合，产生肉眼可见的红色凝集反应。

【方法】

1. 吸取 B 液 100μl 加入第 8 孔，B 液 25μl 分别加入第 1、2、3、4、5、6 孔中。

2. 血清稀释：吸取待检血清 25μl 放入第 8 孔，混匀后吸取 25μl 到第 1 孔，重复其稀释步骤至第 6 孔，混匀后弃去 25μl 液体。

3. 滴加致敏和未致敏颗粒：混匀细胞工作液，第 2 孔加 25μl 未致敏颗粒；第 3、4、5、6 孔加 25μl 致敏颗粒；颗粒加入完毕，将反应板置微量振荡器上振荡 30s，置湿盒内，15～25℃孵育 2h 后观察结果。

【结果判定】

“++～++++”阳性：颗粒凝集覆盖整个孔底，多边形膜状，边缘粗糙。

"+" 阳性：颗粒凝集呈多边形粗糙大环状。

"±" 可疑：颗粒浓集呈边缘光滑小环状。

"–" 阴性：颗粒聚集在孔底中央，光亮，边缘光滑。

定量试验以出现阳性反应（+）的最高稀释度作为最终滴度。

【临床意义】

1. TPPA 试验敏感性高、特异性强，是梅毒诊断较好的确证试验。

2. TPPA 试验阳性患者，由于记忆细胞抗体复制能力强，特异性试验敏感性高，即使经抗梅毒治疗也终身阳性，因此不能作为治疗效果观察的指标。但根据临床观察，早期梅毒患者血清如 TPPA 试验为弱阳性反应，随时间延长可能转阴。

3. 特异性试验对一期梅毒可比非特异性试验早 1 周出现。梅毒过程中最初出现的是 IgM 抗体，梅毒感染后第 2 周即可从血清测出，而 IgG 抗体则需在感染后第 4 周方可出现并测出。

4. 梅毒确证试验，一般定性试验阳性，则可作为梅毒诊断依据，必要时做定量试验。经有效治疗后特异抗体滴度也可不同程度下降，但转阴机会甚少。

5. 此类试验特异性强，很少出现假阳性。但据统计，也可以有 1% 的生物学假阳性存在。

（六）荧光梅毒螺旋体抗体吸收试验

【原理】

荧光梅毒螺旋体抗体吸收试验（FTA-ABS）是检测梅毒的确证试验，原理是将灭活的梅毒螺旋体作为抗原，加上经吸收剂（用 Reiter 螺旋体制备而成）吸收的梅毒血清或免疫血清，反应形成抗原抗体复合物，再加入荧光素（FITC）标记的抗人免疫球蛋白（IgG、IgM）反应形成荧光素抗原抗体复合物。在荧光显微镜下，梅毒螺旋体显示苹果绿色荧光。

【方法】

1. 血清标本于 56℃灭活 30min（有些厂家的产品不用灭活血清）。

2. 冻干吸收剂按要求溶解后用于血清稀释。

3. 试验血清和吸收剂按 1∶5 稀释，混匀后置有盖湿盒内于 37℃吸收 30min。

4. 将 1∶5 稀释的血清（必要时吸收后的血清用吸收剂或 PBS 作 1∶20、1∶80、1∶320 稀释）加到抗原片的圆孔（以敷满整个孔为宜），置于有盖湿盒内，37℃孵育 30min。

5. 0.01mol/L pH 7.2 PBS 冲洗抗原片，再将抗原片置于 PBS 中浸洗 5min（边搅动），共 2 次。最后用蒸馏水冲 1 次，冷风吹干。

6. 荧光抗体（按说明稀释）加到抗原片孔内（以敷满整个孔为宜），37℃孵育 30min。

7. 重复操作 5 的洗涤、吹干。

8. 滴加 1 滴固封剂盖上盖玻片。

9. 用 40 倍物镜荧光镜检，以弱阳性对照“+”作为标准记录荧光强度。

10. 阴阳性对照的设置如表 8-4。

表 8-4　试验阴阳性对照的设置

对照物	稀释	荧光强度
强阳性对照血清	1∶5 PBS	++++
	1∶5 吸收剂	+++
弱阳性对照血清	+阳性血清	+
非特异性血清	1∶5 PBS	++～++++
	1∶5 吸收剂	–/±
空白对照	PBS	–
	吸收剂	–

【结果】

“+++～++++”强阳性：与强阳性对照等同的强荧光。

“++～+++”中度阳性：比强阳性对照弱，中等强度荧光。

“+”弱阳性：荧光强度等同 1+阳性对照。

“±”可疑：微弱但可见比 1+弱的荧光。

“–”阴性：没有或可见模糊的没有明显荧光的螺旋体。

【临床意义】

FTA-ABS 被认为是梅毒诊断的“金标准”，其特异性高、敏感性强。可用于各期梅毒的诊断，尤其适用于早期梅毒诊断（相对其他血清确证试验）。但需要有好的荧光显微镜和熟练的操作技术，才能获得准确结果。

二、淋病实验室检查

（一）淋病的涂片检查

【原理】

急性淋菌性尿道炎患者常有大量黄色脓性分泌物。在有些脓细胞内可有许多淋球菌。淋球菌革兰染色呈阴性反应，具有特殊的菌体形态。因此，取患者尿道分泌物制成涂片后做革兰染色，检查有无典型细胞内革兰阴性双球菌，可作为初步诊断的依据。

【方法】

1. 先用灭菌等渗盐水的拭子揩洗尿道口，然后用手指由后向前挤出脓液，蘸取脓液后轻轻涂布于载玻片上。

2. 待涂片自然干燥后加热固定，染色，镜检。常用革兰染色，也可用亚甲蓝（美蓝）染色。革兰染色：结晶紫染色 1min，碘媒染液染色 1min，乙醇丙酮脱色 1min 左右，石炭酸复红复染 1min，晾干后油镜镜检。

【结果判定】

在急性患者的尿道脓性分泌物革兰染色涂片中，常可见到大量红色多形核白细胞，有些细胞吞噬有淋球菌。淋球菌为革兰阴性，呈卵圆形或圆形，常成对排列，接触面扁平或稍凹。菌体长约 0.7μm，宽约 0.5μm。但两菌大小可有差异。多数多形核白细胞中并不含淋球菌，但不少脓细胞中常含有一至数对，甚至 20 对、30 对淋球菌，淋球菌常存在于细胞质内。

病期较长的淋病患者的涂片中淋球菌比较少，有时呈单个、四联或八叠状，位于细胞外。对有些菌有时难以下结论，需进行培养和鉴定。

【临床意义】

涂片检查方法简便、有效、价格低廉且有一定的敏感性和特异性。但其特异性随着取材部位的不同而有所不同。例如，从男性尿道取材特异性高，而从女性宫颈取材特异性低。因女性宫颈分泌物中杂菌很多，有的在形态上很像淋球菌。因此，世界卫生组织不推荐用涂片法来检查女性患者。

（二）淋球菌的分离培养

【原理】

如果标本中有淋球菌，则在合适的培养基上经培养后可长成菌落。各种细菌在培养基上生长成的菌落形态各不相同。菌落的大小、表面高起或扁平、光泽、色素和边缘的情况等，可作为细菌鉴定的标准。

【取材方法】

培养要获得成功，取材的部位和方法应准确。由男性患者前尿道取材时，应用细小棉拭子或藻酸钙拭子或白金耳伸入尿道口 2～4cm，取出的分泌物应略带黏膜。从女患者的宫颈取材时，应先用温水湿润扩阴器（不要用液状石蜡等润滑油）。应将棉拭插入宫颈口 1.5cm 处，稍转动并停留 10～30s，使棉拭充分吸附分泌物。从直肠取材时，应将棉拭插入肛门 2.5cm 以上，如果棉拭碰到粪便，应换一个棉拭重取。检查淋菌性咽炎时，应从扁桃体及扁桃体窝取材。为了提高阳性率，可同时取 2 份标本进行培养。

【结果判定】

淋球菌在血平皿上经 24～48h 的培养后，可形成圆形、凸起、湿润、光滑、半透明或灰白色菌落。边缘呈花瓣状，直径为 0.5～1.0mm。用白金耳触之有黏性。如继续培养，菌落面积增大，表面变得粗糙，边缘出现皱缩。若从菌落上取材作涂片，可见菌的大小及染色的深度有差异，排列也不一致，约有 25%的菌为典型的双球菌，其他 75%为单球菌、四联形或八叠形。

淋球菌在液体培养基中生长于液体表面，或稍有轻度混浊和颗粒沉淀。

【临床意义】

淋球菌培养用作诊断和某些特殊目的。培养法对男性及女性标本都适用，是世界卫生组织推荐的筛查淋病患者的唯一方法，也是诊断淋病的金标准。

三、沙眼衣原体实验室检查

（一）沙眼衣原体细胞培养

【原理】

沙眼衣原体是专性细胞内寄生的微生物，它自身不能产生能量，依赖于宿主细胞提供。细胞培养为衣原体的生长提供了必要的条件。培养选用的细胞为衣原体感染的敏感细胞，使用化学物质或辐射处理细胞，并用离心方法使衣原体接种物易于进入细胞。在适宜的培养条件下，衣原体可在细胞中形成胞质内包涵体，特异性或非特异性染色后可在显微镜下观察。

【方法】

1. McCoy 细胞单层的制备　将 McCoy 细胞从液氮中取出，置 37℃水浴中迅速融化。将其加入已含有细胞培养液的培养瓶中，待 8h 细胞贴壁后换新鲜培养液。继续培养 2～3d，直至细胞融合成单层。吸去培养液，用少量胰蛋白酶液清洗细胞单层。加胰蛋白酶-EDTA 液消化细胞单层，室温孵育 2～3min，使细胞完全离散，加培养液吹打细胞使之混悬。计数细胞调整 McCoy 细胞浓度为 1×10^5/ml，将细胞接种于 96 孔板中，每孔加入 0.2ml 细胞悬液。微量板孔中预先放入一直径为 0.5cm 细胞的圆形盖玻片，细胞即可在此玻片上生长，5% CO_2、36℃培养 48h，使盖玻片上长成细胞单层。

2. 标本的接种　将尿道或宫颈标本加标本液振荡混匀，将单层细胞取出，吸去培养液，加入标本液 0.1ml。将已接种标本的微量板在 35℃、3000*g* 离心 1h，弃去标本液，每孔加入 0.2ml 分离培养液，培养 48h 后观察结果。

3. 观察结果

（1）碘染色：吸去微量板孔中的培养液加 0.2ml 甲醇于培养孔中，固定 10min，弃去甲醇加 0.2ml 碘染色液，染 15min 后弃去染色液，加 1 滴封固液于洁净玻片上，将盖玻片从孔中取出，细胞面向下，放于封固液上，显微镜下观察。

（2）吉姆萨染色：甲醇固定后，加 0.2ml 吉姆萨染色液染 30min，吸去染液，用磷酸盐缓冲液洗片后，取出盖玻片，自然干燥后镜检。

【结果判定】

碘染色包涵体染成深棕色；吉姆萨染色包涵体染成深蓝色。

（二）衣原体抗原检测（快速胶体金法）

【原理】

衣原体脂多糖抗原与胶体金标记的单克隆抗体结合形成复合物，复合物经虹吸作用而移动，在结果窗被含有的单克隆抗衣原体抗体捕获而形成黑色沉淀线。质控窗含有抗衣原体抗体，无论是否形成抗原抗体复合物，均在质控窗形成衣原体抗体-抗该抗体复合物，形成黑色沉淀线。

【方法】

1. 取材　男性标本，尿道 2～3cm 处取材。女性标本，宫颈管内 1～2cm 处取材或尿道取材。溃疡部位或腹股沟横痃抽吸液。标本置于运送培养基中，24h 内接种，超过 24h 应置于低温冰箱保存。

2. 标本处理　将拭子置于采集管内，加入提取缓冲液，80℃水浴 10min，放置室温冷却至少 5min。

3. 检测　滴加 5 滴标本提取物于试验板的检测窗，静置 15min，读取结果。

【结果判定】

质控窗出现一条黑线，表明试验上正常；如无，说明试剂失效。

结果窗出现一条黑线，表明试验阳性；如无，试验阴性。

结果窗出现一弱黑线，表明结果可疑。

【临床意义】

可作为衣原体诊断的参考。结果阳性说明患者可能有衣原体感染，但需结合临床症状全面考虑。该方法的敏感性较低，适合于基层实验室使用。

四、支原体实验室检查

（一）液体分离培养和鉴定法

【原理】

解脲支原体（Uu）只有尿素酶，能分解尿素产氨，使含酚红指示剂的 Uu 液体培养基 pH 升高变碱性，液体颜色由黄变红。

人型支原体（Mh）只有精氨酸酶，能分解精氨酸产氨，使含酚红指示剂的 Mh 液体培养基 pH 升高，液体颜色由黄变红。

【方法】

1. 标本采集　男性标本，用无菌棉拭子插入尿道约 2cm 处旋转，静止数秒后取材。女性标本，将宫颈口黏液抹去，用无菌拭子插入宫颈管内 1～2cm 旋转取材。尚可用前列腺液、精液、尿液离心沉淀物作标本。

2. 接种　将标本洗入单一 Uu 或 Mh 液体培养基，或用滤菌器过滤接种。

3. 培养　置37℃恒温箱孵育 1～3d，每日观察培养基颜色变化。

【结果判定】

液体培养基由黄色变红色，清亮透明无混浊可初步判断为 Uu 或 Mh 阳性。

【临床意义】

支原体培养阳性，说明有支原体感染，如果患者有临床症状，但其他病原体检查阴性，则应考虑支原体致病的可能，在部分正常人群中也可以存在支原体。

（二）固体分离培养法

【原理】

支原体接种在固体培养基上，Uu 生长具有特征性油煎蛋样微小菌落，而 Mh 生长具有特征性油煎蛋样较大菌落。通过其独特的菌落形态可做进一步鉴定。

【方法】

1. 液体培养后转种：观察液体培养，当培养基刚开始变红色时，立即转种固体培养基，置于 37℃含有 5%～10% CO_2 的烛缸培养 1～5d。

2. 标本直接接种：将标本直接接种于固体培养基，置于 37℃含有 5%～10% CO_2 的烛缸培养 1～5d。

3. 普通固体培养用 Dienes 染色（分离鉴定培养基不用染色）低倍镜观察 Uu、Mh 菌落形态。A7 鉴别培养基直接低倍观察。

【结果判定】

1. 在普通固体培养基上，Uu 菌落较小，直径 15～50μm，周边较窄；Mh 菌落较大，直径 300～800μm，呈油煎蛋样，中心区较小，周边区宽大呈网状。

2. A7 鉴别培养基上，菌落形态同上但 Uu 菌落呈黑色，Mh 菌落基本无色。

【临床意义】

固体培养可以根据菌落的形态进一步鉴别诊断，可弥补液体法产生的误差。纯培养物可用于其他生化鉴定和分子流行病学研究，可进行菌株的保存。

（三）支原体药敏试验

【原理】

选取各试验药物的临界点上下浓度，接种待检支原体菌株，如敏感，则两种浓度均不生长；如中度敏感，则高浓度不生长，但低浓度生长；如耐药，两种浓度均生长。

【方法】

1. 标本采集：男性标本，用无菌棉拭子插入尿道约 2cm 处旋转，静止数秒后取材。女性标本，将宫颈口黏液抹去，用无菌拭子插入宫颈管内 1～2cm 旋转取材。尚可用前列腺液、精液、尿液离心沉淀物作标本。

2. 将拭子标本放于保存液中，挤压棉拭子将标本洗到保存液中，把保存液加入冻干的培养基瓶中，充分溶解混匀。

3. 按要求将一定量的培养基加入到试验条的各个孔中，加 1 滴石蜡油封盖。

4. 盖好盖子，于 37℃培养，每天观察各孔颜色变化。解脲支原体（Uu）一般观察 48h，人型支原体（Mh）观察 72h。

【结果判定】

试验条鉴定孔中 Uu 或 Mh 培养孔变为红色，清亮透明为阳性。药敏孔中，同一药物 2 个不同浓度孔均没有变色为敏感，同一药物 2 个不同浓度孔均变红色为耐药；同一药物低浓度孔变色，高浓度孔不变色为中度敏感。

【临床意义】

指导临床用药及支原体耐药性监测。

第九节　免疫学及分子检测技术

一、免疫荧光检查法

将不影响抗原抗体活性的荧光色素标记在抗体（或抗原）上，与其相应的抗原（或抗体）结合后，在荧光显微镜下呈现一种特异性荧光反应。

（一）直接法

【原理】

将荧光素标记在相应抗体上，直接与标本中的抗原结合反应。

【适应证】

非感染性大疱性皮肤病，如天疱疮、类天疱疮、疱疹样皮炎、线状IgA大疱性皮肤病、获得性大疱性表皮松解等；结缔组织病，如红斑狼疮；各种血管炎；皮肤肿瘤；某些感染性皮肤病等。

【方法】

1. 手术取材，放入生理盐水送检。

2. 组织修材成适合冷冻包埋块的大小，冷冻切片。

3. 抗原与荧光抗体结合，荧光染液1∶100 PBS稀释后加到组织上，37℃水浴箱孵育0.5h。

4. 荧光显微镜下镜检及成像，打印报告。

【结果判定】

观察标本的特异性荧光强度，一般可用‘+’表示。

“–”：无荧光。

“±”：极弱的可疑荧光。

“+”：荧光较弱，但清楚可见。

“++”：荧光明亮。

“+++～++++”：荧光闪亮。

【临床意义】

此方法简便、特异性高，非特异性荧光染色少，缺点是敏感性偏低。

（二）间接法

【原理】

将荧光素标记的抗抗体与相应的特异性抗原抗体复合物反应，形成抗原-抗体-抗抗体复合物体系，进行检测的一种特异性荧光反应。

【适应证】

血清中各种抗微生物抗体测定：如梅毒螺旋体、支原体、衣原体、立克次体、疱疹病毒等。

血清中各种自身抗体的测定：如系统性疾病、大疱性皮肤病、糖尿病等。

【方法】

1. 滴加 0.01mol/L，pH 7.4 的 PBS 于已知抗原标本片，10min 后弃去，使标本片保持一定湿度。

2. 滴加以 0.01mol/L，pH 7.4 的 PBS 适当稀释的待检抗体标本，覆盖已知抗原标本片。将玻片置于有盖搪瓷盒内，37℃保温 30min。

3. 取出玻片，置于玻片架上，先用 0.01moL/L，pH 7.4 的 PBS 冲洗 1～2 次，然后按顺序过 0.01mol/L，pH 7.4 的 PBS 三缸浸泡，每缸 5min，不时振荡。

4. 取出玻片，用滤纸吸去多余水分，但不使标本干燥，滴加一滴一定稀释度的荧光标记的抗人球蛋白抗体。

5. 将玻片平放在有盖搪瓷盒内，37℃保温 30min。

6. 重复操作 3。

7. 取出玻片，用滤纸吸去多余水分，滴加一滴缓冲甘油，再覆以盖玻片。

8. 荧光显微镜高倍视野下观察，结果判定同直接法。

【结果判定】

同直接法。

【临床意义】

此方法既能检查未知抗原，也能检查未知抗体，敏感性高。缺点是由于参加反应的因素较多，受干扰的可能性也较大，判断结果有时较难，操作繁琐，对照较多，时间长。

二、聚合酶链反应

聚合酶链反应（PCR）是一种用于放大扩增特定的 DNA 片段的分子生物学技术，可看作是生物体外的特殊 DNA 复制，PCR 的最大特点是能使微量的 DNA 大幅增加。

【原理】

在微量离心管中，加入适量的缓冲液、微量的模板 DNA、四种脱氧单核苷酸（dNTP）、耐热性多聚酶及一对合成 DNA 的引物，通过高温变性、低温退火和中温延伸三个阶段为一个循环的反应过程，每一次循环使特异区段的基因拷贝数放大 1 倍。一般样品经过 30 次循环，最终使基因放大数百万倍，扩增了特异区段的 DNA 带。

【适应范围】

可用于诊断感染性疾病、肿瘤及遗传病等。

【方法】

标准的 PCR 过程分为 3 步。

1. 变性（90～96℃）　双链 DNA 模板在热作用下，氢键断裂，形成单链 DNA。

2. 退火（60～65℃）　系统温度降低，引物与 DNA 模板结合，形成局部双链。

3. 延伸（70～75℃）　在 *Taq* 酶（在 72℃左右活性最佳，梯度 PCR 仪）的作用下，以 dNTP 为原料，从引物的 3′端开始以 5′→3′方向延伸，合成与模板互补的 DNA 链。

【结果判定】

每一循环经过变性、退火和延伸，DNA 含量即增加 1 倍。

【临床意义】

PCR 在医学检验学中最有价值的应用领域就是对感染性疾病的诊断。理论上，只要样本有一个病原体存在，PCR 就可以检测到。PCR 对病原体的检测解决了免疫学检测的“窗口期”问题，可判断疾病是否处于隐性或亚临床状态。癌基因的表达增加和突变，在许多肿瘤早期和良性的阶段就可出现。PCR 技术不但能有效检测基因的突变，而且能准确检测癌基因的表达量，可据此进行肿瘤早期诊断、分型、分期和预后判断。

（编写：朱元杰）

（审校：李若瑜　万　川）

第9章

皮肤科常用治疗技术

第一节　光　　疗

一、紫外线疗法

【概念】

紫外线疗法（ultraviolet radiation therapy）是利用紫外线（ultraviolet，UV）照射人体来防治疾病的一种物理治疗技术。UV 按波长分为 3 个波段：长波紫外线（UVA）波长 320～400nm，中波紫外线（UVB）波长 275～320nm，短波紫外线（UVC）波长 180～275nm。

【作用原理】

1. 影响细胞周期。
2. 免疫抑制。
3. 促进黑素合成。
4. 止痒作用。

【治疗方法】

治疗前建议先通过光试验确定患者对 UV 的敏感性。临床上常用最小红斑量（minimal erythema dose，MED）确认首次治疗的光剂量，MED 为照射后 24h 引起皮肤可见红斑反应的最低剂量（图 9-1）。

【适应证】

1. NB-UVB　银屑病、白癜风、特应性皮炎、蕈样肉芽肿、结节性痒疹、皮肤瘙痒症、泛发性扁平苔藓等。

2. 308nm 准分子光　稳定期白癜风及其他限局性慢性炎症性皮肤病，如环状肉芽肿、扁平苔藓、慢性单纯性苔藓和斑秃等。

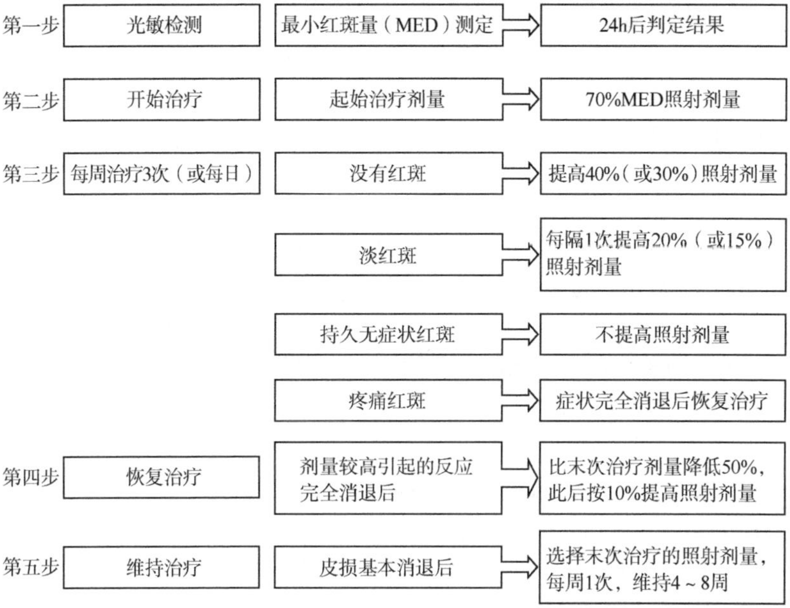

图 9-1　MED 治疗步骤

3. UVA1　目前尚无大规模 UVA1 治疗方案的循证医学研究，有报道 UVA1 可以用于特应性皮炎、色素性荨麻疹及其他限局性慢性炎症性皮肤病如局限性硬皮病、扁平苔藓等的治疗。

【禁忌证】

1. 绝对禁忌证　着色性干皮病、发育不良痣综合征、系统性红斑狼疮、Bloom 综合征、皮肌炎、Cockayne 综合征、恶性黑素瘤史、Gorlin 综合征。

2. 相对禁忌证　年龄＜10 岁、癌前期皮损、卟啉病、免疫抑制剂用药史、皮肤癌史、砷或离子射线接触史。

二、光化学疗法

补骨脂素光化学疗法（psoralen photochemotherapy，PUVA）亦称黑光疗法，是指使用具有光感作用的药物补骨脂素配合 UVA（以 365nm 为最适宜）照射来治疗某些皮肤病的一种疗法。

【作用原理】

PUVA 引起的炎症反应实质是一种迟发性的光敏性红斑反应，可使 DNA 的合成及细胞的分裂受到抑制；另一个重要作用是可使黑素细胞活性增高和数量增加，导致色素沉着。

【治疗方法】

按 8-甲氧基补骨脂素（8-MOP）给药方式的不同，分为口服 PUVA、外用 PUVA 和 PUVA 浴 3 种方式。口服 PUVA 是在每次 UVA 照射前 1～2h 口服 0.4～0.6mg/kg 8-MOP 后照光；外用 PUVA 是应用（0.01%～0.1%）8-MOP 霜、软膏或乳液外涂皮损后立即行 UVA 照射；PUVA 浴是指在含 0.5～5mg/L 8-MOP 的水中，全身或手足浸泡 15～20min，然后立即行 UVA 照射。

照光方面，根据皮肤型和最小光毒性剂量（minimal phototoxicity dose，MPD）决定 UVA 的起始照射剂量。MPD 定义为在应用补骨脂素之后引起可观测到的边界清晰的红斑（照射后 72h）的最小 UVA 照射剂量。口服 PUVA 安全的起始治疗剂量是 70%的 MPD，PUVA 浴和外用 PUVA 从 30%的 MPD 开始，因为外用的光敏性是口服的 10 倍。常规治疗中照光剂量按 30%递增，治疗步骤具体见图 9-2。

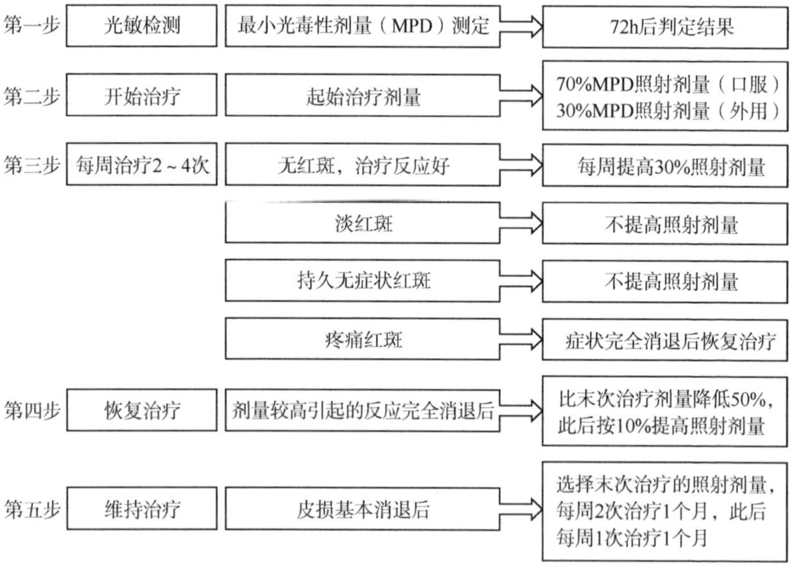

图 9-2　光化学疗法的治疗步骤

【适应证】

PUVA 的临床适应证有银屑病、白癜风、蕈样肉芽肿、掌跖脓疱病、副银屑病、特应性皮炎、扁平苔藓、色素性荨麻疹、急慢性苔藓样糠疹、斑秃及环状肉芽肿等。

【禁忌证】

禁忌证包括：①儿童、年老体弱者及妊娠期、哺乳期妇女；②光感性疾病，特别是着色性干皮病患者；③皮肤有水疱或糜烂渗液较严重者；④严重器质性疾病，尤其是肝病患者；⑤黑素瘤病患者或有黑素瘤病史者；⑥接受过放射线治疗者；⑦既往认为白内障或其他晶状体疾病为治疗禁忌证，但目前认为白内障或无晶状体患者无须禁用 PUVA 治疗，因多数人工晶状体可阻挡 UV，白内障可保护视网膜，但应采取充分眼部保护措施；⑧红斑狼疮。

三、红外线疗法

红外线疗法（infrared rays therapy）是指利用红外线治疗疾病的物理治疗方法。红外线能量较低，波长范围为 760nm～400μm，组织吸收后主要产生热效应，其中 760nm～1.5μm 为短波红外线，对组织有较强的穿透性，可达 3～4cm，甚至更深；1.5～400μm 为长波红外线，对组织穿透能力较弱，一般小于 2mm。

【作用原理】

红外线治疗作用的基础是温热效应。在红外线照射下，组织温度升高，毛细血管扩张，血流加快，物质代谢增强，组织细胞活力及再生能力提高。红外线治疗通过改善血液循环，增加细胞的吞噬功能，消除肿胀，促进慢性炎症吸收；降低神经系统的兴奋性，达到镇痛和解除横纹肌和平滑肌痉挛的作用；改善组织营养，消除肉芽水肿，促进肉芽生长，加快伤口愈合；此外，红外线照射还有减少烧伤创面的渗出和减轻瘢痕等作用。

【治疗方法】

1. 治疗方法有全身及局部两种，治疗前需对治疗部位进行清洁处理。

2. 照射灯距一般为 20～60cm，以患者有舒适之热感为度（功率

500W 以上，灯距应在 50cm 以上；功率 250～300W，灯距在 30～40cm；功率 200W 以下，灯距在 20cm 左右）。

3. 应用四肢或躯干电光浴时，光浴器两端应用毛毯或被单盖好。

4. 治疗中应随时询问患者感觉，观察局部反应，有汗液时应擦干，必要时可调整灯距。

5. 全身光浴后，让患者休息 10～15min，再离开治疗室。

6. 1 日 1 次，每次治疗 15～30min，10～20 次为 1 个疗程。

【适应证】

在皮肤科的适应证主要有皮肤溃疡、冻疮、褥疮、湿疹、神经性皮炎等。

【禁忌证】

有出血倾向，高热，活动性肺结核，重度动脉硬化，闭塞性脉管炎等。

四、红蓝光治疗

红蓝光治疗（red and blue light therapy）是指应用红蓝光照射进行临床治疗的方法。红光波长为 620～770nm，该波段内的红光均具良好的临床疗效，目前临床应用最多的波长为 630～660nm；红光具有良好的组织穿透性，在体皮肤中的穿透深度为 2～3mm，因此，可以直达真皮作用于真皮内的成纤维细胞和皮肤附属器。蓝光波长为 400～470nm，临床上最常使用的为 405～420nm 波长的蓝光，其照射深度相对表浅（＜1mm）。

【作用原理】

1. 红光主要是通过光调作用发挥疗效。红光经线粒体膜上细胞色素 c 氧化酶（cytochrome c oxidase subunit Ⅳ，COXⅣ）吸收后，可促使细胞内钙离子和 ATP 增加，增强细胞活力，刺激成纤维细胞增殖迁移，进而促进Ⅰ型胶原的产生，提高细胞内基质金属蛋白酶-9（matrix metalloproteinase，MMP-9）和 TGF-β1（转化生长因子）的水平，同时降低 MMP-1 水平，从而达到抗炎和促进修复的作用；红光也具有一定的热效应，可以干扰痛阈，在免疫方面红光还可以抑制炎症因子 IL-1β、IL-6 和 PGE2 的产生，增强白细胞吞噬能力，具有抗炎镇痛的作用。

2. 蓝光具有抗菌效果，但其抗菌机制至今并未明确。较为公认的假说是蓝光激发内源性胞内卟啉产生有细胞毒性的单态氧从而有效抗菌；蓝光可以改变细胞膜的渗透性，促使细胞的 pH 改变，从而对细菌的增殖产生抑制作用；此外，蓝光照射还可以抑制成纤维细胞的增殖和活化，具有抗皮肤纤维化的作用。

【治疗方法】

目前还没有统一的治疗方法，基于有效和可行的原则当前临床上常用的治疗方案如下。

1. 蓝光治疗　输出功率 40mW/cm²，治疗时间 20min，总能量 48J/cm²，治疗距离 10cm，每周 2 次，共治疗 4 周。

2. 红光治疗　输出功率 105mW/cm²，治疗时间 20min，总能量 126J/cm²，治疗距离 10cm，每周 2 次，共治疗 4 周。

【适应证】

在皮肤科，红光主要用于带状疱疹、创面或溃疡、痤疮、皮炎湿疹、褥疮、冻疮、斑秃等的治疗；蓝光主要针对各种难治性革兰阳性菌（G^+菌）和革兰阴性菌（G^-菌）的抗菌治疗，最常用的如痤疮丙酸杆菌、幽门螺杆菌、葡萄球菌及假单胞菌。

【禁忌证】

皮肤高度光敏感患者禁用，敏感肌肤患者、妊娠期女性和未成年人慎用。

五、光动力疗法

光动力疗法（photodynamic therapy，PDT）是一种药械联合的物理疗法，指系统或局部应用光敏剂后，光敏剂进入体内并在病变组织中聚集，在特定波长光（可见光、近红外光或紫外光等）的照射激发下产生活性氧自由基，造成靶细胞发生凋亡、坏死、自噬等，达到治疗目的。在皮肤科应用最多的光敏剂是 5-氨基酮戊酸（ALA）和血卟啉单甲醚（hematoporphyrin monomethyl ether，HMME）。

【作用原理】

1. 直接杀伤作用　PDT 所产生的活性氧（ROS）和相邻的生物大

分子发生氧化反应，继而对靶细胞的亚细胞结构造成不可逆的损伤。PDT 可通过三种途径诱导靶细胞的死亡，包括细胞凋亡、坏死和自噬，通常以凋亡和坏死两种死亡模式为主。

2. *破坏靶组织的脉管系统* 血管内皮的损伤是 PDT 血管损伤效应的关键机制，PDT 作用瞬间即造成血管内皮细胞的损伤，启动一系列级联反应，造成靶血管完全闭塞，最终导致靶细胞因缺氧和营养枯竭而死亡。

3. *PDT 的免疫学效应* 一方面，PDT 治疗后会募集大量的中性粒细胞、单核巨噬细胞、树突状细胞、T 细胞等到达靶组织形成强烈的炎症反应，这些炎症反应是发挥 PDT 效应的前提和关键；另一方面，在 PDT 治疗肿瘤中发现，PDT 治疗后肿瘤细胞会释放大量的损伤相关模式分子（damage-associated molecular patterns，DAMPs），如钙网蛋白、热激蛋白 70 和高迁移率族蛋白 1 等，这些 DAMPs 可以激活肿瘤组织内的树突状细胞，激活的树突状细胞进而携带肿瘤相关抗原至局部淋巴结，成功诱导特异性的抗瘤免疫效应，最终实现对肿瘤的有效杀伤。

【治疗方法】

1. ALA-PDT ①ALA 配制和用量：偏酸性的注射用水、基质霜、热敏凝胶配制成一定浓度的溶液、乳膏、凝胶三种不同剂型外敷给药（痤疮推荐 5%，其他推荐 10%～20%）；配制后的 ALA 稳定性较差，故临床应用时需新鲜配制，保存时间不宜超过 4h；敷药范围要确保完全覆盖皮损以及皮损周边 1cm 以内的全部区域。②用于 ALA-PDT 的光源主要有蓝光（波长 410nm 左右）和红光（波长 630～635nm）。常用的光源发射器有半导体激光器、氦氖激光器、发光二极管（LED）光源等。腔道内病变推荐采用带有光纤的半导体激光、氦氖激光器或特制用于腔道的 LED 光源；对于体表多发、面积广泛的病变推荐采用照射光斑大的 LED 光源。③临床应用时，必须统一照光参数。能量密度、功率密度、照光时间是照光的三大参数，三者之间的换算公式为照光时间（s）=能量密度（J/cm^2）/功率密度（W/cm^2）。照光时间和功率密度是临床应用时可供调节的两个照光参数。照光时间越长、功率密度越大，即能量密度越大，ALA-PDT 疗效越好，不良反应也越重。常见疾病如尖锐湿疣推荐参数为 100～150J/cm^2，60～100mW/cm^2；非黑素皮肤肿瘤的推荐参数为 100～200J/cm^2，60～150mW/cm^2；痤疮的推荐参数为 30～126J/cm^2，40～120mW/cm^2。

2. HMME-PDT ①确定治疗区域：仅暴露拟照射皮损区，保护周边正常皮肤。照射区尽量选择在一个平面上，将机器治疗头调整到距离皮损 10cm 左右，与照射平面垂直。对面积较大者可分次、分区照射，一般遵照先侧面后正面的原则。②药物配制和滴注：根据体重决定药量（5mg/kg），用生理盐水配制成 HMME 溶液 50ml。选择较为粗大的静脉如肘部静脉，穿刺成功后，先用生理盐水冲洗通道，然后用注射泵缓慢滴注光敏剂（2.5ml/min，20min 滴注完毕），注射完成后用生理盐水冲洗通道，保证药物完全进入血管内，全程避免强光直射。③照光：静脉注射开始后 10min 照光。在机器操作平台上调整治疗参数，光照射功率一般在 80～100mW/cm^2，光照能量为 96～115J/cm^2。

【适应证】

1. ALA-PDT 的临床应用越来越广泛，可治疗原位和早期浅表性非黑素皮肤癌、感染性皮肤病、炎症性皮肤疾病等，如尖锐湿疣、日光性角化病、浅表性非色素型基底细胞癌、鲍恩病、重度痤疮等。已有许多文献报道 ALA-PDT 治疗鲍恩样丘疹病、寻常疣、扁平疣、角化棘皮瘤、增殖性红斑、早期浅表的鳞状细胞癌、乳房外 Paget 病、头部脓肿性穿掘性毛囊周围炎、化脓性汗腺炎、皮脂溢出、扁平苔藓、硬化性苔藓、皮肤光老化、光线性唇炎、真菌性皮肤病等也有一定疗效。

2. HMME-PDT 目前主要用于鲜红斑痣的治疗。

【禁忌证】

主要禁忌：①过敏性疾病患者（SLE、慢性光敏性皮炎等）、皮肤光过敏、卟啉病、对卟啉过敏患者；②对局部外用 ALA 或静脉使用 HMME 过敏的患者；③孕妇及哺乳期妇女；④服用光敏性药物者。

第二节 激光疗法

一、CO_2激光

CO_2 激光是以二氧化碳气体为介质的激光。波长 10 600nm，属远红外线，穿透深度 20μm，输出功率为 3～50W，对生物组织的作用主要是热效应，可凝固、炭化、气化和切割组织。

【作用原理】

CO_2 激光发射出 10 600nm 的波长，能强烈地被组织中的水吸收。由于肌体组织含水量在 70%以上，CO_2 激光 97%的能量被靶细胞吸收，其在组织中的传导距离约为 0.2mm，当以脉冲（脉宽＜1ms）的形式输出时，穿透组织的深度仅为 20～30μm，因而对组织的破坏仅限于照射局部，而对邻近组织损伤甚小。但是，对人体组织而言，CO_2 激光的破坏性并无选择性，主要利用原光束或聚焦来烧灼或切割病损组织。

【治疗方法】

CO_2 激光用于烧灼或切割时，应按无菌操作进行。术前一般都需要采用局部麻醉，但也可根据皮损的大小和患者的耐受性不用麻醉。治疗恶性皮损时，范围应超过损害周边至少 0.5cm，治疗良性皮损时，去除病损即可，治疗病毒疣时范围应超过损害基底 1～2mm，或者使用光动力治疗。治疗后创面应使用外用抗生素制剂，并注意创面保护，预防感染。

【适应证】

良性皮损，包括各种病毒疣、汗管瘤、软纤维瘤、蜘蛛痣。脉冲 CO_2 激光主要用于瘢痕和光老化所致的皱纹等。低功率照射可用于治疗带状疱疹及后遗神经痛、下肢慢性溃疡等。

【禁忌证】

患有严重心肺疾病，免疫缺陷，瘢痕体质，孕妇，凝血功能障碍或正在服用抗凝药物，局部皮肤急性感染。

二、氦氖激光

氦氖激光是通过氦原子的协助，使氖原子的两个能级实现粒子数反转，从而得到波长为 632nm 的激光，输出功率可达 150mW。

【作用原理】

1. 促使血管扩张，加快血流，改善皮肤微循环。
2. 促进组织新陈代谢，增加蛋白质、糖原的合成及细胞有丝分裂。
3. 增加巨噬细胞的吞噬作用，抑制白细胞移动，增加溶菌酶和淋巴因子，促进炎症吸收。

4. 通过降低末梢神经兴奋性和减少炎症中形成的活性物质（如 5-羟色胺）而起消炎镇痛作用。

5. 增加淋巴细胞转化率，增加血中免疫球蛋白和补体而影响机体免疫功能。

【治疗方法】

皮损以局部照射为主，功率密度为 2～4mW/cm^2，每日或隔日 1 次，每次 10min。

【适应证】

皮炎、湿疹、荨麻疹、皮肤瘙痒症。细菌性皮肤病，如丹毒、甲沟炎等，病毒性皮肤病如单纯疱疹、带状疱疹，以及皮肤黏膜慢性溃疡、糜烂、感染、斑秃。

【禁忌证】

严重的心血管疾病，有败血症的急性炎症，急性血管障碍，结核感染，严重的血液系统疾病，传染病。

三、染料激光

以染料为介质的激光，最重要的特征是其波长连续可调谐。染料激光可调谐范围是 190～1850nm（中心波长）。根据其输出方式，最常用的激光为脉冲染料激光（pulsed dye lasers，PDL），通过控制激光束的发射时间，使它在极短时间内发射，就可以使正常组织不受到损伤。

【作用原理】

脉冲染料激光输出波长常用为 585nm 和 595nm，该波长位于氧合血红蛋白吸收光谱峰值区，黑素吸收很少，因此可用于血管性皮肤病的治疗，其输出能量为 4～10J/cm^2，脉冲时间为 300～450μs，脉冲频率为 1Hz，光斑直径 2～10mm，穿透深度 1.2mm。

【治疗方法】

治疗前局部常规消毒，根据皮损大小和患者情况使用或不用局部麻醉。根据不同年龄、不同部位选择不同的治疗参数。成人面部鲜红斑痣为 6～9J/cm^2，其他部位为 5.5～8.5J/cm^2，毛细血管扩张症选用 6～8J/cm^2。对于婴幼儿的鲜红斑痣，根据皮损的表现和部位，对部分患儿可随访观察，因为随年龄增长部分可以消退，尤其是位于身体中线部位的鲜红斑痣。

【适应证】

1986 年美国食品药品监督管理局（FDA）批准染料激光用于血管性疾病的治疗，包括毛细血管扩张症、蜘蛛痣、静脉湖、化脓性肉芽肿、酒渣鼻等相关毛细血管扩张性红斑，浅表婴儿血管瘤，以及良性皮肤肿瘤（如血管纤维瘤）和伴有血管明显增生的皮肤病（如疣、增生性瘢痕、萎缩纹和银屑病）。

【禁忌证】

严重心肺疾病，免疫缺陷者，瘢痕体质，光敏性疾病或正在服用光敏药物，孕妇，哺乳期妇女，凝血功能障碍或正在服用抗凝药物，治疗局部皮肤急性感染期。

四、Nd：YAG 激光

Nd：YAG 激光发光物质为掺钕钇铝石榴石，波长 1064nm，为近红外线。可分为可变脉宽 Nd：YAG 激光和可变脉宽倍频 Nd：YAG 激光，后者通过倍频技术后，波长变为 532nm。

【作用原理】

血红蛋白和黑素对 1064nm 波长的激光都有吸收，因此 Nd：YAG 激光可用于血管性皮肤病和色素性皮肤病的治疗。Nd：YAG 激光穿透深度 3～6mm，由于其波长长，穿透深，脉宽可调（长脉宽），也用于较深部位毛细血管扩张的治疗。倍频 Nd：YAG 激光穿透深度 1.6mm，安装调 Q 开关后脉宽可达到纳秒级，常用于色素性皮肤病的治疗。

【治疗方法】

治疗前常规消毒，根据皮损大小和患者情况使用或不用局部麻醉。根据不同年龄、不同部位、不同深度选择不同的治疗参数。对雀斑或雀斑样痣可选用调 Q 开关倍频 Nd：YAG 激光，设置能量密度 2～5J/cm^2，脉宽 4～10ns，光斑 1～3mm，对深在的色素增加性皮损（如太田痣）则选用 Nd：YAG 激光，能量 5～8J/cm^2，脉宽 4～10ns，光斑 2～4mm；对于毛细血管扩张症，表浅的皮损可选用倍频 Nd：YAG 激光，设置能量密度 9～18J/cm^2，脉宽 5～50ms，光斑 2～4mm，而深在的静脉扩张，可以选择长脉宽 Nd：YAG 激光治疗，光斑 6mm，能量 18～26J/cm^2。

【适应证】

Nd：YAG 激光和倍频 Nd：YAG 激光可用于治疗皮肤色素性皮肤病和血管性皮肤病，如咖啡斑、雀斑、雀斑样痣、太田痣、脂溢性角化病、毛细血管扩张症，各种浅表血管瘤、酒渣鼻、血管角皮瘤、化脓性肉芽肿等，也可以用于文身。

【禁忌证】

严重心肺疾病，免疫缺陷者，瘢痕体质，光敏性疾病或正在服用光敏药物，孕妇，凝血功能障碍或正在服用抗凝药物，治疗局部皮肤急性感染期。

五、Q 开关翠绿宝石激光

Q 开关翠绿宝石激光是一种固体激光，激光介质为 $BeAl_2O_3$，能释放 701～826nm 的激光。临床上常用的波长是 755nm，处在红宝石激光波长和 Nd：YAG 激光波长之间。

【作用原理】

激光进入组织后可被一定的靶色基优先吸收，从而产生热效应。Q 开关翠绿宝石激光波长为 755nm，可以被黑素吸收。

【治疗方法】

治疗前常规消毒，根据皮损大小和患者情况使用或不用局部麻醉。根据不同年龄患者、不同部位、不同深度选择不同的治疗参数。治疗剂量为 4～10J/cm^2，脉冲时间为 100ns，光斑直径为 3mm，脉冲频率为 1～15Hz。

【适应证】

Q 开关翠绿宝石激光可被 Q 开关调至 50～100ns 的脉冲宽度，在毫秒范围以正常模式起作用。打开 Q 开关后，其发射的激光可以很好地被黑素吸收，而血红蛋白吸收很少，这使得 Q 开关翠绿宝石激光设备成为治疗表皮和真皮色素性皮损的理想选择。其与 Q 开关红宝石激光相似，在清除黑色、蓝色和大多数绿色染料时有效，对红色和黄色染料效果差。而在正常模式下，这种激光对脱毛有效，因此可以用于色素性皮肤病如太田痣、蓝痣、伊藤痣，以及文身、异物色素沉着的去除。

【禁忌证】

严重心肺疾病，免疫缺陷者，瘢痕体质，光敏性疾病或正在服用光敏药物，孕妇，凝血功能障碍或正在服用抗凝药物，治疗局部皮肤急性感染期。

六、KTP 激光

磷酸钛氧钾激光，又称 KTP 激光，波长 532nm，功率 1～20W，脉冲时间 1～50ms。长脉宽或可变脉宽 KTP 激光即倍频 Nd：YAG 激光，同样可用于治疗血管异常。

【作用原理】

在 532nm 处血红蛋白具有极强的吸收力，且没有紫癜的产生。长脉宽可使血管慢速加热，避免血管壁的破坏和红细胞外渗至间质间隙，这也是没有紫癜产生的原因。但由于 KTP 激光波长短，穿透深度有限，而且 532nm 激光可被表皮的黑素竞争吸收，可能导致色素改变（尤其是晒黑和深肤色的患者）。

【治疗方法】

治疗前常规消毒，根据皮损大小和患者情况使用或不用局部麻醉。根据不同年龄患者、不同部位、不同深度选择不同的治疗参数。治疗鲜红斑痣时能量密度一般为 7～16J/cm^2，脉宽为 5～30ms，以小能量密度起始，逐渐加大至皮损成灰紫色，毛细血管扩张宜使用小剂量治疗。治疗后局部用冰冷敷，以减轻水肿。

【适应证】

主要用于鲜红斑痣、毛细血管扩张症、酒渣鼻（毛细血管扩张型）和小静脉曲张的治疗。

【禁忌证】

严重心肺疾病，免疫缺陷者，瘢痕体质，光敏性疾病或正在服用光敏药物，孕妇，凝血功能障碍或正在服用抗凝药物，治疗局部皮肤急性感染期。

七、点阵激光

点阵激光治疗是用激光在皮肤上平均地打上微细的小孔，通过局限性的热作用去除部分皮肤，而使得正常皮肤能够快速进入治疗区域进行修复，本质上是创伤后再修复，从而改善皮肤的血液循环，使真皮层的弹性纤维重新排列，胶原组织增加。

【作用原理】

点阵激光是“微桥”分段治疗，将大光斑分解成若干细小光束作用于瘢痕或皱纹。每次仅使部分瘢痕或皱纹得到激光治疗，未受治疗的部分就像一座座桥，架设在因激光治疗而受损伤的瘢痕组织之间。这样，治疗后的受损部位愈合得更快，治疗也更安全。

【治疗方法】

治疗前局部常规消毒，根据皮损大小和患者情况使用或不用局部麻醉。根据不同年龄患者、不同部位选择不同的治疗参数。

【适应证】

适用于痤疮瘢痕、色斑、手术瘢痕、外伤性瘢痕、烫伤性瘢痕、黄褐斑、Civatte 皮肤异色症、皱纹、皮肤松弛、光老化皮肤。这些临床应用在国内外都有使用，治疗效果非常显著。

【禁忌证】

严重心肺疾病，免疫缺陷者，瘢痕体质，光敏性疾病或正在服用光敏药物，孕妇，凝血功能障碍或正在服用抗凝药物，治疗局部皮肤急性感染期。

八、308nm 准分子激光

308nm 准分子激光是由氯化氙（XeCl）为激光工作物质而产生的波长为 308nm 的激光。

【作用原理】

目前研究认为，308nm 准分子激光的治疗作用源于以下几个方面：①诱导 T 细胞凋亡；②刺激黑素细胞增生；③促进黑素细胞合成更多黑素；④促进维生素 D_3 生成，维生素 D_3 和黑素细胞、角质形成细胞的功能有密切关系；⑤激活假性过氧化氢酶；⑥刺激角质形成细胞合成和分泌炎症因子。

【治疗方法】

照光剂量可根据患者最小红斑量选定，从小剂量起治疗，根据患者的治疗反应逐渐增加剂量及照射时间，平均每周 2～3 次，患者好转后可逐渐减少照射次数。治疗终点以临床疗效判定。

【适应证】

308nm 准分子激光光斑小，适合于局限皮损的治疗，如一定范围的白癜风和斑块型银屑病、局限性湿疹（直径＜2cm，总面积＜10%体表面积），以及对其他治疗方法不适合的皱褶部位，如腋窝、乳房下、腹股沟、会阴部位。

【禁忌证】

红斑狼疮，皮肌炎，多形性日光疹，慢性光化性皮炎，卟啉病，皮肤癌前期病变，皮肤癌。

第三节　强 脉 冲 光

强脉冲光是以一种高强度光源（多用氙气）所产生的光线，经过聚焦和滤光后形成波长在 400～1200nm 范围的光，再经过一种特制的滤光片将低于或高于某种治疗所需波长的光滤去，最后输出相应波段的强脉冲光。强脉冲光具有高能量、波长相对集中、脉宽可调的特点，与激光类似，同样可达到选择性光热作用而对组织有选择性的治疗作用。

【作用原理】

强脉冲光波长在 400～1200nm，靶向作用于色素的同时也可作用于血红蛋白，从而对色素和血管性皮肤病达到全面的改善，同时还可通过热效应使胶原纤维和基质蛋白增加，改善细纹。多能性是强脉冲光的最大优点，其波长和脉宽可在较大范围内调整，因此对浅表和深层的血管皮损均可治疗。目前皮肤科常用治疗血管性和色素性皮肤病的激光见表 9-1。

表 9-1　皮肤科常用治疗色素性和血管性皮肤病的激光

激光	波长（nm）	靶色基	50%入射光束的穿透深度（μm）
CO_2 激光	10 600	水	20

续表

激光	波长（nm）	靶色基	50%入射光束的穿透深度（μm）
脉冲染料激光	585～600	血红蛋白	400～600
Nd：YAG激光/调Q Nd：YAG激光（倍频）	1064/532	血红蛋白、黑素、文身色素	1600/400
Q开关翠绿宝石激光	755	黑素、文身色素	1300
KTP激光	532	血管、黑素、文身色素	400
强脉冲光	400～1200	血管、黑素	

【治疗方法】

术前常规清洁，根据患者年龄、皮损部位及肤色选择治疗参数。强脉冲光可产生各种剂量(最高80J/cm^2)，从低剂量治疗起始。在2～10ms脉宽范围内可以通过单脉冲、双脉冲或三脉冲的形式发射。强脉冲光由8mm×15mm或8mm×35mm孔径的纤维发出，因此可治疗较大面积的皮损。在皮肤表面使用冷却凝胶可减少表皮损伤并提高治疗深度。大部分病例治疗后无紫癜出现。治疗前可试做光斑贴试验，等待几分钟后可根据患者局部反应，选择起始治疗剂量。一般4周左右治疗1次，根据患者治疗反应决定疗程。

【适应证】

1. 色素性皮肤病，选用550nm、570nm或590nm波长治疗雀斑、雀斑样痣和咖啡斑、色素沉着。

2. 血管性皮肤病，用于鲜红斑痣、毛细血管扩张症、酒渣鼻（毛细血管扩张型)。

3. 光子嫩肤，选用特定波长，可去除扩张的毛细血管和色斑，消除皮肤浅部皱纹，收缩毛孔，但需要多次治疗和维持治疗。

4. 脱毛，选用700nm波长。

5. 痤疮。

【禁忌证】

红斑狼疮，皮肌炎，皮肤癌前期病变，皮肤癌，严重心肺疾病，免疫缺陷者，瘢痕体质，光敏性疾病或正在服用光敏药物，孕妇，治疗局部皮肤急性感染期。

第四节 电 疗

电疗法是利用电器产生的热效应或电流作用于组织，引起一系列生物效应而达到治疗目的的一类方法，包括高频电疗法、直流电离子导入疗法、电解疗法、音频电疗法和超声波疗法等。

一、高频电疗法

医学上将频率高于100kHz的电流称为高频电流，高频电疗法主要是应用高频振荡电流产生的电火花或组织内分子快速振荡产生的高热，以破坏并除去病变组织。根据治疗作用的方式不同，常用的高频电疗法有电火花和电干燥疗法、电凝固疗法及高频电脱毛等。

（一）电火花和电干燥疗法

【作用原理】

该方法使用的电压较高（2～3kV），电流较小（100～1000mA），一般应用针状单极电极治疗。电火花即电灼技术，是将电极接近皮损而不直接接触皮损，利用电热作用使组织脱水、干燥，去除病变组织，治疗时有火花产生。电干燥技术是将电极接触或插入皮损，利用电流产生高热，使组织脱水、干燥，甚至炭化，也会有火花产生。两种方式常同时存在或同时进行治疗。

【治疗方法】

1. 局部常规消毒，局部麻醉、表面麻醉或不施麻醉。
2. 电极距病变组织1～3mm，开启电流，电极与组织间出现火花，病变组织迅速被破坏。
3. 稍大皮损用针形电极插入病变组织内，通电后病变组织变白破坏。
4. 较深的皮损，边治疗边清除焦痂，直至皮损去除干净。
5. 重复以上操作，直至整个病变被破坏为止。

6. 术后保持创面干燥、清洁，外涂抗生素以防感染。

【适应证】

适用于表浅良性赘生物，如各类疣、脂溢性角化病、色素痣、皮赘、粟丘疹、皮脂腺痣、疣状痣、小血管瘤等。

（二）电凝固疗法

【作用原理】

该方法是利用减幅或等幅的高频电流在组织内产生的热能使组织蛋白凝固，从而破坏组织和止血，不产生炭化，电压较低（$<$200V），电流较大（2500～4000mA）。单极治疗仅使作用电极周围组织发生凝固，凝固范围小而表浅，适用于较小或表浅皮损的治疗。双极治疗时在两极间的组织均因高热凝固，适用于稍大范围皮损的治疗，可用于各类良性赘生物及小范围皮肤恶性肿瘤的治疗。

【治疗方法】

1. 根据皮损大小、深度、范围选择合适的治疗方法与参数。
2. 局部常规消毒，做局部浸润麻醉。
3. 单极治疗时作用电极接触或插入病变组织，非作用电极隔衣物或以衬垫包裹固定于肢体。双极治疗时将两个电极插于皮损的相对边缘，启动电流，对组织进行破坏。
4. 皮损坏死发白后即可移开电极。
5. 术后保持局部清洁、干燥，创面外涂抗生素药膏。

【适应证】

1. 各种良性赘生物，如各类疣、脂溢性角化病、色素痣、皮赘、粟丘疹、皮脂腺痣、疣状痣、小血管瘤等。
2. 小面积的皮肤肿瘤，包括皮肤癌前病变如Bowen病、红斑角化病和直径$<$1cm的基底细胞癌和鳞状细胞癌，仅用于不能接受手术或不适合做手术的患者。对于恶性肿瘤，治疗范围必须超过边缘0.5cm，以防复发。

（三）高频电脱毛

【作用原理】

利用高频电产生的热能使毛囊凝固性坏死，可永久性脱毛。该方法所用的电压较低，电流亦较小。

【治疗方法】

1. 治疗前剃除局部毛发。

2. 局部常规消毒，局部浸润麻醉。

3. 将针状电极沿毛干方向插入毛囊 2～3cm，开通电流，通电 2～3s 对毛囊进行破坏，用镊子拔出毛发。

4. 术后保持局部清洁干燥，外涂抗生素药膏。

【适应证】

局限性多毛症。高频电疗法临床适应证广泛，但禁用于瘢痕疙瘩体质者，性质不明的皮损及安装心脏起搏器者。治疗过程中需遵守操作规范，注意用电安全。

二、电解疗法

【作用原理】

电解疗法是利用直流电对机体内电解质产生的电解作用，使电解产物蓄积到一定浓度从而对机体组织产生破坏作用的治疗方法。电解治疗时阴极为作用极，电解出 NaOH，利用其强腐蚀作用破坏病变组织，达到治疗目的。

【治疗方法】

1. 局部常规消毒，一般不用麻醉，必要时局部麻醉。

2. 阳极用生理盐水浸湿的纱布包绕，固定于患者体表，如为金属棒则握于患者手中。

3. 阴极电解针插入皮损。

4. 逐渐增大输出量至 0.5～1mA，直至针孔有气泡冒出或流出白色黏稠液体，逐渐减小电流，拔出电解针，再从另一方向插入皮损，如此反复，直到皮损完全破坏。

5. 术后涂抗生素以防感染。

6. 再次治疗宜间隔 5～7d。

【适应证】

1. 局限性多毛症、腋臭。

2. 面部小皮损，如粟丘疹、睑黄瘤、汗管瘤、寻常疣、毛细血管扩张症、蜘蛛痣等。

【禁忌证】

1. 鼻孔内、外耳内或黑痣上的毛。

2. 皮损区伴有感染。

3. 服用糖皮质激素者。

4. 恶性肿瘤者。

第五节　放 射 疗 法

放射疗法是利用某些设备或核素产生的射线，达到治疗某些恶性肿瘤或一些良性皮肤病的目的。常用于皮肤科的放射源有普通 X 线、核素或加速器。

一、X 线放射治疗

【作用原理】

1. 抑制和破坏分化不良或增生的细胞和组织。

2. 抑制角质形成细胞的分化和增殖。

3. 抑制或破坏汗腺、皮脂腺等皮肤附属器细胞的增生。

4. 使血管内皮细胞肿胀、变性、坏死，致使血管腔狭窄、血栓形成。

5. 调节神经末梢兴奋性，有止痒、镇痛的作用。

【适应证】

1. 良性皮肤病　对于良性皮肤病，X 线治疗不是首选，在常规治疗无效时，可以考虑。

2. 恶性皮肤病

（1）基底细胞癌和鳞状细胞癌：只适用于年老体弱、不能耐受其他治疗者或眼睑、鼻翼、口唇等特殊部位的皮损。

（2）蕈样肉芽肿（MF）：适用于较深在的浸润性斑块和肿瘤性损害。

（3）其他：如 Bowen 病、角化棘皮瘤、红斑增生病、乳房外 Paget 病等，在不适合其他方法时，可考虑 X 线治疗。

二、放射性核素疗法

一般采用放射性磷（^{32}P）和锶（^{90}Sr）的体外敷贴照射治疗，两者均释放 β 射线，原理与 X 线类似，但作用比较表浅，对深层组织损伤小，因而多用于治疗浅表性皮肤病。治疗剂量和方法报道不一，治疗原则是除皮肤恶性肿瘤外，尽可能采用小剂量、长间隔的方案，以减少放射性损伤风险。此外，放射性 ^{32}P 还可制备成 ^{32}P 胶体直接注入血管瘤体内，用于治疗体表海绵状血管瘤。

【适应证】

1. 常规疗法无效的某些皮肤病，如限局性的神经性皮炎、慢性湿疹、扁平苔藓、皮肤瘙痒症、掌跖脓疱病等。

2. 鲜红斑痣或较表浅的草莓状血管瘤等。

3. 瘢痕疙瘩术后敷贴，可防止复发。

4. 浅表性的恶性皮肤病如 Bowen 病等。

不良反应与注意事项同“X 线放射治疗”部分，此外，应严格按照相关规程操作，并对放射源做妥善保管，以免造成不必要的人体伤害和环境污染。

第六节　其 他 疗 法

一、冷冻疗法

冷冻疗法是利用制冷剂产生低温作用于病变组织，使之坏死或诱发生物学效应，而达到治疗目的的一种方法。临床上最常应用的制冷剂是液氮（沸点为−196℃）。

【作用机制】

1. *破坏病变组织*　①组织所含的水分形成冰晶，引起细胞机械性损伤；②细胞内外水分结冰，细胞脱水，电解质的浓度增高和（或）酸碱度发生变化，细胞发生中毒死亡；③冰冻融解过程中，细胞间冰晶首先融解而向周围吸收大量的热能，使细胞内的剩余水分继续结冰；④局部血液循环障碍，血管收缩，血流减慢，血栓形成；⑤直接损伤血管，引起血管内皮细胞的水肿、坏死，细胞溶解，组织缺血死亡；⑥细胞膜成分脂质-蛋白复合物变性，膜通透性增加，细胞破裂死亡；⑦局部温度骤降致使温度性休克，细胞死亡。

2. 诱导免疫反应 导致多种抗原释放和诱导多种细胞因子的产生，激发冷冻免疫反应，使远处的损害好转或消退。临床上冷冻疗法治疗多发性寻常疣、恶性黑素瘤、斑秃等疾病有效，可能与该机制有关。

3. 麻醉作用 低温可降低疼痛末梢神经的敏感性。在治疗小而分散、浸润麻醉有困难的皮损前，用液氮进行短时间的冷冻麻醉，随即用 CO_2 激光或高频电火花治疗，可明显减轻患者痛苦。

冷冻对组织的破坏程度与制冷剂的种类、冷冻方式、冷冻时间、冻融次数和治疗时所施加压力、组织特性等因素有关。

【治疗方法】

1. 棉签法 该法是最简便的方法，根据皮损大小，选择相应大小的棉签并浸蘸液氮，迅速置于皮损上，并施加一定压力使皮损变白。棉签专人专用，避免交叉感染。适用于小的浅表皮损如扁平疣、脂溢性角化病、斑秃等，需多次浸蘸液氮、多次冷冻才能达到治疗目的。

2. 接触法

（1）封闭式接触法：应用特制的治疗机，液氮经导管持续性内喷于冷冻头上，使之保持恒定的低温，将冷冻头置于皮损上，根据需要选择不同的冷冻头和延长治疗时间，适用于较为深在皮损的治疗。

（2）浸冷式冷刀：是一种能储存低温的金属圆柱，一端装有不同面积的治疗头，一端装有隔温手柄。治疗时，将其先浸入液氮 2～3min，待冷刀与液氮的温度相同，将冷刀取出，装上保护套，紧密接触皮损进行治疗。适用于面积不大的浅表或深在皮损的治疗，必要时冷刀可多次重复浸泡。

3. 喷射法 将液氮通过冷冻治疗器的喷管直接喷射在皮损上，该方法治疗快速、作用强，适用于面积较大、表面凸凹不平和深在皮损的治疗，喷射时应保护皮损周围的正常皮肤。

冷冻治疗时间、次数视皮损性质、厚度、病程、性别、年龄和部位而不同，两次治疗间隔时间一般为2～4周。

【适应证】

1. 良性皮肤病　各类疣、皮肤良性赘生性损害、炎性增生性疾病、色素性疾病、鸡眼、斑秃、硬化萎缩性苔藓、囊肿性痤疮、黏液囊肿、结节病等。

2. 恶性皮肤肿瘤及癌前损害　冷冻可应用于黏膜白斑、Bowen病、红斑增生病、光线性角化病等癌前病变的常用治疗方法，病变表浅，疗效好。

几乎所有类型的皮肤肿瘤都可用冷冻治疗，但临床上常用于治疗非色素性皮肤肿瘤如基底细胞癌、鳞状细胞癌，治愈率可达95%～98%，特别是对发生在耳郭、鼻翼的肿瘤，可保留更多的正常组织，美容效果良好。此外，还可应用于Kaposi肉瘤的斑状和丘疹状损害、老年性恶性黑子、恶性黑素瘤等。

一般认为应使肿瘤的基底部距肿瘤边缘5～10mm处组织的温度达到–50～–40℃，才能有效杀死癌细胞，避免复发。治疗时必须快速冷冻，并持续较长时间，以喷射法或封闭式接触法治疗为主，并使用温差电偶监测温度变化。一般接触法的冷冻时间不少于3min，2～3次冻融。因黑素细胞对冷冻更敏感，治疗时制冷温度可略低（–20℃左右），冷冻速率要更快（100℃/min），复温速率要慢（10℃/min），至少反复冻融2次。

【禁忌证】

1. 严重的寒冷性荨麻疹。
2. 冷球蛋白血症、冷纤维蛋白血症、冷凝集素血症、雷诺症。
3. 严重冻疮患者的冻疮好发部位。
4. 对冷冻治疗不能耐受者。

二、微晶磨削

微晶磨削术是由真空密闭系统引导，利用微小的金刚石微晶体轻柔去除皮肤角质层，从而刺激皮肤再生修复，可用于光老化、色斑、痤疮、细小皱纹和表浅瘢痕等皮肤问题的治疗。

【作用原理】

微晶磨削术的原理是利用微小的金刚石微晶体（简称为微晶）经过真空密闭的机内系统引导，通过带有小孔的磨头，经正压出口喷出微晶高速撞击凹凸不平的皮肤瘢痕表面，达到磨平皮肤的作用，而磨下的组织碎屑和微晶的混合物则通过负压吸口被吸走。由于微晶颗粒细小，作用均匀，且微晶在与瘢痕等组织摩擦时，表面被磨掉的碎屑和组织黏液使晶体原有的棱角变钝，因此打磨不会过深。

【治疗方法】

1. 治疗区域清洁消毒。

2. 根据治疗区域及目的，选择大小和粗糙程度合适的治疗头。

3. 打开电源，调整负压强度，进行治疗。首次治疗建议采用保守的真空压力，治疗眶周等皮肤较薄的区域建议降低负压参数设置。

4. 治疗顺序一般从前额开始，然后是鼻部、颊部，最后是口周和下颏。注意避开眼周和唇部。

5. 操作时左手将皮肤绷紧，右手持操作手柄垂直置于皮肤，使用相同的压力沿皮肤张力线走向缓慢、均匀地移动手柄进行磨削。

6. 理想的治疗终点为轻度红斑，如患者治疗反应不理想可重复治疗一次，若患者出现不理想的治疗终点如明显疼痛、瘀点或紫癜等表现则立即停止或通过减少负压和（或）粗糙程度来降低治疗强度。

7. 治疗结束后，用生理盐水进行擦洗，冷敷后涂抹润肤霜和防晒霜。

8. 每 2～4 周重复治疗 1 次，治疗次数一般为 5～8 次。

【适应证】

适用于光老化皮肤、皮肤粗糙、肤色晦暗、痤疮、毛孔粗大、细小皱纹、色素斑、无脓疱的寻常型痤疮，毛周角化病、鱼鳞病、脂溢性角化病，可以改善表浅痤疮瘢痕，还可以促进外用产品和化学换肤药物的渗透。

【禁忌证】

1. 怀孕或哺乳期。

2. 活动性感染如单纯疱疹、脓疱病或蜂窝织炎等，或治疗区域有开放性创伤。

3. 增殖性瘢痕或瘢痕疙瘩。

4. 免疫抑制等原因所致的创伤愈合功能障碍。

5. 皮肤萎缩，皮肤过度松弛或皱褶过多。

6. 治疗前 6 个月，局部接受过深层化学换肤、磨皮术、放射治疗或服用过维 A 酸类药物。

7. 严重的脓疱型痤疮。

8. 治疗区域内有黑素瘤、基底细胞癌、鳞状细胞癌或活动性白癜风、银屑病等皮肤病。

9. 凝血功能异常或患有未控制的全身性疾病。

10. 治疗前 2 周内有暴晒史。

11. 期望值过高或有精神异常者。

（编写：张国龙　李翠华　朱雅琳　黄茂芳）

（审校：赖　维）

第10章

皮肤科常用药物

第一节　外用药治疗

一、皮肤科外用药治疗原则

1. 正确选用外用药治疗的种类　外用药治疗种类主要根据皮肤病的病因与发病机制来选择，如细菌性皮肤病宜选用抗细菌药物，真菌性皮肤病应选用抗真菌药物，变态反应性疾病可选用糖皮质激素或抗组胺药，角化不全者选用角质促成剂，角化过度者选用角质剥脱剂等。

2. 正确选用外用药治疗的剂型　外用药治疗的剂型选择应根据皮肤病的皮损特点，其原则为：①急性皮炎仅有红斑、丘疹而无渗出时可选用粉剂或洗剂；炎症较重，糜烂、渗出较多时宜用溶液湿敷；有糜烂但渗出不多时则可用糊剂。②亚急性皮炎渗出不多者宜用糊剂或油剂；如无糜烂宜用乳剂或糊剂。③慢性皮炎可选用乳剂、软膏、硬膏、酊剂、涂膜剂等。④单纯瘙痒无皮损者可选用乳剂、酊剂等。

3. 向患者详细解释用法和注意事项　同一种药物，使用方法不同，其疗效和不良反应也会不同。在处方外用药治疗后，应向患者详细解释使用方法、使用时间、治疗部位、次数、用量，及可能出现的不良反应及处理方法等。

二、外用药治疗的种类及作用

正确的外用药治疗，需要充分了解所用药物的作用机制，根据疾病的病因、发病机制、病理变化和患者的自觉症状等选择药物。应注意有些药物常因浓度不同而表现为不同的治疗作用（表 10-1、表 10-2）。

表 10-1 外用药治疗的种类及作用

种类	作用	代表药物
清洁剂	清洁皮肤或毛发等，清除渗出物、鳞屑、痂和残留药物	皂类、生理盐水、2%～4%硼酸溶液、1∶8000～1∶5000高锰酸钾溶液、0.02%呋喃西林溶液、植物油和矿物油等
保护剂	保护皮肤、减少摩擦和缓解刺激	滑石粉、氧化锌粉、炉甘石、淀粉等
角质促成剂	促进表皮角质层正常化	2%～5%煤焦油或糠馏油、5%～10%黑豆馏油、0.5%～5%水杨酸、3%～5%硫黄等
角质剥脱剂	使角质层松解脱落或变薄	5%～20%水杨酸、20%～40%尿素、5%～10%乳酸、0.2%尿囊素、0.01%～0.1%维 A 酸等
收敛剂	凝固蛋白质、减少渗出、抑制分泌、促进炎症消退	0.2%～0.5%硝酸银、2%明矾液、20%三氯化铝、5%甲醛等
腐蚀剂	破坏和去除增生的肉芽组织或赘生物	30%～50%三氯乙酸、20%石炭酸、硝酸银棒、5%～20%乳酸等
抗细菌剂	杀灭或抑制细菌	3%硼酸溶液、5%～10%过氧化苯甲酰、0.5%～3%红霉素、1%克林霉素、0.1%小檗碱、0.5%～2%新霉素、2%莫匹罗星等
抗真菌剂	杀灭和抑制真菌	2%～5%克霉唑、1%益康唑、2%咪康唑、2%酮康唑、1%联苯苄唑、1%特比萘芬、1%环吡酮胺等，0.15%～5%阿莫罗芬、0.5%～2%吡硫翁锌、5%～10%水杨酸、6%～12%苯甲酸、10%～30%冰醋酸等
抗病毒剂	抗病毒	2%～3%阿昔洛韦、1%喷昔洛韦、3%膦甲酸钠、0.5%鬼臼毒素、0.25%～3%酞丁安等
杀虫剂	杀灭疥螨、虱、蠕形螨等寄生虫	5%～20%硫黄、1%γ-666、2%甲硝唑、25%苯甲酸苄酯、20%～30%百部酊等
止痒剂	缓解局部瘙痒	5%苯唑卡因、0.5%～1%薄荷脑、0.25%～2%达克罗宁、5%～10%水合氯醛、0.25%～3%苯海拉明、1%麝香草酚、1%苯酚、焦油制剂等
遮光剂	吸收或阻止紫外线穿透皮肤	5%二氧化钛、10%氧化锌、5%～10%对氨基苯甲酸、5%奎宁等
脱色剂	减轻色素沉着	2%～3%氢醌、10%～20%壬二酸、1%～3%曲酸、3%熊果苷等
维 A 酸类	调节表皮角化、抑制表皮增生和调节黑素代谢等	0.025%～0.05%全反式维 A 酸、0.05%～0.1%异维 A 酸、0.1%阿达帕林、0.1%他扎罗汀
糖皮质激素	抗炎、抗增生、血管收缩、免疫抑制	根据强度分为四级（详见表 10-2）

表 10-2　皮肤科常用外用糖皮质激素类药物分级（四级法）

分级	药物	常用浓度
弱效	醋酸氢化可的松（hydrocortisone acetate）	1%
	醋酸甲基泼尼松龙（methylprednisolone acetate）	0.25%
中效	醋酸地塞米松（dexamethasone acetate）	0.05%
	醋酸氢化泼尼松（prednisone acetate）	0.5%
	丁氯倍他松（clobetasone butyrate）	0.05%
	曲安奈德（triamcinolone acetonide）	0.025%～0.1%
	氟轻松（fluocinolone acetonide）	0.01%
	醋酸氟氢可的松（fludrocortisone acetate）	0.25%
	去氯地塞米松（desoximethasone）	0.05%
	丁酸氢化可的松（hydrocortisone 17-butyrate）	0.1%
强效	双丙酸倍氯米松（beclomethasone dipropionate）	0.025%
	糠酸莫米松（mometasone furoate）	0.1%
	戊酸倍他米松（betamethasone 17-valerate）	0.05%
	氟轻松（fluocinolone acetonide）	0.025%～0.05%
	哈西奈德（halcinonide）	0.025%
超强效	丙酸氯倍他索（clobetasol 17-propionate）	0.02%～0.05%
	哈西奈德（halcinonide）	0.1%
	戊酸倍他米松（betamethasone 17-valerate）	0.1%
	卤米松（halometasone monohydrate）	0.05%

强度是选择外用糖皮质激素类药物首先要考虑的因素。糖皮质激素有多种不同的强度分类方法，临床上最常用的分类方法是将糖皮质激素类药物强度分为四级，即超强效、强效、中效和弱效。同一糖皮质激素，在不同浓度下疗效强度可能不同。同一浓度下的同一糖皮质激素在不同基质中的强度表现也会有所不同。

三、外用药治疗常见剂型及选择

皮肤科常见外用药治疗剂型及作用见表 10-3。

表 10-3 皮肤科常见外用药治疗剂型及作用

剂型	作用	代表药物
溶液	清洁、收敛、消炎及促进上皮新生。主要用于急性渗出性的炎症，皮肤糜烂、溃疡等	2%～4%硼酸溶液、0.05%～0.1%小檗碱溶液、0.02%高锰酸钾溶液
酊剂和醑剂	为药物的乙醇溶液，涂于皮肤后乙醇挥发，溶于其中的药物均匀分布于皮肤表面发挥作用。破损皮肤及腔口周围忌用	2.5%碘酊、复方樟脑醑
粉剂	干燥、吸湿、保护、散热。适用于急性皮炎无糜烂和渗出的皮损，尤其是间擦部位	滑石粉、氧化锌粉、炉甘石粉
洗剂	不溶于水的粉剂与水混合而成，有止痒、散热、干燥及保护作用。用前应充分振荡混匀	炉甘石洗剂、复方硫黄洗剂
油剂	一般以植物油调入药物而成。有清洁、保护和润滑作用。主要用于亚急性皮炎和湿疹	25%～40%氧化锌油、10%樟脑油
乳剂/霜剂	油包水（W/O）为乳剂，油为连续相，有轻度油腻感，适用于干燥皮肤或在寒冷季节的冬季使用；水包油（O/W）为霜剂，水是连续相，易洗去，适用于油性皮肤。具有保护、润泽作用，渗透性较好。主要用于亚急性、慢性皮炎	1%～2%氢化可的松霜、0.1%复方醋酸地塞米松乳膏（去炎松乳膏）
软膏	药物与油性基质混合而成。保护、润滑、软化痂皮的作用，渗透性较霜剂强，根据所含药物不同发挥不同治疗作用，主要用于慢性炎性皮肤病等	复方丙酸氯倍他索软膏、他克莫司软膏、莫匹罗星软膏
糊剂	软膏中含 25%～50%的粉末成分称为糊剂，有一定吸水和收敛作用，适用于轻度渗出的亚急性炎症等，毛发部位不宜使用	氧化锌糊、硼锌糊
硬膏	可牢固地黏着于皮肤表面，作用持久，可阻止水分散失、软化皮肤和增强药物渗透性。适用于慢性、局限性损害	肤疾宁硬膏、氧化锌硬膏、剥甲硬膏
凝胶	凝胶外用后可形成薄膜，凉爽润滑，无刺激性，可用于除急性渗出性皮损及糜烂溃疡外的皮肤损害	过氧化苯甲酰凝胶、阿达帕林凝胶
气雾剂或喷雾剂	喷涂后药物均匀分布于皮肤表面，可用于释放溶液剂、混悬剂、乳剂、粉剂等中的药物。适用于急、慢性皮炎，尤其是破溃、疼痛处	盐酸特比萘芬喷雾剂、米诺地尔喷雾剂

皮肤科常见外用药治疗剂型选择见表 10-4。

表 10-4 皮肤科常见外用药治疗剂型的选择

病期	皮损特点	剂型
急性	红斑、丘疹、丘疱疹，无糜烂、渗出	粉剂、溶液湿敷
	水疱、糜烂、渗出	溶液湿敷、油剂
亚急性	有少许渗出	糊剂、油剂
	无渗出	霜剂、软膏、凝胶
慢性	泛发慢性皮损	霜剂、软膏、酊剂
	限局性肥厚皮损	硬膏、软膏、霜剂、凝胶
	单纯瘙痒而无原发皮损	酊剂、霜剂

第二节 系统治疗药物

一、抗细菌药

皮肤科常用抗菌药物见表 10-5。

表 10-5 皮肤科常用抗菌药物及其用途和使用

种类	代表药物	主要用途	注意事项
青霉素类	天然青霉素，如青霉素 G、苄星青霉素等；半合成青霉素，如苯唑西林、氨苄西林、阿莫西林等	主要用于 G^+菌感染（如疖、痈、丹毒、蜂窝织炎等）和梅毒等；半合成青霉素主要用于耐药性金黄色葡萄球菌感染	使用前需询问有无过敏史并进行常规皮试，以防过敏性休克等严重反应
头孢菌素类	头孢曲松钠（头孢三嗪）、头孢呋辛、头孢氨苄等	主要用于耐青霉素的金黄色葡萄球菌和某些 G^-杆菌的感染	对青霉素过敏者应注意与本类药物的交叉过敏
氨基糖苷类	链霉素、庆大霉素、阿米卡星（丁胺卡那霉素）	多为广谱抗生素，链霉素还可用于治疗结核病	耳、肾毒性
四环素类	四环素、米诺环素	主要用于痤疮，对淋病、非淋菌性尿道炎也有效	儿童长期应用四环素可使牙齿黄染，米诺环素可引起眩晕

续表

种类	代表药物	主要用途	注意事项
大环内酯类	红霉素、罗红霉素、克拉霉素、阿奇霉素	淋病、非淋菌性尿道炎等	
喹诺酮类	环丙沙星、氧氟沙星	要用于细菌性皮肤病、支原体或衣原体感染	
磺胺类	复方磺胺甲噁唑	对细菌、衣原体、奴卡菌有效	过敏反应
抗结核药	异烟肼、利福平、乙胺丁醇	除对结核杆菌有效外，也用于治疗某些非结核分枝杆菌感染	往往需联合用药和较长疗程
抗麻风药	氨苯砜、利福平、氯法齐明（氯苯吩嗪）、沙利度胺	氨苯砜可用于大疱性类天疱疮、变应性皮肤血管炎、红斑狼疮、扁平苔藓等；沙利度胺对麻风反应有治疗作用，还可用于治疗红斑狼疮、结节性痒疹、变应性皮肤血管炎等	氨苯砜不良反应有贫血、粒细胞减少、高铁血红蛋白血症等 沙利度胺主要不良反应为致畸和周围神经炎，孕妇禁用
其他	甲硝唑、替硝唑	治疗滴虫病外，还可治疗蠕形螨、阿米巴病、淋菌性盆腔炎和厌氧菌感染	

二、抗病毒药

皮肤科常用抗病毒药物见表 10-6。

表 10-6　皮肤科常用抗病毒药物、用法及不良反应一览表

药名	用法用量（成人）	不良反应
阿昔洛韦	口服：1 次 200～800mg，每天 5 次，疗程 7～10d 静脉滴注：2.5～7.5mg/kg，1 次/8 小时，疗程 5～7d	肾功能损害
伐昔洛韦	口服：1 次 300～1000mg，每天 2～3 次，疗程 7～10d	少见，偶有轻度胃肠道反应和头痛
泛昔洛韦	口服：1 次 250～500mg，每天 3 次，疗程 7～10d	少见，偶有轻度胃肠道反应和头痛
膦甲酸钠	静脉滴注： 40mg/kg，1 次/8 小时；或 60mg/kg，1 次/12 小时	与剂量相关的肾功能损害、电解质紊乱及中枢神经系统表现如头痛、感觉异常、焦虑、癫痫发作等

三、抗真菌药

皮肤科常用抗真菌药物见表 10-7。

表 10-7　皮肤科常用抗真菌药物、用法及不良反应一览表

药名	主要适应证	用法用量	不良反应
灰黄霉素	浅部真菌病，如头癣、泛发性体癣	口服：儿童头癣 15～20mg/(kg · d)，疗程 21～28d；成人 600～800mg/d	胃肠道不适、头晕、光敏性药疹、白细胞减少及肝损害
两性霉素 B	多种深部真菌感染，如系统性念珠菌病、隐球菌病、毛霉感染等	静脉滴注：从小剂量开始，一般按 1mg、3mg、5mg、10mg 递增，逐渐增加剂量到 0.6～0.7mg/（kg · d），最大剂量不超过 1mg/（kg · d）	不良反应多，可有寒战、发热、头痛、恶心呕吐、肾损害、低血钾和静脉炎等
制霉菌素	消化道念珠菌感染	口服：成人 1 次 50 万 U，每天 4 次	轻微胃肠道反应，有恶心、食欲缺乏、白细胞减少等不良反应，肾功能不良者慎用
酮康唑	皮肤癣菌感染、念珠菌病	口服：成人 200mg/d	有较严重的肝脏毒性，胃肠道反应
伊曲康唑	浅部及深部真菌病，如甲真菌病、足癣、手癣、体癣、股癣，念珠菌病、隐球菌病、孢子丝菌病、着色真菌病等	口服：200～400mg/d	少数患者有胃肠道反应，个别可出现肝损害
氟康唑	浅部及深部真菌病，如系统性念珠菌病、隐球菌病等	口服：150～200mg/d，重症 200～400mg/d	胃肠道反应、皮疹、肝功能异常、低钾、白细胞减少等
特比萘芬	甲癣、角化过度型手癣、足癣、泛发性体癣、股癣等	口服：250mg/d	胃肠道反应，个别可出现肝损害
卡泊芬净	念珠菌、曲霉菌、卡氏肺孢菌感染	静脉滴注：首剂 70mg/d，随后 50mg/d 维持	头痛、发热等，剂量大时可出现转氨酶升高
米卡芬净	难治性真菌感染及预防造血干细胞移植患者的系统性真菌感染	静脉滴注：50～100mg/d	不良反应少，可能引起全血细胞减少，肝肾功能异常和过敏性反应
碘化钾	孢子丝菌病的首选药物	10%碘化钾，1 次 10～20ml，每天 3 次，连续 3～6 个月	胃肠道反应，药疹

四、抗组胺药

皮肤科常用抗组胺药物见表 10-8、表 10-9。

表 10-8 皮肤科常用第一代 H_1 受体拮抗剂用法及不良反应一览表

药名	成人剂量	常见不良反应
氯苯那敏	12～24mg/d，分 3 次口服或 5～20mg，肌内注射	嗜睡、心悸、失眠、烦躁等
苯海拉明	50～150mg/d，分 2～3 次口服或 20～40mg/d，分次肌内注射	头晕、嗜睡、口干，长期应用（6 个月以上）可引起贫血，青光眼慎用
多塞平	75mg/d，分 3 次口服	嗜睡、口干、视物模糊、体重增加，孕妇、儿童禁用
赛庚啶	4～12mg/d，分 2～3 次口服	嗜睡、乏力、头晕、恶心、口干、体重增加，青光眼及前列腺肥大者禁用
异丙嗪	50mg/d，分 4 次口服或 25mg，肌内注射	嗜睡、低血压、注意力不集中，大剂量和长期应用可引起中枢兴奋性增加，肝肾功能减退者慎用
酮替芬	2mg/d，分 2 次口服	嗜睡、疲倦、口干、恶心、头晕、体重增加

表 10-9 皮肤科常用第二代 H_1 受体拮抗剂用法及注意事项一览表

药物名称	成人口服剂量	注意事项
非索非那定	120mg/d，分 2 次	婴幼儿、孕妇、哺乳期妇女慎用
氯雷他定	10mg/d	2 岁以下婴幼儿禁用，孕妇、哺乳期妇女、肝肾功能损害患者慎用
西替利嗪	10mg/d	婴幼儿、孕妇、哺乳期妇女慎用
美喹他嗪	10～20mg/d，分 2 次	有下尿路梗阻性疾病患者禁用，青光眼、肝病患者和前列腺肥大患者慎用
依巴斯汀	10～20mg/d	适用于 2 岁以上的儿童及成人；婴幼儿、孕妇、哺乳期妇女、肝功能损害时慎用；依巴斯汀与酮康唑或红霉素联合应用时，可使 QTc 增加
咪唑斯汀	10mg/d	严重的肝病、心脏病患者禁用，轻度困倦、婴幼儿、孕妇、哺乳期妇女禁用，忌与大环内酯类抗生素、唑类抗真菌药合用
奥洛他定	10mg/d，分 2 次	12 岁以下儿童、孕妇、哺乳期妇女、肝肾功能损害时慎用
贝他斯汀	20mg/d，分 2 次	肾功能障碍患者应慎用，可从低剂量（如 5mg）开始给药，出现异常时减量或停药。婴幼儿、孕妇、哺乳期妇女慎用

五、糖皮质激素

糖皮质激素具有抗炎、抗过敏、免疫抑制、抗休克和抗增生等多种作用。系统使用糖皮质激素在皮肤科常用于治疗重症药疹、重症多形红斑、严重的急性荨麻疹、过敏性休克、严重的接触性皮炎、系统性红斑狼疮、皮肌炎、天疱疮、类天疱疮和变应性皮肤血管炎、皮肤淋巴瘤等。

长期大量系统应用糖皮质激素的不良反应较多，主要有诱发感染（病毒、细菌、结核、真菌等）或使原有感染加重，糖尿病，高血压，消化道溃疡且可并发穿孔、出血，皮质功能亢进或减退，电解质紊乱，骨质疏松或缺血性骨坏死及精神障碍等；还可出现满月脸、痤疮、多毛、水牛背、蛙形腹、四肢变细等形态上的改变。因此，使用皮质激素一定要严格掌握适应证。此外还应注意，不适当的停药或减量过快可引起病情反跳（表 10-10）。

表 10-10　常用糖皮质激素剂量换算及用法

	药物名称	等效剂量	常见临床用法及用量
低效	氢化可的松（hydrocortisone）	20	20～40 mg/d，口服 100～400 mg/d，静脉注射
中效	泼尼松（prednisone）	5	10～60 mg/d，口服
	泼尼松龙（prednisolone）	5	10～60 mg/d，口服
	甲基泼尼松龙（methylprednisolone）	4	16～40 mg/d，口服 40～80 mg/d，静脉注射
高效	曲安西龙（triamcinolone）	4	8～40 mg/d，口服
	地塞米松（dexamethasone）	0.75	1.5～12 mg/d，口服 或 2～20 mg/d，静脉注射
	倍他米松（betamethasone）	0.5	1～4mg/d，口服 6～12mg/d，肌内注射

六、免疫抑制剂

免疫抑制剂主要通过影响免疫活性细胞内 DNA、RNA 及蛋白质的生物合成而发挥作用。其作用的靶点包括：巨噬细胞的吞噬与抗原处理；

淋巴细胞对抗原的识别；淋巴细胞的分化；T淋巴细胞、B淋巴细胞的增殖；细胞因子、黏附分子等的产生；免疫效应机制的激活等。多数免疫抑制剂作用的选择性不高，因此常影响机体的正常免疫应答。本组药物可单独应用，也可与糖皮质激素联用以增强疗效、减少不良反应，但是不良反应较大，包括胃肠道反应、骨髓抑制、肝损害、诱发感染、致畸等，故应慎用，用药期间应定期监测（表10-11）。

表10-11 皮肤科常用免疫抑制剂及用法一览表

药名	机制	主要适应证	用法用量（成人）	不良反应及注意事项
环磷酰胺	可抑制细胞生长、成熟和分化，对B淋巴细胞的抑制作用更强，因此对体液免疫抑制明显	红斑狼疮、皮肌炎、自身免疫性大疱病、变应性皮肤血管炎、原发性皮肤T细胞淋巴瘤等	口服：1～3mg/（kg·d），常用剂量为50～200mg/d 静脉滴注：每次200mg，隔日1次 静脉冲击：较常用，10～15mg/kg或600～800mg静脉滴注，每周1次	白细胞减少；出血性膀胱炎；胃肠道反应；性腺抑制等 用药期间应大量饮水减少膀胱毒性
硫唑嘌呤	在体内代谢形成6-巯基嘌呤，后者对T淋巴细胞有较强抑制作用	自身免疫性大疱病、红斑狼疮、皮肌炎	口服：儿童1～3mg/（kg·d），成人50～150mg/d，分2～3次，用药4～8周起效	胃肠道反应、白细胞减少等。用药前应监测硫嘌呤甲基转移酶及血象
甲氨蝶呤	二氢叶酸还原酶拮抗剂，影响核酸合成，进而抑制DNA、RNA及蛋白质的合成，从而抑制淋巴细胞或上皮细胞的增生	红斑狼疮、自身免疫性大疱病、重症银屑病、血管炎等	口服：每次5～15mg，每周1次；或0.03～0.1mg/（kg·d）；或2～5mg/d；或2.5～5.0mg，12h 1次，每周连服3次 静脉注射或肌内注射：10～20mg，每周1次	骨髓抑制、胃肠道反应、肝损害、肺纤维化等
环孢素	选择性抑制T淋巴细胞	主要用于抑制器官移植后排异反应，还用于治疗重症银屑病、特应性皮炎、自身免疫性大疱病、红斑狼疮和皮肌炎等	口服：抗排异反应用量5～12mg/（kg·d）；皮肤科一般用量2.5～5mg/（kg·d）	高血压、肾脏毒性、多毛症等。需监测血药浓度

续表

药物	机制	主要适应证	用法用量（成人）	不良反应及注意事项
秋水仙碱	抑制中性粒细胞的趋化、黏附和吞噬；抑制细胞因子产生	白塞病、结缔组织病、血管炎、无菌性脓疱病等	口服：1～2mg，分 2～3 次	胃肠道反应、骨髓抑制、多发性神经炎、脱发等
他克莫司	选择性抑制 T 淋巴细胞，其作用机制类似环孢素，作用强度为其 10～100 倍	器官移植、重症银屑病、白塞病、坏疽性脓皮病、特应性皮炎、红斑狼疮等	口服：成人剂量为 0.3mg/（kg · d），分 2 次口服，2～4 周为 1 个疗程 静脉滴注：0.075～0.1mg/（kg · d）	不良反应类似环孢素，但高血压及肾损害相对较小。需监测血药浓度
吗替麦考酚酯（霉酚酸酯）	选择性抑制淋巴细胞的增殖	系统性红斑狼疮、银屑病、自身免疫性大疱病等	口服：10～30mg/（kg ·d），分 2 次	胃肠道反应、中性粒细胞减少等

七、维 A 酸类药物

维 A 酸类药物是一组与天然维生素 A 结构类似的化合物。迄今已经合成了三代维 A 酸类药物，第一代主要有全反维 A 酸和 13-顺维 A 酸，第二代为单芳香维 A 酸，第三代为多芳香维 A 酸。本组药物可调节上皮细胞和其他细胞的生长和分化，对恶性细胞生长有抑制作用，还可调节免疫和炎症过程等。主要不良反应有致畸、高甘油三酯血症、高血钙、骨骼早期闭合、皮肤黏膜干燥、肝功能异常等。

维 A 酸类药物具有致畸作用，因此育龄期女性使用时需特别谨慎，应用前需排除妊娠，避免致畸。异维 A 酸停药后 3 个月以上方可怀孕，而芳香维 A 酸停药 2 年以上方能怀孕。常用药物和方法见表 10-12。

表 10-12　常见维 A 酸类药物及其用法一览表

分类	药物	适应证	用法
第一代维 A 酸	全反维 A 酸	痤疮	45 mg/（m^2 · d），分 2～3 次
	异维 A 酸	痤疮、掌跖角化病	成人剂量为异维 A 酸 0.5～1.0mg/（kg · d），分 2～3 次
	维胺脂	痤疮、掌跖角化病	25～200 mg/d，分 2～3 次

续表

分类	药物	适应证	用法
第二代维 A 酸	阿维 A 酯	重症银屑病、各型鱼鳞病、掌跖角化病、鱼鳞病	0.25～1mg/（kg·d）
	阿维 A 酸	阿维 A 酯的换代产品，用量较小，半衰期较短，因而安全性显著提高	25～50mg/d
第三代维 A 酸	芳香维 A 酸乙酯	银屑病、鱼鳞病、毛囊角化病	成人剂量为 0.03mg/d 晚餐时服，维持量 0.03mg，隔日 1 次
	阿达帕林	痤疮、银屑病	外用制剂
	他扎罗汀	痤疮、银屑病	外用制剂

八、生物制剂

皮肤科常用生物制剂的作用靶点及适应证见表 10-13。

表 10-13　皮肤科常用生物制剂的作用靶点、名称及适应证

作用靶点	制剂名称	适应证
干扰 T 细胞活性	阿法赛特、依法利珠单抗	中重度斑块型银屑病
干扰 T 细胞转运	依法利珠单抗	中重度斑块型银屑病
阻断 TNF-α	依那昔普、英夫利昔单抗、阿达木单抗	类风湿关节炎、银屑病性关节炎、中重度银屑病、强直性脊柱炎等
结合 IL-1 受体	阿那白滞素	类风湿关节炎
抑制 IL-12、IL-23	优特克单抗/乌司奴单抗	中重度斑块型银屑病、银屑病性关节炎
抑制 IL-17	塞库单抗（Secukinumab）、碘克珠单抗（Ixekizumab）、溴达拉单抗（Brodalumab）	中重度斑块型银屑病、银屑病性关节炎
抑制 JAK1 和 JAK3	托法替尼	类风湿关节炎、溃疡性结肠炎、中重度斑块型银屑病、银屑病性关节炎
抑制 PDE4	阿普斯特	银屑病性关节炎、中重度斑块型银屑病
阻断 CD6	伊托珠单抗（Itolizumab）	中重度斑块型银屑病
阻断 B 细胞 CD20	利妥昔单抗	非霍奇金 B 细胞淋巴瘤、类风湿关节炎、天疱疮、类天疱疮等
结合 IL-4 及 IL-13 受体	杜普单抗（Dupilumab）	哮喘、特应性皮炎

九、其他常用药物

皮肤科常用其他药物情况见表 10-14。

表 10-14　皮肤科常用其他药物用法及不良反应一览表

药名	主要适应证	用法用量	不良反应
羟氯喹	红斑狼疮、多形性日光疹	口服：1 次 100～200mg/d，每天 2 次	视网膜病变
沙利度胺	麻风结节性红斑、红斑狼疮、白塞病、结节性痒疹	口服：50～400mg/d	强致畸作用，孕妇禁用；嗜睡、困倦、头晕、外周神经损害等
氨苯砜	麻风、疱疹样皮炎、无菌性脓疱病	口服：1 次 50mg，每天 2～3 次	药物性皮炎、溶血性贫血、粒细胞减少、中枢神经系统损害等
非那雄胺	男性雄激素性秃发	口服：1 次 1mg，每天 1 次	乳房胀痛，性欲减退，睾丸疼痛等
米诺地尔	雄激素性秃发、斑秃	外用：1 次 1ml，每天 1～2 次	多毛，局部刺激
丙种球蛋白	重症药疹、重症自身免疫性大疱病、皮肌炎等	静脉滴注：10～20g/d 或 0.4g/（kg · d），连续 3～5 天	发热、寒战、恶心、呕吐等输液反应，无菌性脑膜炎、肾功能损伤、过敏反应、感染等

（编写：周　城　张国龙　朱雅琳　李翠华）

（审校：李　吉　赖　维）